张志坚临证验案集

主　编　张志坚　张福产　王身菊
副主编　唐丽君　郑宏香　赵　敏
陈　岱　殷晓坷

上海科学技术出版社

图书在版编目（CIP）数据

张志坚临证验案集 / 张志坚，张福产，王身菊主编
. -- 上海 : 上海科学技术出版社，2023.1
ISBN 978-7-5478-6021-2

Ⅰ. ①张… Ⅱ. ①张… ②张… ③王… Ⅲ. ①医案－汇编－中国－现代 Ⅳ. ①R249.7

中国版本图书馆CIP数据核字(2022)第229850号

张志坚临证验案集
主编　张志坚　张福产　王身菊

上海世纪出版(集团)有限公司
上 海 科 学 技 术 出 版 社 出版、发行
(上海市闵行区号景路 159 弄 A 座 9F－10F)
邮政编码 201101　www.sstp.cn
常熟市兴达印刷有限公司印刷
开本 787×1092　1/16　印张 17.75　插页 4
字数 370 千字
2023 年 1 月第 1 版　2023 年 1 月第 1 次印刷
ISBN 978－7－5478－6021－2/R・2673
定价：68.00 元

主 编 简 介

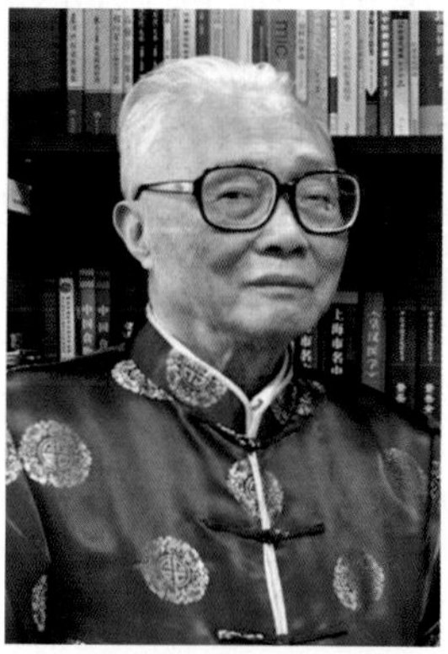

主编张志坚简介

张志坚(1930—　),男,汉族,主任中医师,教授,博士生导师,第四批全国老中医药专家学术经验继承指导老师,全国劳动模范,享受国务院政府特殊津贴。张氏治学严谨,医术精湛,从事中医工作70余年,擅长中医内科疑难杂病及妇科病的诊治,尤其对中医肾脏病的诊治深有研究。

平素勤奋好学,熟谙中医经典,博采众家所长,基础理论扎实,临床经验丰富,尊古而不泥古,思路开阔,知常而达变,善治疑难杂症,屡起痼疾沉疴;在临证过程中形成一套独特的肾病辨治思路——新“三因学说”;同时首创宣肺祛风法,立“宣肺靖水饮”名方;研制“保元排毒”系列等肾内科专科制剂,广泛应用于临床,收到满意的疗效。发表论文30余篇,主编《张志坚临证经验集萃》《这样生活更健康——著名中医张志坚谈保健》《肾脏病患者如何生活得更好——著名中医张志坚谈肾脏病的调养》等著作。

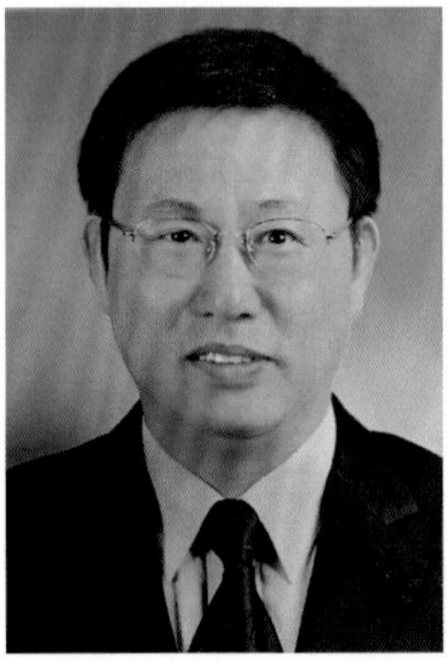

主编张福产简介

张福产(1951—　),男,汉族,江苏省常州市名中医,张志坚学术经验继承人;2004年被卫生部授予全国卫生系统先进工作者称号;2008年获全国总工会五一劳动奖章。

从医50年,擅长内科杂症及胃肠疾病的中医诊治,对肾脏疾病的诊治有较高造诣,秉承张志坚教授学术思想,提出“从风论治肾病、祛风贯始终”的新思路,确立健脾益肾、祛风利湿、化瘀排毒法为肾衰治疗大法,用药以“期平致和”为原则,取得了显著临床疗效。参与“十一五”国家科技支撑计划课题1项和省市局课题多项。在核心期刊发表论文18篇,主编《张志坚临证经验集萃》《这样生活更健康——著名中医张志坚谈保健》《肾脏病患者如何生活得更好——著名中医张志坚谈肾脏病的调养》。获中华中医药学会科学技术奖三等奖1项,江苏省卫生厅医学新技术引进奖二等奖1项,江苏省常州市卫生局新技术引进奖三等奖1项。

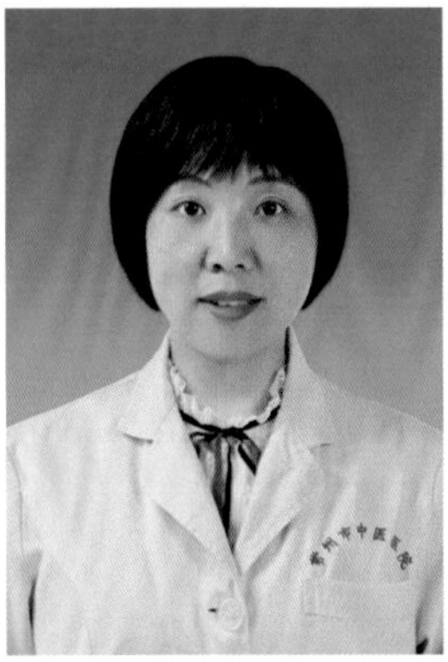

主编王身菊简介

王身菊(1971—　),女,医学博士,主任中医师,硕士研究生导师。江苏省中医药学会肾病专业委员会委员,世界中医药学会联合会肾病专业委员会理事,全国第四批老中医专家学术经验继承人(师承张志坚教授),江苏省第三批中医临床优秀人才,江苏省常州市第四批“青蓝工程”人才。师从邹燕勤教授、张志坚教授和王钢教授。

擅长急慢性肾炎、肾衰、尿路感染、糖尿病肾病、狼疮性肾炎、肾结石等的中西结合治疗。参与“十一五”国家科技支撑计划课题1项,主持江苏省中医药管理局课题及常州市卫生局课题各1项。先后在核心期刊发表学术论文20余篇,参编学术专著2部。

祝

张志坚临证经验集出版

名医良方恩泽众生

良师教人桃李天下

二〇二二年秋

罗立波敬贺

常州市中医医院院长罗立波题词

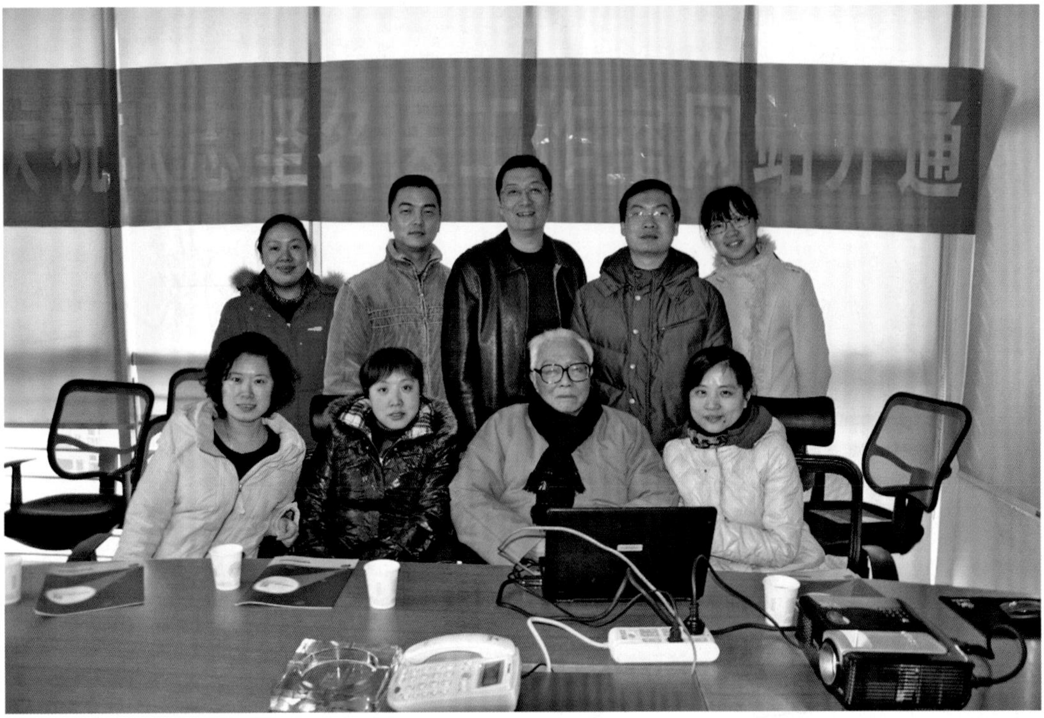

2013 年张志坚名医工作室网站开通，张志坚与工作室成员合影

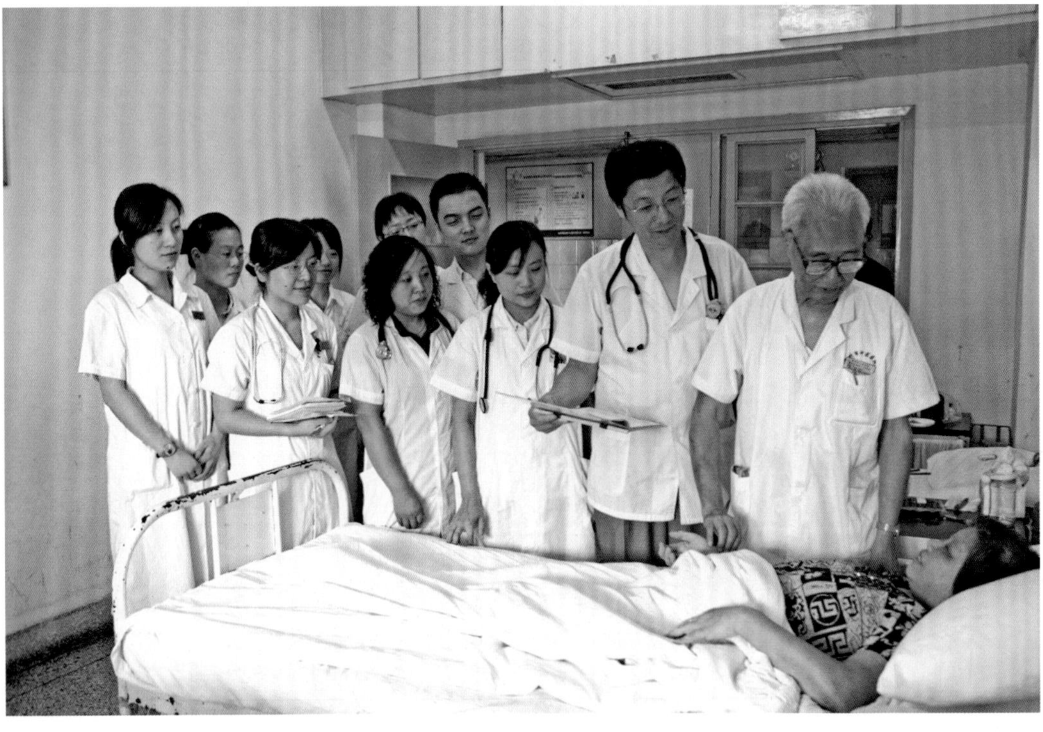

张志坚查房

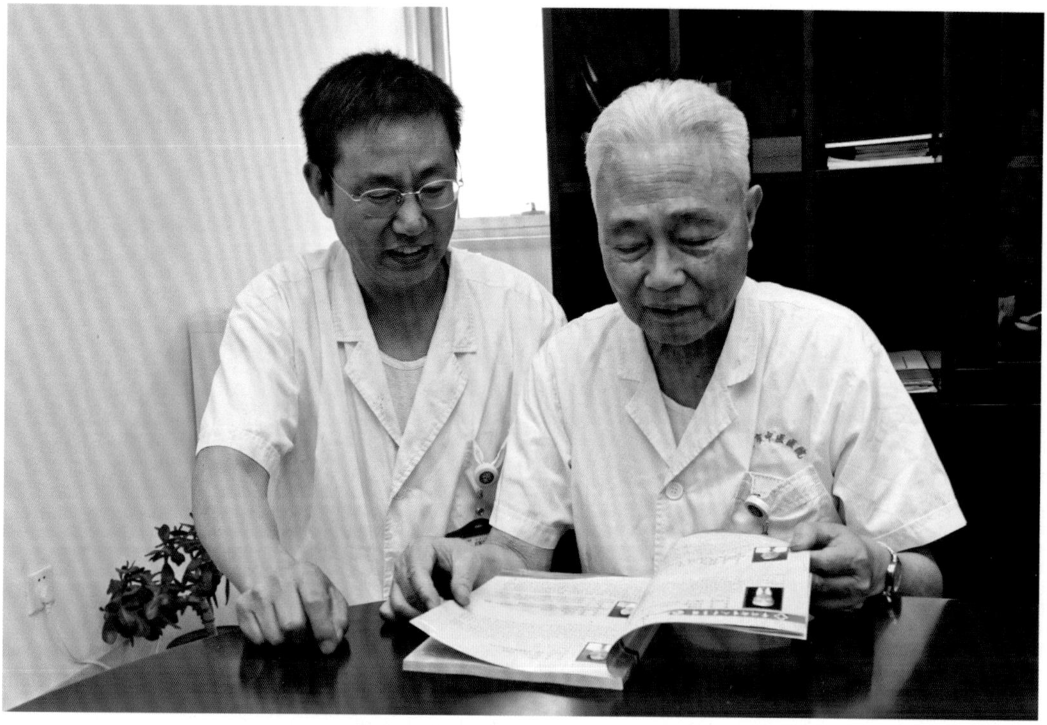

常州市中医医院劳模父子(右为父亲张志坚、左为儿子张福产)

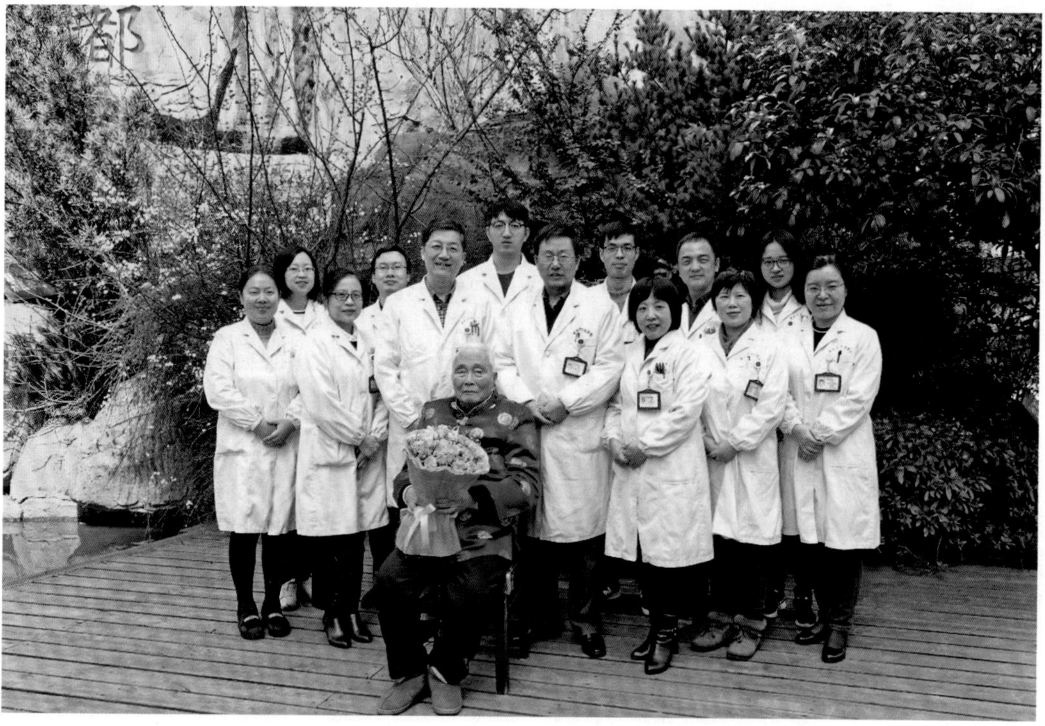

张志坚九十华诞时与常州市中医医院肾病科全体成员合影

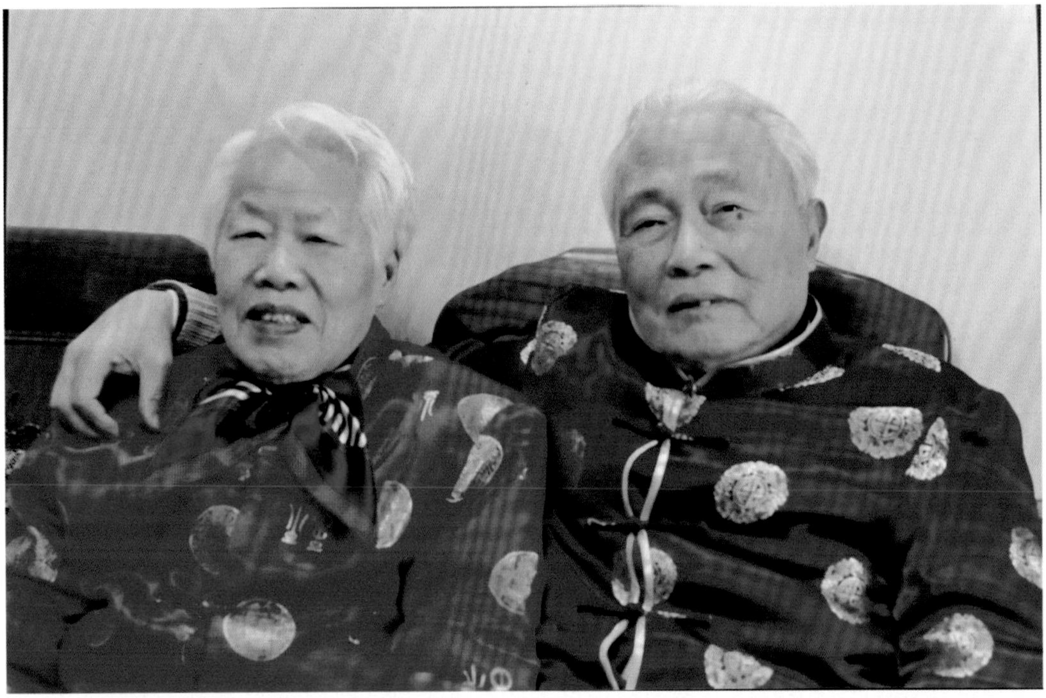

张志坚九十二岁寿辰时与夫人合影

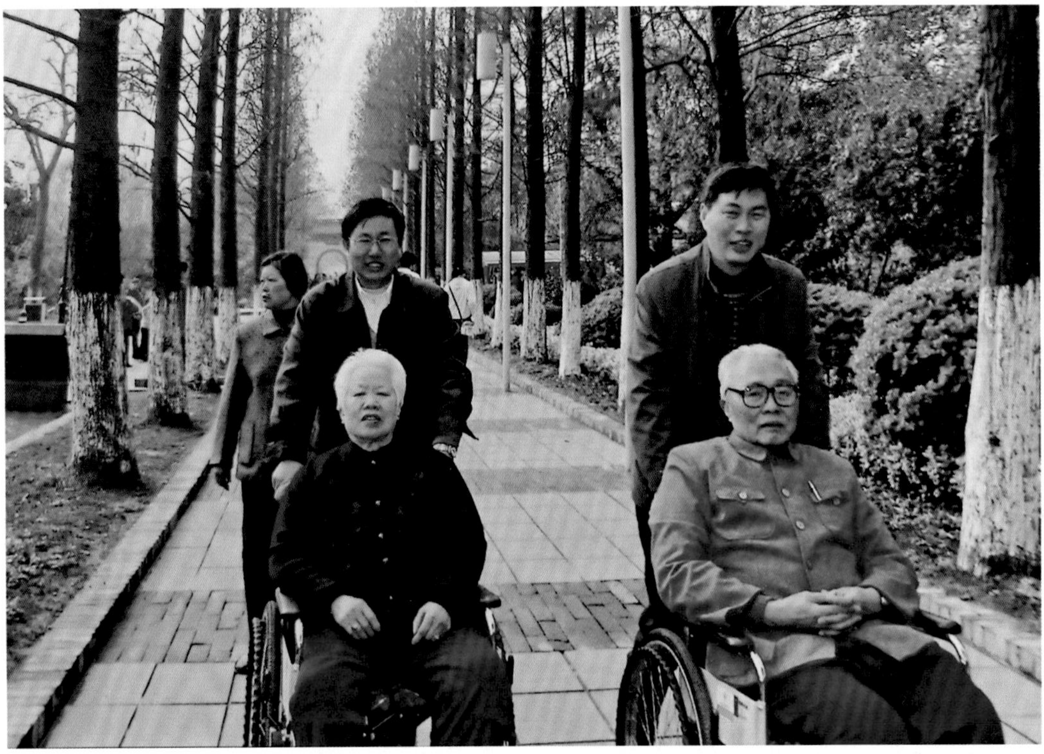

张志坚夫妇与儿子合影

内 容 提 要

张志坚教授为第四批全国老中医药专家学术经验继承指导老师。其治学严谨，医术精湛，从事中医工作70余年，擅长中医内科疑难杂病及妇科病的诊治，尤其对中医肾脏病的诊治有深入研究。本书将张志坚临证医案，择其精粹予以汇集。全书以中医五脏为纲，中医病名为目，每病以辨证分型论治、立法选方，诊后附有按语。本书分为肺系病证、心系病证、脾胃病证、肝系病证、肾系病证、气血津液病证、肢体经络病证等章节，对中医的常见疾病以及优势病种如鼓胀、肿瘤、消渴等均有涉及。张志坚诊疗疾病坚持以中医思维为主，通过医案可以很好地指导后学，故本书颇有临床价值，适合中医临床医师、中医院校师生及中医爱好者阅读。

编委会名单

主　编

张志坚　张福产　王身菊

副主编

唐丽君　郑宏香　赵　敏

陈　岱　殷晓坷

编　委

（以姓氏笔画为序）

万冰莹　邓祥军　朱美凤

李　峰　张　玲　赵建芬

袁艳婷　高银龙

邹　序

我与张志坚初识于1988年的中医肾病学术年会。张志坚行动不是太方便，但学术交流时思维敏捷，对中医理论及临床病例侃侃而谈，足见其中医理论、临床功底深厚。后来得知他幼时患骨关节结核而致残疾，仍发奋读书、学有所长，给我留下了身残志坚、奋发向上的印象。随后的各种会议及学术交流都能见到张志坚忙碌的身影，我们慢慢熟络起来。张志坚是常州市中医医院肾病科创始人，常州市中医医院肾病科是江苏省地市级城市中创科较早的科室，在张志坚的带领下一步步前进，目前是江苏省中医临床重点专科。

名老中医的医案，特别是典型医案是中医师思维的载体，是学术思想的体现，是学习发扬中医的重要文献资料。《张志坚临证验案集》涉及内科、妇科和儿科等，以内科病案为主，内科中以肾病和脾胃病居多，既有常见病、多发病，也有疑难杂症，还有危急重症。每个病案有症状、舌脉、辨证、治法及方药，四诊资料翔实。更可贵的是，每个病案后有按语，分析了辨证思路、选方用药依据，体现了一位真正的名中医临床诊疗过程，展示了张志坚的临床思维和用药特点，特别适合于有志于学习中医的同道。张志坚是一个信中医、学中医、爱中医、用中医、发扬中医的典范！这些医案为我们播下了坚定中医信心的种子！特此衷心地向读者推荐。今写此序也祝贺此书的出版。

邹燕勤

2022年10月

张 序

张志坚教授是江苏省著名的中医药专家，常州市肾病学科的奠基者、学术带头人。行医70余年，敬业勤勉，德技双馨，将“勤求古训、博采众长、大医精诚、悬壶济世”作为毕生追求，为中医药事业的传承和发展做出了重要贡献。

张志坚精研经典，阐发经旨，创立新论。在肾病学术领域倡导“三因致病”学说，强调“期平致和”的用药原则；提出从风论治肾病的学术思想。张志坚认为肾病肇端主因为风邪，肾炎始末不离风、祛风贯始终，首创宣肺祛风法，立“宣肺靖水饮”治疗难治性肾炎、难治性肾病综合征，疗效显著。三因论治肾衰，提出益肾健脾、祛风清利、化瘀排毒的肾衰治疗大法，研制了治疗肾衰的“保元排毒丸”、治疗肾炎的“三黄肾乐冲剂”、治疗尿路感染的“龙凤清合剂”、治疗肾功能不全结肠透析用的“肠泰”和“肠泰清”等专科制剂，广泛应用于临床，收到良好疗效。

张志坚心系患者，耐心答疑，不厌其烦。他常说：“医者德为先，需常怀救世济民之心。”他总是急患者所急，想患者所想，尽管身患残疾腿脚不便，但为了方便异地患者就医，从20世纪80年代初，就主动放弃休息时间，开通周日门诊，整整坚持了40年。

张志坚为人正派，严于律己，家风纯正。对自己、对家人要求极为严格。张志坚常常教导子女做到“德在人先，利在人后，勤于磨练，逆境不退”。二儿子张福产因为张志坚蒙受了不白之冤而影响了升学，对此，张福产不怨天尤人，而是秉承家训坦然面对，跟随父亲学医。经过多年努力，终成名医。父子俩还双双荣获全国五一劳动奖章，传为业界佳话。

张志坚治学严谨、言传身教、培育后学。他十分重视临床教学工作，临证之余，与学生分享当日特色医案、谈论心得，由浅入深，倾囊相授。张志坚今值耄耋之年，仍笔耕不辍，编著此书，启迪示范后学，实乃吾辈楷模！荣幸蒙邀，乐为之序，贺书出版！

张琪

2022年10月

前　言

张志坚(1930—　),男,汉族,主任中医师,教授,博士生导师,第四批全国老中医药专家学术经验继承指导老师,全国劳动模范,享受国务院政府特殊津贴,江苏省名中医。

古人云“三折肱方为良医”,余谓非读万卷书诊治数万患者,则不得为良医,此言诚可信也。家父少年患骨痨(右髋关节结核病),多年病痛折磨,几死者数,故对病痛感受刻骨铭心,所以少年立志学医。至其业成、行医诊病,对患者病痛感同身受。至今行医七十余载,孜孜不倦、博览群书,精研岐黄、博采众长,治学严谨。对中医学的理、法、方药造诣颇深。临诊时留心着手经验积累,总结治病心得,均有独到见解。其擅长中医内科疑难杂症及妇科疾病的诊治,尤其对中医肾脏病的诊治深有探究。治病特点在于注重人体正气,立法用药贯彻“正气存内,邪不可干,邪之所凑,其气必虚”的《经》旨。临证体现为“扶正达邪、祛邪安正”“扶正不恋邪、祛邪而不伤正”的学术思想。临床辨证分析精准、处方用药严谨合理,常用平凡之药力挽重危,疗效显著。

家父启迪后学,引经据典,口授笔录,孜孜不倦。阐明辨证施治要点,举一反三,校正流俗之时弊,语重心长,盖一心以中医之继绝存亡为重,甘愿公开其一生心血之结晶,造福后代。

今将家父临床医案,择其精粹予以汇编。全书以中医五脏为纲,中医病名为目,每病以辨证分型论治、立法选方,诊后附有按语,全书力求通俗易懂以助后学。由于笔者精力有限,书中可能有错误和疏漏之处,祈请读者指正,不胜感谢。

本书历时 4 年而成编,所载医案仅系临床所得,虽经精选,未必能全面反映家父丰富的经验和学术特点。医案整理得到了张志坚工作室成员的大力支持,附此志念。

承蒙国医大师邹燕勤教授和孟河医派江苏省著名中医药专家张琪教授为本书撰写序言,常州市中医院院长罗立波为此书题词,勉励精进,在此致以诚挚的谢意!

张福产

2022 年 10 月

前言

2023年10月

目录

第一章　肺系病证

一、感　冒

案 1　李某,男,62 岁。

初诊(1981 年 1 月 18 日)

主诉及病史:鼻塞涕少 3 日,平素畏寒怕冷,近因晨练受冷,而致鼻塞,涕少,头项强痛,发热恶寒,无汗,纳呆,二便无明显异常。

诊查:舌淡,苔薄白,脉浮。

辨证:风寒外袭,营卫失和。

治法:辛散风寒,解表和营。

方药:葛根 30 g,炙麻黄 10 g,桂枝 10 g,生白芍 10 g,生甘草 3 g,荆芥 10 g,防风 10 g,羌活 10 g,苍术 10 g,生姜 3 片,红枣 5 枚(擘)。

3 剂,水煎服。

二诊

服前药 3 剂,病势未减,更感乏力、畏寒,身痛明显,舌淡,苔薄白,脉浮紧,测体温 38℃,四诊合参,此乃阳气素虚,风寒束表。治予培补阳气,辛散风寒。

方药:党参 10 g,生黄芪 30 g,生甘草 3 g,桂枝 10 g,羌活 10 g,防风 10 g,川芎 10 g,淡附片 5 g(先煎),粉葛根 30 g,生白芍 10 g,细辛 3 g,生姜 3 片,红枣 5 枚(擘)。

5 剂,水煎服。

药后微汗出,项痛缓解,诸恙消失而安。

【按】　本例感冒着眼于解表散寒,故病势不减,二诊时思及正虚邪实,乃予再造散化裁温阳解表,切中病机,而收全功。

案 2　蒋某,男,21 个月。

初诊(1982 年 10 月 14 日)

主诉及病史:高热无汗 2 日,体温 38.5～40℃。始因浴后感冒,继而口舌糜碎,轻咳,烦躁，口干，喜少量热饮，手足不温，纳食差，便结，小溲清白，母业医，遂投凉膈散疏表清理，前进1剂，发热未退，反添清泄，遂住院，诊断疱疹性咽炎，经用多种抗生素，治疗一旬，身热不减，邀我会诊：见患儿神清萎烦，面颊泛红。

诊查：舌淡红而胖，脉数，指纹隐约透气达命，咽峡红赤糜烂。

辨证：脾肾阳虚，寒郁化热。

治法：温肾健脾，益火消阴，略佐辛清火散郁热。

方药：制附片5g(先煎)，淡干姜5g，炙甘草5g，净麻黄3g，细辛1.5g，炒神曲6g，生石膏10g(先煎)，重楼5g，党参5g，生白术5g。

1剂，浓煎，少量，频饮。

二诊

服药身热减，体温37.5℃，四末转温，咽红已减过半，知饥索食，便溏2次，余均有起色。

效方，继进2剂，热退身和，遂瘥。

【按】《景岳全书·虚实篇》卷一云："或先天不足，及其既病，则每多身热便闭，戴阳胀满，虚狂假斑等证，似为有余之病，而其因实由不足，医不察因，从而泻之，必枉死矣。"这一告诫，值得记录。本例患儿年近2岁，尚未开语，平素大便易溏，以稚阳之体，禀火衰之质，又冒寒于先，凉遏于后，以致阴盛格阳于外，表寒拂郁化热。故方用四逆汤辟阴而迎阳归宫，麻附细辛汤振里阳而散寒解表，方中既有麻黄、细辛之宣，复佐石膏、重楼之清，神曲之通，合以除怫郁之热，更添党参、白术甘温以达补气扶土意。但得火燠土暖，浮阳潜降，使表解热退，脾健疮愈。此证与凉膈散主治各异，彼为中上二焦邪炽而热，故予清热通下，此为阴盛于内格阳而热，故予补火敛阳。又与四逆汤所治迥异，盖一为真寒假热而纯虚者，法当回阳散寒，一为阳虚郁热而夹杂者，治宜温中佐清，虚实之异，真假之求，最当详察。

案3 **赵某，女，30岁。**

初诊(2011年4月25日)

主诉及病史：鼻塞3日，头昏不适，咽痛若有物阻，有时鼻衄，两耳屏气，伴有轻咳，身困不适或有酸痛，腹胀便溏，每日数次。

诊查：舌淡红，苔薄白腻，脉浮数。

辨证：风寒挟湿，犯肺损络，邪渐陷里。

治法：祛风解表，逆流挽舟。

方药：荆芥10g，防风10g，茯苓30g，生甘草3g，炒枳壳10g，桔梗10g，柴胡10g，前胡10g，羌活10g，独活10g，川芎5g，粉葛根30g，金银花10g，煨木香10g。

5剂，水煎服。

二诊

前投荆防败毒散化裁，鼻塞、鼻衄已止，腹胀便溏缓解，但仍感咽痛轻咳，有痰微黄，舌淡红苔薄，脉浮数。

效机已获，守方化裁，原方加浙贝母 10 g、平地木 30 g，5 剂而愈。

【按】 本例初诊为感冒，但总观全身，患者已见邪渐陷里之征，倘若着眼便溏，不理表邪，则表不能解，邪无出路，故迳投荆防败毒散化裁，祛风解表，逆流挽舟，使陷里之邪由表而出。二诊时病邪大势已去，上焦余邪未尽，乃守方中加入浙贝母、平地木，化痰止咳，利湿止血，邪祛而安。

案 4　夏某，男，14 岁。

初诊（2012 年 4 月 13 日）

主诉及病史：昨起形寒发热，鼻塞发痒，有黄涕，咽痒轻痛有灼热感，轻咳痰少色黄，汗出不畅，头部作胀，口干少饮，大便时干，日行一次。

诊查：舌淡红，苔薄黄，脉浮数，舌下温度 37.7℃，咽红充血，扁桃体肿大Ⅱ°。

辨证：风热上受，肺气失宣。

治法：辛凉解表，祛风宣肺。

方药：金银花 10 g，连翘 15 g，淡竹叶 10 g，荆芥 10 g，牛蒡子 10 g，玄参 20 g，鸡苏散 10 g（包煎），桔梗 10 g，僵蚕 10 g，浙贝母 10 g，射干 15 g，马勃 6 g（包煎），鲜芦根 30 g。

3 剂，水煎服。

二诊

前投银翘散化裁，发热、鼻塞、头胀已止，但仍感咳痰色黄，舌淡红苔薄，脉浮数。

效机已获，守方化裁，原方加浙贝母 10 g，5 剂而愈。

【按】 鼻塞有黄涕，咽痒咳嗽，头部作胀，口干欲饮，此风热上蒙清窍、肺气失宣之象，故药用银翘散入手，辛凉解表，加入浙贝母化痰止咳，伍以僵蚕、射干、马勃祛风化痰、解毒清咽。《本草纲目》谓马勃能清肺散血热、解毒，能清肺热咳嗽、喉痹、衄血、失音诸病。每用之临床，确有效验。

案 5　盛某，男，38 岁。

初诊（2014 年 7 月 8 日）

主诉及病史：头痛鼻塞，恶寒发热 3 日。3 日前同学相聚，久居空调间，饮冰啤酒，当夜即感鼻塞有清涕，头痛，恶寒发热，无汗，肢体困倦，胸闷呕吐，便溏尿少，口渴。

诊查：测体温 37.6℃。舌淡红，苔白腻，脉浮右寸为甚。

辨证：暑邪夹寒，湿热内蕴。

方药：香薷 10 g，金银花 10 g，连翘 15 g，白扁豆花 10 g，制厚朴 10 g，茯苓 30 g，生甘草 3 g，藿香 10 g，粉葛根 30 g，川连 6 g，鬼针草 30 g，煨木香 10 g。

3 剂，水煎服。

电话追访，服药当日恶寒发热退，药进 3 剂，诸恙消失而愈。

【按】 本例病发于盛夏，因受凉饮冷而起，以鼻塞、头痛、恶寒发热、无汗、口渴、脉浮为要点，属于中医学“感冒”“发热”“头痛”范畴。方选新加香薷饮化裁。其香薷辛温发散，入肺经发汗解表而散寒；又可入脾胃化湿和中而祛暑，故被称为暑月麻黄，为方中主药。加金银花、连翘辛凉透达，解暑清热；配厚朴、茯苓、藿香祛湿除满；伍葛根、扁豆花既可解酒又可清暑，更入鬼针草、川连、木香清化理气，生甘草调和诸药，全方辛温与辛凉相合，清热与化湿同进，用之于暑夹寒邪、湿热内蕴之症，颇为适宜。

案6 胡某，女，57岁。

初诊(2014年10月30日)

主诉及病史：3日前骑车顶风受冷，而致形寒发热，鼻有清涕，咽痒，咳嗽，微喘，无汗，头项强痛，周身酸痛，口不干，二便无明显异常。

诊查：今胸片示两肺纹理增多，血常规正常值范围。体温正常。舌淡，苔薄白，脉浮紧。

辨证：风寒外袭，肺气失宣。

治法：发散风寒，宣肺平喘。

方药：炙麻黄10 g，苦杏仁10 g，生甘草3 g，桂枝10 g，粉葛根30 g，生白芍10 g，生姜3片，荆芥10 g，防风10 g，细辛3 g，生紫菀10 g，射干15 g，平地木30 g。

5剂，水煎服。药后汗出而愈。

【按】 冒风受冷而致形寒，脉浮紧，寒客于表也。肺主皮毛，开窍于鼻，邪郁于表，肺气失宣，故鼻塞有清涕，身痛无汗而喘，故予麻黄汤化裁，发汗散邪，宣肺平喘，伍以荆芥、防风、葛根、细辛加强解表散寒、祛风通窍之功，佐入紫菀、射干、平地木更增止咳平喘之功效，方中细辛，既能外散风寒，又能内祛阴寒，同时止咳、镇痛效果较佳，兼有较好散寒作用，但发寒功效较弱，与麻黄为伍，散寒平喘，相得益彰。

案7 叶某，女，88岁。

初诊(2018年10月5日)

主诉及病史：形寒发热2日。沐浴后受寒，当夜咽痛，翌日鼻塞流清涕，喷嚏连连，口干欲饮，轻咳。

诊查：体温38℃。舌淡红，苔白，脉细数。

辨证：风寒外袭，三焦失职。

治法：宣肃肺气，解表清宣。

方药：荆芥12 g，板蓝根30 g，炒牛蒡子10 g，生甘草3 g，桔梗10 g，柴胡10 g，黄芩10 g，金银花15 g，连翘15 g，炙麻黄6 g，光杏仁10 g，生石膏12 g(先煎)，辛夷花6 g，炒枳壳10 g。

2剂，水煎服。

二诊

按患者述，服药1剂，大汗出，畏寒罢，身热平，但感气道有痒块，如掌大，痒甚咳嗽气急。

接进第二剂，咳嗽缓解，气道痒消失，汗出轻微，咯出多量黏痰。原方续服 1 剂而愈。

【按】 患者病机为外寒里热。故选方银翘散辛凉透表，清热解毒，麻杏石甘汤辛凉宣泄，清肺平喘，加荆芥、板蓝根祛风、凉血解毒，柴胡、黄芩疏散气分之热，桔梗、甘草通肺祛痰清咽。添一味辛夷花宣通以通鼻窍。本方关键在于宣清。有热则清，外邪当祛，鼻孔塞为邪风阻滞窍道，咽喉痒为邪风蒸腾气道。有一分痒感，即有一分表证。有表证就须疏散祛除，否则会病程延长，表邪驱除，里热易清。

二、咳　　嗽

案 1　许某，女，41 岁。

初诊(1979 年 5 月 12 日)

主诉及病史：咳嗽气逆，匝月不已。胸闷咯痰不畅，傍晚形寒畏风，肢节酸楚，鼻窍时塞，小有劳则汗出，多语则神疲，平素体弱易感。

诊查：胸透示肺纹理增加。体温正常。舌淡，苔薄白，脉象虚细。

辨证：肺虚风恋，营卫两伤。

治法：益肺达邪，调和营卫。

方药：炙黄芪 10 g，桂枝 5 g，白芍 10 g，炙甘草 3 g，桔梗 10 g，蝉蜕 5 g，陈皮 10 g，防风 5 g，生白术 5 g，生姜 3 g，红枣 5 枚。

3 剂，水煎服。

二诊

药后畏风、胸闷等症明显改善，咳嗽仅作于清晨。

守方增损，病情日有起色，服药 12 剂，咳嗽止，呼吸畅，形神振作。

【按】 本例久病气虚表疏，又复余风闭肺，营卫不谐，故以玉屏风散补气固表，合桂枝汤调和营卫，所用蝉蜕、防风、桔梗，意在宣发肺气，而非解表发汗，药后卒能中的。

案 2　葛某，女，58 岁。

初诊(1981 年 3 月 18 日)

主诉及病史：咳嗽 5 日，痰少色淡黄，头痛，咽痛，口干欲饮，鼻塞，黄涕夹有血丝，身热有汗。

诊查：今胸片示两肺纹理增粗。体温 37.6℃。舌淡红，苔薄腻，脉浮数。

辨证：风热上受，肺气失宣。

治法：辛散风热，宣肺止咳。

方药：冬桑叶 10 g，杭菊花 10 g，桔梗 10 g，连翘 15 g，苦杏仁 10 g，生甘草 3 g，薄荷 6 g(后下)，玄参 10 g，浙贝母 10 g，射干 15 g，南沙参 15 g，鲜芦根 30 g。

3 剂，水煎服。

二诊

咳嗽好转，咯痰色黄，夹有血丝，舌淡红，苔薄腻中黄，脉浮数，前议奏效，守方化裁。原方去甘草，加鸡苏散 15 g、生薏苡仁 30 g、黄芩 10 g、平地木 30 g，续进 5 剂，咳嗽乃愈。

【按】《内经》云："治上焦如羽。"本例咳嗽乃上焦肺经之病，用药最宜轻清，况风为阳邪，非轻清之性不能疏泄，故予桑菊饮化裁开肺散邪。二诊时，咳嗽虽见好转，但痰多色黄，仍有血丝，苔腻中黄，此乃风热挟湿蕴蒸，邪恋上焦，肺络受损。故原方去甘草，加鸡苏散、生薏苡仁、平地木、炒黄芩，宣肺化湿，清络止咳，药证相合，咳嗽乃愈。

案 3　赵某，男，68 岁。

初诊（1985 年 11 月 25 日）

主诉及病史：咳嗽半个月。曾服中药银翘散化裁，咳嗽未止，现痰少难咯，咽痒发干，唇燥，恶寒发热，无汗，头痛。

诊查：体温正常。舌淡红，苔薄白而干，脉浮紧。

辨证：风寒夹燥袭表，肺气失宣。

治法：疏散风寒，润肺止咳。

方药：白前 10 g，陈皮 10 g，桔梗 10 g，生甘草 3 g，荆芥 10 g，生紫菀 10 g，制百部 10 g，玄参 10 g，蝉蜕 10 g，射干 10 g，金沸草 10 g，南沙参 10 g。

5 剂，水煎服。

随访药进 5 剂，咳嗽止，诸恙消除而愈。

【按】 本案患者咳嗽，曾服银翘散化裁不效，里伏风热所致。入手方选止嗽散加味。方中紫菀温润止咳，其性温而不燥；桔梗能升提肺气以射膈；白前能下气开壅以止嗽，四药有调整气机和升降出入之能，佐以陈皮理气化痰，荆芥散风解表，甘草甘缓止嗽，加入玄参、蝉蜕、射干祛风利咽，南沙参、金沸草散寒宣肺润燥，诸药和合，温而不燥，润而不腻，苦不过寒，辛不过热，既有辛甘为开，又有甘苦而降，药证相合，故效果满意。

案 4　费某，男，50 岁。

初诊（1986 年 5 月 8 日）

主诉及病史：1 周前感冒，继则咽干疼痛，语声沙哑，重浊不扬，咳痰黄稠，口干苦，或有身热。

诊查：咽红充血，双侧扁桃体肿大Ⅱ°。舌红，苔黄腻，脉滑数。

辨证：风邪上受，痰热壅肺。

治法：祛风清肺，化痰利咽。

方药：炙桑白皮 30 g，黄芩 10 g，炒栀子 10 g，知母 10 g，浙贝母 10 g，前胡 10 g，桔梗 10 g，生甘草 3 g，僵蚕 10 g，蝉蜕 10 g，射干 15 g，木蝴蝶 10 g。

5 剂，水煎服。

二诊

药进5剂，诸症好转，咽痛明显减轻，语声转清，但仍感咽痛，咯吐黄痰。

治法不变，原方加玄参20 g、鱼腥草30 g，续进5剂而愈。

【按】 本例失音，乃由风热犯肺，蒸液成痰，肺失清肃，故语声沙哑，重浊不扬；痰热壅肺，则咳痰黄稠。邪热灼津，故见咽喉干痛，口苦；风热在表，故见身热。舌红苔黄腻，脉滑数，乃痰热郁肺之象。用《医学统旨》清咽宁肺汤化裁，因正合病机而收效明显。

案5　李某，男，68岁。

初诊(1986年12月15日)

主诉及病史：咳嗽痰多反复5年，冬天易发，近复发半个月，痰多而黏，胸脘发闷，食纳不佳，乏力，怕冷。有慢性支气管炎伴肺气肿史。

诊查：舌淡红，苔白腻，脉细滑。

辨证：肺脾两虚，痰湿内蕴。

治法：健脾化痰，理肺止咳。

方药：党参20 g，生白术10 g，茯苓30 g，生甘草3 g，陈皮10 g，法半夏10 g，桂枝10 g，生紫菀10 g，款冬花10 g，平地木30 g，白干姜6 g，沉香曲10 g。

5剂，水煎服。

二诊

咳嗽减轻，痰黏如抽丝，自觉畏寒明显，舌脉如前。

治法不变，守制化裁。原方加淫羊藿30 g、细辛3 g、炒白芥子10 g。

守方化裁调治1个月，另予金匮肾气丸每次8粒，每日3次，连服3个月，畏寒已祛，纳食改善，咳嗽乃止。

【按】 脾为生痰之源，肺为贮痰之器。本例咳嗽乃久病脾虚、痰湿内蕴，上贮肺络，故予六君子汤健脾益气、培土生金，伍苓桂术甘汤温化痰饮，使脾运健旺，温化痰消，诸恙随之而减。二诊时患者仍感畏寒、痰黏，此乃肾阳不足之象，故加入淫羊藿、细辛、白芥子，并予金匮肾气丸口服，终使肾阳得补、顽痰祛除，咳嗽乃痊。

案6　吴某，女，32岁。

初诊(1989年3月6日)

主诉及病史：卒然声音不扬，甚则嘶哑，伴咽痒、咳嗽不爽，胸闷，鼻塞声重，形寒，头痛，口不渴。

诊查：咽红充血，双侧扁桃体肿大Ⅱ°。舌红、苔薄，脉浮。

辨证：风寒上受，肺窍不利。

治法：疏风散寒，宣肺利窍。

方药：炙麻黄10 g，苦杏仁10 g，生甘草3 g，紫苏叶10 g，法半夏10 g，茯苓30 g，前胡10 g，桔梗10 g，炒枳壳10 g，陈皮10 g，蝉蜕10 g，射干15 g。

5剂,水煎服。

二诊

药后咽痒、咳嗽好转,形寒、鼻塞已解,声音嘶哑明显改善。

效机已获,守方续进5剂而愈。

【按】 风寒袭肺,令会厌开合不利,故卒然声音不扬,甚则嘶哑,肺被邪遏,气失宣畅,则咳嗽咽痒,胸闷鼻塞声重;风寒束表则见形寒头痛、舌苔薄白、脉浮。故用三拗汤合杏苏散化裁,疏风散寒、宣肺利窍,因药证相合,失音乃愈。

案7 **朱某,女,32岁。**

初诊(1990年10月6日)

主诉及病史:近因夫妻口角,七情刺激,突然声嘶,难以出声,且阵发波动,心烦易急,胸闷气窒,或觉咽部有梗塞感,似有痰而咯之不出、吞之不下。

诊查:舌淡红,苔薄,脉细弦。

辨证:肝郁不达,气逆犯肺。

治法:疏肝理气,开郁利肺。

方药:紫苏10 g,乌药10 g,白芍10 g,陈皮10 g,柴胡10 g,黄芩10 g,栀子10 g,连翘15 g,川芎10 g,太子参20 g,桔梗10 g,生甘草3 g。

5剂,水煎服。

二诊

药后胸闷气窒好转,咽部梗塞感已除,仍感心烦、语声不扬,舌脉如前。

效机已获,守方中加入绿萼梅5 g、蝉蜕10 g,续服5剂,诸症消除而愈。

【按】 本例因肝郁暴逆、气闭而喑,用小降气汤(《医林改错》:紫苏、乌药、白芍、陈皮、甘草)调气化痰;柴胡清肝散化裁清肝泻肺;桔梗汤清喉利咽,用于气郁化火,有清肝散郁之功,并可兼清肺热所致失音,兼应理气解郁,但忌过用辛香之品,若病久气郁化火伤津,当酌加润燥生津之品。

案8 **谢某,女,40岁。**

初诊(1995年9月18日)

主诉及病史:开学授课半月余,咽痛,喉燥,声音嘶哑,口干欲饮,有时咳呛气逆,痰少而黏。

诊查:舌红少津,苔薄,脉小数。

辨证:燥邪伤津,肺失清润。

治法:润燥生津,清肺利咽。

方药:北沙参15 g,麦冬10 g,苦杏仁10 g,川贝母5 g,豆豉10 g,桔梗10 g,生甘草3 g,蝉蜕10 g,金银花10 g,玄参20 g。

5剂,水煎服。

二诊

药进5剂，诸症明显好转，仍感口干，舌脉如前。

前议合拍，勿常更张，原方加南沙参15 g，续进7剂而愈。

【按】 本例燥邪伤肺、气道失润而致声嘶、音哑；燥伤肺津，咽喉失于滋润，故咽喉干燥疼痛、口干；肺失清润、燥热灼津为痰，则咳呛气逆、痰少质黏。舌红少津，脉象小数，乃属燥邪伤肺之象。时值初秋，燥邪正盛，用桑杏汤化裁最为相宜。

案9 谢某，男，45岁。

初诊(1998年10月25日)

主诉及病史：声音嘶哑反复数月，近来逐渐加重，或干咳，少痰，有时潮热盗汗，耳鸣，目眩，腰膝酸软，形体逐渐消瘦，有吸烟史20年。

诊查：舌红，苔少，脉细数。

辨证：肺阴不足，虚热上扰。

治法：清肺生津，润燥利咽。

方药：生地15 g，熟地15 g，百合30 g，麦冬10 g，川贝母6 g，生白芍10 g，生甘草3 g，玄参20 g，炒当归10 g，桔梗10 g，诃子10 g，凤凰衣10 g。

5剂，水煎服。

二诊

药后声音嘶哑略有好转，余情亦有改善，但吸烟后则仍咳嗽、痰少，舌脉如前。

治法不变，原方加功劳叶30 g、平地木30 g，续进10剂。

嘱予忌进辛辣刺激之品，欲疗失音，当戒吸烟嗜好。半年后告知戒烟2个月，失音已愈。

【按】 本例肺阴不足，病损及肾，肾精不能上承，以致声音嘶哑，日渐加重；久病不愈，肺失滋润，清肃无权，则干咳少痰；阴虚内热，阴不内守，故见潮热、盗汗；肾亏水不涵木以致耳鸣目眩；肾虚阴精不能充养腰脊，外荼形体，故腰膝酸软、形体日瘦。舌红、苔少、脉细数为阴虚之象，故用百合固金汤化裁实为最佳选择。

案10 周某，女，28岁。

初诊(2005年12月15日)

主诉及病史：咳嗽迁延2个月，咳声低弱，气短，痰多清稀，神疲乏力，恶风易出汗，经常感冒。

诊查：舌淡苔薄白，脉细弱。

辨证：肺气不足，宣肃失司。

治法：补气固卫，宣肃理肺。

方药：党参15 g，生黄芪30 g，防风10 g，生白术10 g，熟地10 g，五味子10 g，蜜紫菀10 g，炙桑白皮30 g，款冬花10 g，煨诃子10 g，陈皮10 g，炒山楂、炒神曲各10 g。

5 剂，水煎服。

二诊

神疲乏力好转，出汗已止，咳嗽减轻，舌脉如前。

效机已获，守方化裁，续进 10 剂而愈。

【按】 本例患者经常感冒，咳嗽迁延，恶风易出汗，乃肺气不足、表卫失固、宣肃失司。故予补肺汤合玉屏风散化裁。方中党参、黄芪益气补肺；熟地、五味子滋肾敛肺，共同起到金水双补的作用。配以紫菀、款冬花、桑白皮止嗽化痰；伍防风、白术合黄芪如屏风补气固卫以止汗，提高免疫功能；入诃子、陈皮化痰敛肺；加炒楂曲健脾化滞，诸药和合而收全功。

案 11　钱某，女，45 岁。

初诊(2008 年 3 月 15 日)

主诉及病史：咳嗽 20 日，痰色黄稠难咯，咳甚则痰中带血，胸闷，口干，口苦，咽痛，大便偏干。

诊查：舌红，苔黄腻，脉滑数，全胸片示两肺纹理增多，体温 37.8℃。

辨证：痰热内蕴，肺失宣降。

治法：清肺泻火，化痰止咳。

方药：炒栀子 10 g，连翘 15 g，炒黄芩 10 g，生甘草 3 g，薄荷 6 g(后下)，淡竹叶 10 g，制大黄 5 g，芒硝 10 g(分 2 次冲服)，浙贝母 10 g，金荞麦 30 g，平地木 30 g，白蜜 20 mL(冲服)。

5 剂，水煎服。

二诊

患者大便已畅，因七情波动，咳嗽未止，咳引胸胁串痛，心烦面红。

原方去大黄、芒硝，加入桑白皮 30 g、地骨皮 20 g、佛耳草 30 g，5 剂咳嗽乃愈。

【按】 本例方选凉膈散化裁，荡涤实热，配合甘草，使不致猛泻，黄芩、栀子、连翘、薄荷清散上焦实热，再加竹叶清热，浙贝母、金荞麦、平地木止咳化痰、止血。二诊时，因患者七情波动，咳嗽未止，咳引胸胁串痛，心烦面红，此乃木火刑金之象，况患者大便已畅，乃去制大黄、芒硝，加入桑白皮、地骨皮、佛耳草清泻肺中伏火，凉血退热、化痰止咳，因药症相合，咳嗽乃止。

案 12　吕某，男，18 岁。

初诊(2008 年 8 月)。

主诉及病史：干咳无痰半个月。或痰少咯吐不畅，口干舌燥，咳甚痰中见血，血色鲜红量少。

诊查：全胸片示两肺纹理增多。舌红、苔少、脉细数。

辨证：肺阴不足，血络受损。

治法：养阴润肺，清络止咳。

方药：天冬 10 g，麦冬 10 g，知母 10 g，浙贝母 10 g，生紫菀 10 g，款冬花 10 g，南沙参 15 g，生地 15 g，玄参 10 g，生甘草 3 g，百合 30 g，平地木 30 g，白及 10 g。

5 剂，水煎服。

二诊

咳嗽好转，近感手足心发热，或有梦遗，舌脉如前。

原方加功劳叶 30 g，茯神 30 g，另予都气丸，每次服 8 粒，每日 3 剂，调治半个月而愈。

【按】 本例阴虚内燥、肺失滋润，以致肃降无权，肺气上逆为本证主要病机。因阴虚肺燥，故干咳无痰，或痰少难咯、口干舌燥，咳伤肺经，则见咯血，舌红少苔，脉细数，乃阴虚内热之象。故予二冬二母汤滋阴润燥、清润止咳；加生地、玄参、南沙参、百合养阴润燥；加紫菀、冬花、平地木、白及止咳化痰、清热止血，全方合奏滋阴清热、润肺止咳之功。二诊时，患者咳嗽好转，但见手足心热伴有梦遗，此乃肾阴偏虚之象，故予原方中加入功劳叶 30 g、茯神 30 g 养阴清热、安神润肺，配合都气丸滋阴润肺、敛肺止咳而效。

三、哮　病

案 1　朱某，女，70 岁。

初诊（1981 年 8 月 7 日）

主诉及病史：宿有哮病，近发 5 日，发热有汗，头痛，喉中痰鸣、气促，呼吸抬肩，哮甚声如曳锯，不能平卧，痰黄胶黏浊稠，胸闷，烦躁不安，口渴喜冷饮，大便秘结。形体肥胖，平素喜进肥甘食物。

诊查：全胸片示两肺纹理增粗紊乱。体温 37.8℃。舌红苔黄腻，脉滑数。

辨证：痰热壅盛，熏灼肺胃。

治法：开肺泄热，化痰降逆。

方药：炙麻黄 10 g，玉泉散 20 g（包煎），苦杏仁 10 g，生白术 10 g，竹沥半夏 10 g，鲜芦根 30 g，冬瓜子 30 g，浙贝母 10 g，全瓜蒌 20 g，鱼腥草 30 g，炙桑白皮 30 g，干地龙 10 g。

5 剂，水煎服。

二诊

身热已退，哮鸣减轻，黄稠痰难咯，大便仍秘，舌红，黄腻苔开化，脉滑数。

效机已获，病根未拔，原方加葶苈子 20 g（包煎）、红枣 5 枚（擘）、虎杖 30 g，加猴枣粉每日 2 次，每次 0.3 g 吞服。

守方化裁半个月，哮病缓解。

【按】 平素喜进肥甘，酿痰积热，熏蒸肺胃，引动宿痰，窒塞关隘，使肺失清肃、下降之常，故胸闷气促，痰鸣而哮发；痰火壅盛，故痰黄稠难咯而烦躁；痰火内蒸则身热出汗、头痛、口渴喜冷饮，大便秘结，舌红苔黄腻，脉滑数皆痰热内盛之象，故方选越婢加半夏汤，合千金苇茎汤化裁，开肺泄热，化痰降逆。二诊时，哮鸣略减，身热已退，但黄痰难咯，故守方加入葶苈、大枣泻肺汤合虎杖，配合猴枣粉口服泻肺化痰、降火通便。

案2 张某，男，25岁。

初诊(1981年10月30日)

主诉及病史：幼有哮病，形体肥胖，每于深秋，哮病易发。本月23日霜降以来，哮病复发，伴有形寒、鼻塞咽痒，动则喉际哮鸣甚，有痰色白。

诊查：全胸片示两肺纹理增粗。舌淡红，苔薄，脉浮滑。

辨证：风寒犯肺，引动宿痰。

治法：辛散风寒，宣肃化痰。

方药：炙麻黄10 g，苦杏仁10 g，生甘草3 g，陈皮10 g，法半夏10 g，茯苓30 g，浙贝母10 g，射干15 g，荆芥10 g，炙紫苏子10 g，蝉蜕10 g，炙桑白皮30 g。

5剂，水煎服。

二诊

前用华盖散化裁，药后微有汗出，形寒已解，喉际哮鸣减，仍咯白痰，纳差，舌淡红，苔白腻，脉细滑。

治守原法加炒山楂、炒神曲各10 g，白芥子6 g，炒莱菔子10 g健脾化痰。

守方化裁，调理半个月而哮病愈。

【按】 素体肥胖、痰湿之体，幼有哮疾，宿痰为恋，脾为生痰之源，肺为贮痰之器，脾虚则饮食精华不归气血，乃酿痰浊，上责犯肺，哮病乃作，图之之法，当分标本，理脾治本，泻肺固标，标本兼顾始可获效。

案3 吴某，男，35岁。

初诊(1981年11月5日)

主诉及病史：哮病近发1周，幼时患有吼病，每于秋冬易发。近1周来哮病又发，早晚加重，喉间痰鸣，呼吸迫促，咳嗽，咯吐白痰，畏寒恶风，神疲乏力。

诊查：舌淡白，苔白腻，脉浮滑。

辨证：宿痰内伏，风邪犯肺。

治法：温化痰饮，宣肺散邪。

方药：熟地15 g，炒白芥子10 g，炮姜6 g，炙麻黄10 g，炙甘草3 g，肉桂5 g(后下)，鹿角霜10 g，生黄芪30 g，防风10 g，生白术10 g，浙贝母10 g，淫羊藿30 g。

7剂，水煎服。

二诊

药后畏寒恶风好转，喉间痰鸣减轻，纳食欠佳。

效机已获，守方加入沉香曲10 g。

宗原方化裁，调治1个月而愈。

【按】 哮病常因宿痰内伏于肺，以致痰阻气道，肺失宣降，是哮病的基本病因病机。

哮病治疗当辨寒热缓急，本例当属寒痰内伏、肺失宣降，故入手予阳和汤化裁，温化痰饮，合玉屏风补气固卫，加入浙贝母、淫羊藿以温肾止咳，全方抓住主要病机，虚实兼顾，药中病本，故收效满意。

案 4 **何某，女，23 岁。**

初诊（1984 年 3 月 15 日）

主诉及病史：感冒咳嗽两旬，表邪已罢，咳呛气逆不已，甚则不得平卧，胸闷，喉间哮鸣，痰黄而黏，口干。

诊查：苔薄黄腻，脉细弦数。

辨证：余风渐从热化，痰浊阻窒气道。

治法：宣降疏解，清热润下。

方药：柴胡 10 g，前胡 10 g，乌梅 10 g，薤白头 10 g，川连须 3 g，南沙参 10 g，杏仁 10 g，桑白皮 10 g，炙紫菀 10 g，生甘草 3 g，人中白 3 g（研细），人造牛黄 0.6 g（研细，二药和匀，每日 2 次分服）。

5 剂，水煎服。

二诊

药后咳嗽气急减轻，胸闷缓解，已能平卧，是肺气宣展之兆。

前方合拍，再进 5 剂，症状消失而愈。

【按】 咳嗽、哮喘均不离乎肺。本例因时邪滞留肺中宣降清肃失常，表现为新感咳嗽，多日不已，咳嗽连续，痰黄黏稠，或气急、气喘、哮鸣，用柴前连梅煎加减而效。方中柴胡、前胡开肺止咳，理气解郁；黄连、人造牛黄（代猪胆汁）清热燥湿、止咳润下。既有黄连之苦寒，又有薤白之辛温；同柴胡之升散，与人中白（代童尿）之沉降，具柴胡之宣散，配乌梅之酸收。通过升降共调寒热，散收合投，达到祛邪扶正、咳止喘平的目的。

四、喘　证

案 1 **陆某，男，65 岁。**

初诊（1981 年 8 月 7 日）

主诉及病史：动则气喘，静则尚安，反复多年。有吸烟病史 30 年。患慢性支气管炎肺气肿 10 余年。经戒烟，中西医治疗后，咳嗽、咯痰好转，但气喘、呼吸气短，动则为甚，口干欲饮，伴腰酸耳鸣。

诊查：舌淡红而净，脉濡细数。

辨证：肺肾阴虚，纳气无权。

治法：调养肺肾，纳气平喘。

方药：熟地 15 g，炒牡丹皮 10 g，茯苓 30 g，泽泻 10 g，山茱萸 10 g，生山药 30 g，麦冬 10 g，五味子 10 g，紫石英 30 g（先煎），北沙参 15 g，黄精 30 g，沉香曲 10 g。

7 剂，水煎服。

二诊

腰酸、耳鸣、口干减轻，气喘略有好转，近伴畏寒，舌淡红，苔薄，脉濡细。

前议获效，守方化裁，原方加淫羊藿 30 g，守方化裁调治 1 个月，喘病缓解。

【按】 肾为水脏，肺为水源，肺主一身之气，肾司纳气之职，肺阴虚者必下盗肾水，肾水既亏，气难摄纳。是以欲补其肺，先益其肾，俾肾水壮而气自归纳。肺得清肃，喘病乃止。本例方取都气丸化裁，使上源足则下流自畅，肾水壮则肺气自充，取金水相生之义也。

案 2　朱某，女，55 岁。

初诊（1981 年 12 月 8 日）

主诉及病史：5 日前初因受寒感冒，继则咳嗽气喘，身热，喘甚，面红，胸闷炽热，咽痛，口干欲饮，痰黄而稠，咯吐不利。平素喜进肥甘之品，形体肥胖 5 年。

诊查：测口腔温度 37.6℃。舌红，苔黄腻，脉滑数。

辨证：痰热壅盛，肺失宣肃。

治法：清化痰热，宣肃平喘。

方药：炙麻黄 10 g，苦杏仁 10 g，生甘草 3 g，生石膏 30 g（先煎），生薏苡仁 30 g，冬瓜仁 30 g，鲜芦根 30 g，鱼腥草 30 g，浙贝母 10 g，炒黄芩 10 g，射干 15 g，虎杖 30 g。

5 剂，水煎服。

药进 3 剂，身热已退，咳嗽气喘好转，继服 2 剂诸恙痊愈。

【按】 本例风寒入里化热，患者平素喜进肥甘，形体肥胖、痰湿之体，素有胃热，痰湿内聚，痰热胶结于肺，壅塞气道而为咳嗽、喘息，舌红，苔黄腻而干，脉滑数，皆为里热外寒之象。故用麻杏石甘汤合千金苇茎汤化裁，宣肺平喘，清化痰热，因选方用药切合病机，故收效满意。

案 3　史某，男，45 岁。

初诊（1986 年 6 月 11 日）

主诉及病史：喘促、气短，神疲乏力，动则为甚数年，加重 7 日，咯痰稀薄，咳声低弱，自汗畏风，面苍白，纳差，便溏日行 1 或 2 次。平素易感冒，语声低弱。

诊查：舌淡，苔薄白，脉细弱。

辨证：肺脾两亏，气虚卫弱。

治法：调养脾肺，敛气平喘。

方药：生黄芪 30 g，炒白术 10 g，陈皮 10 g，炙升麻 10 g，柴胡 10 g，党参 20 g，炒当归 10 g，生甘草 3 g，防风 10 g，麦冬 10 g，五味子 10 g，玉竹 10 g，炒山楂、炒神曲各 10 g。

5 剂，水煎服。

二诊

神疲乏力好转，仍动则气短、喘促，舌淡，苔薄，脉细弱。

守方化裁调理1个月，病情好转，咳喘乃止。

【按】 本例肺气不足故短气而喘，言语无力，咳声低弱。肺气虚则卫外不固、自汗畏风；脾主健运，为生痰之源，脾气虚则食少便溏，痰湿内生，上贮于肺，则痰多喘病乃作。方选补中益气汤补中气而理肺气，加入生脉散麦冬、五味子、玉竹养阴敛气平喘，佐入防风合玉屏风意固表敛汗，伍山楂、神曲消食助运，全方共奏培土生金、肺脾并调而收功。

案4 曹某，男，65岁。

初诊(1986年11月20日)

主诉及病史：晨练汗后受冷，而后自觉发热，有汗不多，继则咳嗽喘急，烦闷，痰黄而稠，咯吐不利，口渴。

诊查：舌红，苔薄微黄腻，脉浮数。

辨证：外寒里热，肺失宣肃。

治法：解表清里，化痰定喘。

方药：炙麻黄10g，款冬花10g，法半夏10g，炙桑白皮30g，紫苏子10g，苦杏仁10g，炒黄芩10g，生甘草3g，生紫菀10g，浙贝母10g，平地木30g。

5剂，水煎服。

二诊

药后咳嗽、喘急缓解，发热汗出已止，但纳差、大便偏干。

治法不变，原方加炒山楂、炒神曲各10g，炒莱菔子10g，虎杖30g，守方调治10日，咳喘得愈。

【按】 本例方选定喘汤化裁，方中麻黄、杏仁宣肺平喘；黄芩、桑白皮清热泻肺，紫苏子、半夏降气化痰，紫菀、款冬花化痰止咳，浙贝母、平地木化痰平喘，全方清中有散，散中有收，因配伍精当，故收效明显。二诊时患者因纳差、便溏，故加入炒楂曲、炒莱菔子、虎杖，消食化滞，化痰通便而收全功。

案5 吴某，男，15岁。

初诊(1986年12月5日)

主诉及病史：咳嗽、气喘5日。咯痰色白而清稀，口不渴，伴有恶寒，身热无汗，头痛，身痛，鼻咽发痒。

诊查：舌淡红，苔白，脉浮紧。

辨证：风寒束表，肺气失宣。

治法：辛温解表，宣肺平喘。

方药：炙麻黄10g，桂枝10g，苦杏仁10g，生甘草3g，前胡10g，炒枳壳10g，桔梗10g，紫苏梗10g，陈皮10g，防风10g，细辛3g。

3剂，水煎服。

二诊

药进3剂，汗出喘平，仍感恶风。

治法不变，原方加生黄芪30 g、生白术10 g，5剂。

药后告之诸恙告愈。

【按】 本例喘证方选麻黄汤加味，以麻黄、桂枝辛温解表发汗，杏仁下气平喘，甘草调和诸药为主方。加入前胡、桔梗化痰止咳，紫苏梗、陈皮行气化痰，防风、细辛加强辛散风寒之功。用药症相合，故咳喘缓解。二诊时，因患者仍感恶风，考虑表卫不固，故加入黄芪、防风、生白术如屏风补气固卫而收全功。

案6 **谢某，男，62岁。**

初诊(1988年10月16日)

主诉及病史：形体肥胖多年，咳嗽气喘半个月，痰多而黏，咯吐不利，胸中满闷，伴有恶心。

诊查：舌淡红，苔白腻，脉滑。

辨证：痰湿壅盛，肺气失宣。

治法：祛痰降逆，宣肺平喘。

方药：陈皮10 g，法半夏10 g，茯苓30 g，生甘草3 g，炒白芥子10 g，炙紫苏子10 g，炒莱菔子10 g，生紫菀10 g，款冬花10 g，浙贝母10 g，山海螺30 g，平地木30 g。

5剂，水煎服。

二诊

咳嗽气喘明显减轻，胸中满闷、恶心次第好转，仍有白黏痰，咯吐不畅。

效机已获，守方续进10剂而喘平。

【按】 本例痰湿之体，痰壅于肺，肺气不得宣畅，故为喘咳、胸闷恶心诸症。痰湿留恋体内，既影响脾之健运，又成喘证的内在病因。本例抓住主因，方选二陈汤、三子养亲汤为主方，着眼化痰，痰祛则喘平矣。

案7 **蒋某，男，65岁。**

初诊(1988年11月18日)

主诉及病史：宿有咳喘病史，遇冷易发，近因冒雨受冷，喘息咳嗽复发1周，痰多稀薄，身热无汗，形寒背冷，口不渴，面色晦暗。

诊查：舌淡苔白滑，脉弦紧。

辨证：痰饮内伏，风寒犯肺。

治法：温肺化饮，解表平喘。

方药：炙麻黄10 g，桂枝10 g，生白芍10 g，生甘草3 g，干姜6 g，细辛3 g，五味子10 g，法半夏10 g，生紫菀10 g，款冬花10 g，射干15 g，苦杏仁10 g。

5 剂，水煎服。

二诊

药后背部发冷好转，咳喘略减，但仍伴痰鸣，舌脉如前，治法解表化饮，泻肺平喘。

原方加葶苈子 30 g(包煎)、红枣 5 枚(擘)、淫羊藿 30 g、平地木 30 g，守方化裁，调治半个月而喘止。

【按】 本例饮邪内伏故背冷，痰多清稀，近因冒雨受冷，外寒引动内饮，阻塞气道，肺气不得宣降，遂发为气喘；饮邪内停，津液受阻，不能上承而口渴。初诊方选小青龙汤化裁，温肺散寒，解表化饮。二诊时，虽咳喘等症略减，但仍有痰鸣，故治法改予解表化饮，泻肺平喘。原方中加入葶苈大枣泻肺平喘，予淫羊藿温肾纳气，平地木平喘止咳而获效。

案 8 李某，女，36 岁。

初诊(1989 年 3 月 10 日)

主诉及病史：气喘发作 1 周，旧有情志所伤，每遇心烦郁怒而诱发喘促，近因口角生气，喘促又发，呼吸短促，口干，喉部有痰窒感，胸闷胸痛，经常失眠心悸。

诊查：舌淡红，苔薄，脉弦。

辨证：肝郁气滞，上逆犯肺。

治法：疏肝解郁，降逆平喘。

方药：炒牡丹皮 10 g，炒栀子 10 g，炒当归 10 g，生白芍 10 g，柴胡 10 g，茯神 30 g，生白术 10 g，薄荷 6 g(后下)，生甘草 3 g，广郁金 10 g，制香附 10 g，平地木 30 g，沉香曲 10 g。

5 剂，水煎服。嘱遇事当豁达，怡情悦性。

二诊

患者告知，近想通了，心情舒畅，咳喘明显好转。

效机已获，守方续进 10 剂。

三诊

停服汤药，予逍遥丸续服 1 个月，喘证乃愈。

【按】 本例乃郁怒伤肝、肝气冲逆犯肺，肺气不降，故喘促气急，咽中如窒；又因肺经络气不和而胸闷胸痛，心肝因气郁则不宁，故失眠、心悸、脉弦。故治用丹栀逍遥化裁，疏肝解郁，降气平喘。因切中病机，喘证乃愈。

案 9 钱某，女，22 岁。

初诊(1989 年 3 月 12 日)

主诉及病史：咳嗽气喘、呼吸气粗 3 日，初起曾发热恶风有汗，口渴欲饮，有痰黄黏。

诊查：舌尖红，苔薄黄腻，脉浮数。

辨证：风热上受，肺气失宣。

治法：辛凉解表，宣肺平喘。

方药：冬桑叶 10 g，杭菊花 10 g，桔梗 10 g，连翘 15 g，苦杏仁 10 g，生甘草 3 g，薄荷 6 g(后下)，桑白皮 30 g，鱼腥草 30 g，射干 15 g，炒黄芩 10 g，金银花 10 g，浙贝母 10 g，鲜芦根 30 g。

5 剂，水煎服。

药进 3 剂，咳喘、身热退，黄痰消，恶风出汗止。续服 2 剂，诸症消失而愈。

【按】 本例风热之邪外袭，肺气郁闭，发为咳喘。邪热迫肺，灼津为痰，故痰黄而黏，热灼津伤，故口渴欲饮。舌尖红，苔薄黄腻，脉浮数，此为风热犯肺之象。遂方选桑菊饮化裁，药证相合，故收效亦佳。

案 10　史某，男，75 岁。

初诊(1989 年 12 月 8 日)

主诉及病史：喘促多年，冬重夏轻，咳嗽痰多清稀，气喘，动则更甚，呼多吸少，呼吸不能接续。汗出肢冷，面睑、小腿轻肿，腰酸，夜间尿频，小便余沥，精神欠佳。有吸烟史 40 多年，戒烟 5 年。

诊查：全胸片示双侧慢性阻塞性肺气肿。舌淡，苔薄，脉沉细无力。

辨证：肾阳虚弱，摄纳无权。

治法：益肾温阳，扶正纳气。

方药：熟地 10 g，炒牡丹皮 10 g，茯苓 30 g，泽泻 10 g，山茱萸 10 g，生山药 30 g，制附片 5 g(先煎)，桂枝 10 g，党参 20 g，麦冬 10 g，五味子 10 g，淫羊藿 30 g，紫石英 30 g(先煎)。

5 剂，水煎服。

二诊

腰酸减轻，汗出肢冷好转，喘促未平，动则更甚。舌脉如前，治法不变。

原方加入坎炁 10 g、沉香曲 10 g。另予金水宝胶囊，每次 5 粒，每日 3 次，坚持服数月，喘促逐渐好转。

【按】 根据前人"虚喘治肾，宜兼治肺"之说。本例喘证乃以肾亏纳气无权，故喘促，甚则气不接续，呼多吸少，动则更甚；阳虚不能温煦固摄，故汗出肢冷，夜尿频多，精神欠佳，舌红，脉沉细无力，皆肾阳虚寒之候，故予金匮肾气丸温肾纳气，症状减轻。二诊时加入血肉有情之脐带、沉香曲以温肾纳气，并予金水宝，金水同补以缓图收功。

案 11　鲁某，男，50 岁。

初诊(2018 年 9 月 28 日)

主诉及病史：咳嗽气喘 3 个多月，鼻孔、咽喉发痒，喷嚏连连，鼻塞、呼吸困难，用鼻咽喷雾剂可暂时缓解，但逾时又发作，每日需喷 6～7 次，非常苦恼，胸透无异常，大小便调，平素体健，寐纳正常，近日雾霾较重。

诊查：舌淡红，苔薄白，脉细带数。

辨证：风邪外袭，肺窍失宣。

治法：祛风散邪，宣肺通窍。

方药：炙麻黄 6 g，光杏仁 10 g，生甘草 3 g，辛夷花 10 g，蝉蜕 10 g，僵蚕 10 g，广郁金 10 g，制大黄 3 g，生紫菀 10 g，炙款冬 10 g，干地龙 10 g。

7 剂，水煎服。

二诊

服药 1 剂，喷嚏减，咳喘轻，2 剂咳喘止，3 剂喷嚏定，复诊时已停用喷雾剂，要求复方巩固。

原方减麻黄量 4 g，守法不变，续 7 剂。

三诊

症状全部消失。建议条件许可时不妨赴山林间空气清新处作短时休养。

药开贞元饮（熟地、当归、生甘草）方以治本收功。

【按】 肺经最高，开窍于鼻，为五脏之华盖，风邪外袭首先取肺，肺气窒塞，升降失职，故药用三拗汤宣通肺气，升降汤升降气机，使肺气宣肃复常，气机升降调和，所以 1 剂知，以数剂而病愈。

五、肺 痈

案 1 郑某，男，28 岁。

初诊（1980 年 10 月 16 日）

主诉及病史：初起感冒、咳嗽半个月，疏于及时治疗，5 日前突起高热，体温 39.0℃，X 线摄片示右肺大片浓密模糊影，边缘不清，脓肿形成。经输液抗炎治疗，身热不退，咳嗽痰多色黄腥臭，咳引右胸背疼痛，咳甚不能平卧。

诊查：血常规白细胞计数 15.2×10^{9}/L（15 200/mm^{3}），中性粒细胞百分率 85%。舌红，苔黄腻，脉滑数。

辨证：风热欠羁，肺络壅塞成脓。

治法：辛凉清肺，化痰排脓。

方药：金银花 10 g，连翘 15 g，鲜芦根 30 g，苦杏仁 10 g，冬瓜子 30 g，生薏苡仁 30 g，鱼腥草 30 g，炒黄芩 10 g，桔梗 10 g，生甘草 3 g，浙贝母 10 g，鸭跖草 30 g。

5 剂，水煎服。

二诊

服前药，身热已平，黄脓痰减少，咳嗽稍松，但大便秘结，5 日未下。

原方加虎杖 30 g、金荞麦 30 g，清肺泄热以通腑，守方调治半个月，全胸片复查，右肺残留少许纤维阴影。

【按】 感冒虽系小恙，但危害甚矣。本例初因感冒疏于治疗，导致邪恋肺络，肺气壅塞,发炎酿脓,肺叶腐败。《金匮要略》所谓“风伤皮毛,热伤血脉”之肺痈也。方选千金苇茎汤化裁,清泄肺络之热化痰排脓。二诊时伴便结,乃加虎杖、金荞麦清泄肺热治下而清上。因药证合拍,终收全功。

案2 李某,男,38岁。

初诊(1998年3月20日)

主诉及病史:恶寒发热5日,经输液抗炎治疗,身热未退。全胸片检查示右肺中下叶大片浓密模糊阴影,边缘不清,诊断为右肺中下叶肺脓肿。现症:恶寒、发热、咳嗽、胸痛,咳引胸痛加重,呼吸不利,咯白黏痰,痰量日渐增多有腥味。

诊查:测口腔温度38.5℃。舌苔黄腻,脉浮数而滑。

辨证:风热外袭,肺络受损。

治法:疏风散热,宣肺化痰。

方药:金银花30 g,连翘15 g,淡竹叶10 g,鲜芦根30 g,荆芥10 g,牛蒡子10 g,淡豆豉10 g,鱼腥草30 g,黄芩10 g,浙贝母10 g,平地木30 g,广郁金10 g,桔梗10 g,生甘草3 g。

5剂,水煎服。

药进5剂,身热渐退,咳嗽、咯痰逐渐好转,守方化裁调治1个月而愈。

【按】 风邪袭表犯肺,以致卫表失和,肺失宣降,为本病主要病机。肺卫受邪,正邪交争则恶寒发热,邪热壅肺,肺气失于宣肃则咳嗽、呼吸不利,肺络阻滞则咳引胸痛,邪热煎熬津液成痰,故痰黏味腥。脉浮滑数为风热侵袭而热势较甚之象。本例病属肺痈初期,急当疏风散热,宣肺化痰为妥,故予银翘散化裁。本例之疗效证明治法选方合理。

六、肺　胀

案1 钱某,男,55岁。

初诊(1981年10月17日)

主诉及病史:有吸烟病史二十载,反复咳喘多年,恶寒发热数日,身痛无汗,咳逆喘促,胸部胀满,或气逆不得平卧,痰多稀薄有泡沫,口干不欲饮水。

诊查:全胸片示慢性支气管炎,阻塞性肺气肿。舌淡苔白滑,脉象浮紧。

辨证:水饮内停,外寒犯肺。

治法:解表化饮,宣肺平喘。

方药:炙麻黄10 g,桂枝10 g,干姜6 g,细辛3 g,生白芍10 g,生甘草3 g,法半夏10 g,五味子10 g,生紫菀10 g,款冬花10 g,平地木30 g,沉香曲10 g。

5剂,水煎服。

药后微有汗出,恶寒发热缓解,咳逆喘促明显好转,已能平卧。

告知患者，当继续治疗，戒烟，预防感冒，对病情康复大有益处。

【按】 患者素有吸烟史，咳喘弥久。水饮内停，复感风寒，寒饮相搏上射于肺，故发咳喘、胸部胀满。本例用小青龙汤化裁。方中麻黄、桂枝解表宣肺平喘，芍药与桂枝相互调和营卫，干姜、细辛、半夏散寒降逆蠲饮，配伍五味子敛肺，以防麻、桂、姜、辛耗散辛热之弊，加入紫菀、平地木止咳化痰平喘，入沉香曲疏表化滞、和胃降气，全方配伍精当，收效显著。

案2 **赵某，男，72岁。**

初诊(1981年12月8日)

主诉及病史：气喘多年，近气短，语声低怯，动则气喘，面色晦暗，眼睑轻浮，口干少饮，咳嗽痰少，神疲乏力。

诊查：舌淡，苔白，脉沉细。

辨证：肺肾两亏，纳气无权。

治法：补益肺肾，纳气平喘。

方药：熟地 15 g，牡丹皮 10 g，茯苓 30 g，泽泻 10 g，山茱萸 10 g，生山药 30 g，麦冬 10 g，五味子 10 g，党参 20 g，浙贝母 10 g，桑白皮 30 g，生甘草 3 g。

5 剂，水煎服。

二诊

药后症状略有改善，动则仍喘，气喘多年。

现求近功，守方化裁，另予蛤蚧 1 对、川贝母 30 g、沉香片 30 g 研末，早晚各取 3 g 吞服以温肾化痰、降气平喘，连服月余，病情好转。

【按】 肺主气，肾纳气，肺为气之主，肾为气之根。肺虚则宣肃失司，肾亏则纳气无权，清气难入，浊气难出，故胸闷喘促，动则气短；肺气不足则语声低怯；面色晦暗乃气虚血瘀之象；面睑水肿为气虚水停所致；舌苔淡白，为肺肾虚亏之象。初诊用都气丸、生脉散化裁，症状虽减，咳喘未平。二诊时用蛤蚧、川贝母、沉香研末吞服，对于肺肾二亏之肺胀较为适用。

案3 **董某，男，66岁。**

初诊(1982年3月10日)

主诉及病史：有咳喘病史多年，近胸闷气憋，呼多吸少，动则气喘，冷汗自出，四肢不温，畏寒神怯，小便清长，或失禁，纳差，乏力。

诊查：舌淡而嫩胖，苔薄，脉微细。

辨证：脾肾阳虚，肺气不足。

治法：温肾纳气，培土生金。

方药：熟地 10 g，牡丹皮 10 g，茯苓 30 g，泽泻 10 g，山茱萸 10 g，炒山药 30 g，桂枝 10 g，制附片 6 g(先煎)，党参 15 g，生白术 10 g，生甘草 3 g，淫羊藿 30 g，沉香曲 10 g。

5剂,水煎服。

二诊

药后畏寒怕冷好转,咳喘明显减轻,守方化裁,调理2个月,病情平稳,咳喘未发。

【按】 咳喘日久,脾肾阳虚,寒化上逆,故见胸闷气憋,肾不纳气,故见呼多吸少,动则气喘,肾阳不足故见冷汗自出,四肢不温,畏寒神怯,脾阳虚则乏力纳差,小便清长或失禁亦为肾阳虚之象,用金匮肾气丸化裁,以利纳气归原,四君子汤培土生金,伍入淫羊藿、沉香曲温肾纳气,实践证明,温肾纳气、培土生金法治疗脾肾阳虚之肺胀有效。

案4　胡某,男,78岁。

初诊(1982年11月25日)

主诉及病史:因患慢性阻塞性肺气肿,住急诊治疗2日,病情未见起色,请予会诊。刻下:面色红赤,谵语,胸中闷胀,烦躁不安,神志时清时糊,喉间黏痰难咯,甚则舌强难言。

诊查:舌质红,苔黄腻,脉滑。

辨证:痰热内闭。

治法:清心涤痰开窍。

方药:鲜竹沥送服猴枣散0.6 g,每日2次。

另予至宝丹3 g化服,每日1次。

【按】 痰热内壅,蒙蔽心窍,则神志不清,谵语,舌强,痰阻气道,故胸中胀闷,郁热内盛故面赤烦躁,舌质红,苔黄腻为痰热内盛之征,病涉危途,投药当精专,清心涤痰开窍,冀挽狂澜于顷刻。

案5　王某,男,68岁。

初诊(1986年11月30日)

主诉及病史:咳喘反复数月,气急胸部胀满,发热不恶寒,痰黄黏稠难咯,口干少饮,面红,大便干结,有肺气肿病史8年。

诊查:舌红,苔黄腻,脉浮数。

辨证:痰热壅盛,肺失宣肃。

治法:清化痰热,理肺平喘。

方药:瓜蒌仁20 g,淡黄芩10 g,茯苓30 g,炒枳实10 g,苦杏仁10 g,陈皮10 g,胆南星10 g,法半夏10 g,炙麻黄10 g,平地木30 g,玉泉散20 g(包煎)。

5剂,水煎服。

二诊

药后身热已平,咳喘胸部胀满好转,仍有黄痰,黏稠难咯,大便干结,舌脉如前,症情虽减,病根未除。

原方加鱼腥草30 g、虎杖30 g,清化痰热通腑以利肺,守方化裁10剂咳喘胀满缓解。

【按】 久病咳喘,痰热内蕴相搏,郁遏肺气,故见发热而不恶寒,气急咳喘;痰热内蕴,壅塞肺气,故见烦躁,胸闷胀满,痰黄而稠;热壅上逆而见面红,肺热耗津伤液,则口干少饮,肺热下移大肠,故大便干结。舌红,苔黄腻,脉浮数,皆为痰热壅盛之象,故方选清金化痰汤加减,方中芩、蒌清热化痰,枳实助陈皮行气散结,伍二陈加胆南星以化痰,麻、杏、甘、石之清肺,全方共奏清热化痰、理肺平喘之功。二诊时加入鱼腥草、虎杖,终使痰热清而咳喘缓。

案6 **陆某,男,68岁。**

初诊(1987年9月8日)

主诉及病史:有慢性支气管炎伴肺气肿病史多年,住急诊观察5日。今晨突发胸高气促,额汗如珠,四肢厥冷伴有冷汗,神志不清,喉间鼾声,鼻尖发冷发青,家属要求会诊。

诊查:舌淡苔薄,脉微欲绝。

辨证:阳气欲脱。

治法:温阳益气,救逆固脱。

方药:制附子10 g(先煎),干姜10 g,甘草6 g,红参6 g。

1剂,浓煎120 mL,分2次鼻饲。

【按】 本例胸高气促,鼻尖发冷发青,额汗如珠为阳气上脱之兆;四肢厥冷,冷汗自出,脉微欲绝为阳气外脱之象,急予独参汤合四逆汤,大补元气,回阳救逆,并嘱告家属,患者目前为生命垂危之表现,医院尽力抢救以尽人事。

七、肺　痿

案1 **曹某,男,35岁。**

初诊(1988年5月12日)

主诉及病史:有支气管扩张病史多年。经常咳嗽,有浊唾涎沫黏稠,咯吐不畅,或痰中带有血丝,咳甚咯吐鲜血,咽干而燥,渴喜冷饮,有时潮热出汗,手足心热。

诊查:舌红,苔薄,脉象虚数。

辨证:肺肾阴亏,虚火内炽。

治法:滋养肺肾,清络生津。

方药:生地15 g,熟地15 g,川贝母5 g,百合30 g,麦冬10 g,玄参10 g,生白芍10 g,桔梗10 g,白及片10 g,平地木30 g,山海螺30 g,功劳叶30 g。

5剂,水煎服。

二诊

药后咯血已止,咳嗽、咯痰好转,口干欲饮略减,遗精或作,伴腰酸。

前议合拍,守方化裁,原方加知母10 g、煅龙牡各30 g,守方加减调治2个月,诸症清除而愈。

【按】 本例肺痿，因久病肺肾阴亏，虚火内炽，热灼津液，故见咯吐浊痰涎沫；热伤血络，故痰中带血，甚则咯吐鲜血；阴津不足，津失上承，故咽干而燥，渴喜冷饮；阴虚内热逼津外出，而有潮热、出汗、手足心热，或有遗精。初诊用百合固金汤滋养肺肾、生津清络。虽见初效，但又现腰酸，遗精仍作，故二诊时加入知母、煅龙骨、煅牡蛎，清热收敛调治，因药证相合，故收效满意。

案2 刘某，男，66岁。

初诊(1989年11月25日)

主诉及病史：有慢性支气管炎、肺气肿病史多年，近半年来，咯吐多量清稀痰涎，口不渴，形寒气短，小便频数，夜尿5～6次，气喘动则为甚，神疲乏力，大便稀溏。

诊查：舌质淡润，苔薄，脉细弱。

辨证：肺脾虚弱，肾不纳气。

治法：补益肺脾，温肾纳气。

方药：党参15 g，生黄芪30 g，炙甘草3 g，桂枝10 g，茯苓30 g，炒白术10 g，干姜6 g，淫羊藿30 g，补骨脂10 g，山茱萸10 g，生紫菀10 g，款冬花10 g。

5剂，水煎服。

药后咳嗽咯痰明显好转，形寒气短，乏力，便溏次第改善。

效机已获，守方化裁1个月，诸恙告痊。

【按】 本例肺脾虚弱，气不化津，故吐多量清稀痰涎；内无虚火，水湿停留，故口不渴；阳不卫外，故见形寒、肺气虚损，肾不纳气，故见气短。上虚不能制下，膀胱失约，故小便频数。本例用保元汤为主，补益肺脾，伍苓桂术甘汤温化痰饮。投淫羊藿、补骨脂温肾纳气，加干姜温中祛寒，入紫菀、款冬花止咳化痰。全方合力，共奏补益肺脾、温中纳气、止咳化痰之功而获效。

八、肺　痨

案1 曹某，男，78岁。

初诊(1982年5月4日)

主诉及病史：有支气管扩张病史5年，经确诊为两上肺肺结核病。现症：午后颧红潮热、热势不高，常伴恶风畏寒，动则汗出，伴有盗汗、纳少，腹胀便溏，神疲乏力，短气声低，面色㿠白，咳嗽无力，咯痰清稀色白、量多，偶夹血丝。

诊查：舌红，边有齿印，苔薄，脉细弱数。

辨证：肺脾俱虚，气阴亏耗。

治法：培土生金，益气养阴。

方药：党参 15 g，生白术 10 g，茯苓 30 g，炙甘草 3 g，生黄芪 30 g，天冬 10 g，麦冬 10 g，生地 15 g，熟地 15 g，五味子 10 g，生白芍 10 g，地骨皮 10 g，银柴胡 10 g，知母 10 g，陈皮 10 g，红枣 5 枚(擘)。

7 剂，水煎服。

二诊

药进 7 剂，诸证好转，守方化裁调治 3 个月而痊愈。

【按】 本例阴伤气耗，肺脾同病，致使肺失清肃，脾失健运，此乃肺痨中后期之病变。肺气虚故咳而无力，气短声低；气不化津而成痰，故痰量多而清稀；气虚不能卫外，故身热、自汗与盗汗并见。四诊合参，一派脾失健运、气不摄血之象。今用《十神书》保真汤化裁，为最佳选择。

案 2　蒋某，女，35 岁。

初诊(1985 年 10 月 15 日)

主诉及病史：患两肺上叶结核半年多，已经正规抗结核治疗。现自觉骨蒸潮热、盗汗，腰膝酸软，头晕耳鸣，心烦失眠，五心烦热，两颧潮红，经闭之月形体逐渐消瘦，咳呛气急，痰少质黏，或有黄痰，经常咯血，咽干。

诊查：舌红，苔薄黄，少津，脉细数无力。

辨证：肺肾阴亏，虚火内炽。

治法：滋养肺肾，清化和络。

方药：生地 15 g，熟地 15 g，麦冬 10 g，炒白芍 10 g，浙贝母 10 g，知母 10 g，生甘草 3 g，桔梗 10 g，玄参 20 g，制百部 10 g，平地木 30 g，白及片 10 g，炒当归 10 g，百合 30 g。

5 剂，水煎服。

药后诸症好转，骨蒸潮热、盗汗明显改善，睡眠向安。

嘱完善正规抗痨，结合中药治疗，半年后各项检查正常而愈。

【按】 本例痨瘵，久病肺阴不足，肾水每亏，虚火内炽上炎，而致咽干、咳嗽、咯血，故用百合固金汤化裁，保肺止嗽，滋养肾水，补阴清热，其麦冬味甘、性寒，清热润肺，玄参助生、熟地滋肾壮水，贝母润肺化痰，当归、芍药养血平肝，甘草、桔梗清肺利咽，入百部、知母、平地木、白及清肺和络抗结核杆菌。全方合力，肺肾双补，真阴受益，虚火自平，因虚火所致之症，也就自然消失。

案 3　刘某，女，45 岁。

初诊(1986 年 10 月 15 日)

主诉及病史：有结核病史多年。现潮热不休，形寒肢冷，自汗、盗汗。夜晚失眠，面浮肢肿，大肉渐脱，心慌气短，口唇紫暗，五更时大便溏泄，经闭半年，经抗结核治疗，又现耳鸣。

诊查：舌略呈紫暗，尖光剥，脉细微。

辨证：肺肾俱亏，阴阳二虚。

治法：滋阴补阳，培元固本。

方药：党参 20 g，生白术 10 g，茯苓 30 g，炙甘草 3 g，生黄芪 30 g，炒当归 10 g，炒酸枣仁 10 g，炙远志 10 g，熟地 10 g，枸杞子 10 g，紫河车 10 g，炙龟板 20 g（先煎），鹿角片 10 g（先煎）。

5 剂，水煎服。

二诊

药进 5 剂，尿频好转，痰血已止，但仍感午后潮热，手足心热。

虽见效机，但虚热未清，原方加黄精 30 g、功劳叶 30 g，守方化裁调治 2 个月。

3 次痰找结核菌阴性。全胸片复查示结核影钙化而愈。

【按】 本例阴损及阳、阴阳俱虚，肺脾肾三脏同病。此乃肺痨，病涉晚期。由于“阴虚生内热”，故有潮热盗汗等虚热见症；盖“阳虚则外寒”，故有形寒肢冷等表现。阴阳俱虚，元气衰微，反映出诸多脏腑功能衰竭，预后较为重笃，先予四君子汤、当归补血汤加味治之，及时告知患者家属，极尽人力治之。

案 4　蔡某，女，38 岁。

初诊（1992 年 5 月 8 日）

主诉及病史：确诊右肺结核 3 个月，经正规抗结核治疗，患者午后仍潮热，手足心热，夜间盗汗，两颧发红，皮肤干灼，唇红如妆，咽干鼻燥，形体消瘦，干咳，或痰少难咯，痰中夹有血丝、血点。

诊查：舌边尖红，苔薄，脉细数。

辨证：瘵虫内伏，阴虚肺热。

治法：滋阴杀虫，润肺清热。

方药：北沙参 15 g，麦冬 10 g，天冬 10 g，生地 15 g，熟地 15 g，生山药 30 g，茯苓 30 g，冬桑叶 10 g，制百部 30 g，川贝母 5 g，白及 10 g，平地木 30 g。

5 剂，水煎服。

二诊

药进 5 剂，诸症好转，痰血已止，但仍感午后潮热，手足心热，虽见效机，但虚热未清。

原方加黄精 30 g、功劳叶 30 g，守方化裁调治 2 个月。

3 次痰找结核菌阴性。全胸片复查示结核影钙化而愈。

【按】 本例肺痨，久病阴虚肺热，故见潮热、手足心热、两颧发红、皮肤干灼、咽干鼻燥；瘵虫犯肺，肺络受损，故咳嗽痰中夹有血丝、血点。初诊用月华丸化裁滋阴杀虫，润肺清热。二诊时虽见效机，但午后潮热、手足心热未消，此虚热未清之象，故加入黄精、功劳叶，杀瘵而清虚热。因用药合理，故收效明显。

第二章　心系病证

一、心　悸

案1　**高某，男，39岁。**

初诊(1982年9月10日)

主诉及病史：风温犯肺始愈，继发心慌不安，历时月余。左胸胸痛，心悸气短，头皆痛，神疲乏力，口干苦，鼻时塞，大便燥，某医院诊为病毒性心肌炎。

诊查：舌质红少苔，脉细数带结。

辨证：余邪未尽，肺痹犯心。

治法：宣通肺痹，清气和络。

方药：桔梗10 g，牛蒡子10 g，连翘15 g，金银花10 g，黄芩10 g，瓜蒌壳10 g，赤芍10 g，郁金10 g，甘草5 g。

5剂，水煎服。

二诊

腑气畅行，胸膺闷痛见松，惟心悸未宁，鼻窍通而微衄。

前方去赤芍，加太子参10 g、麦冬10 g、五味子5 g、炒荆芥10 g，再进5剂。

三诊

药后心悸消失，脉象和缓，守方续服2周。再次复查心电图均属正常范围。

随访半年颇安。

【按】　本例心悸由于余邪未清，肺痹及心，故投开浚肺气、宣通上焦之品，复诊时虑及正虚，增入生脉散寓养宣。所现鼻衄，非热盛、虚火动血，乃肺郁得伸，邪气外泄之象，所以添荆芥，轻透血脉伏风，因其势而利导之。治程中始终着眼于宣，使邪从肺经而来，亦从肺经而去。对于感后心悸患者，笔者多用重泻轻补，寓补于宣的治疗，收效满意。

案2　**华某，女，28岁。**

初诊(1985年5月11日)

主诉及病史：5日前感冒，伴咽痛发热，经治感冒方解，但感心悸、胸闷、气短，左胸或隐痛，神疲乏力，咽痛，咳嗽，口干渴，经心内科检诊为病毒性心肌炎。

诊查：舌质红，少津，苔薄黄，脉细数，结代时作。

辨证：风热犯肺，治节失司。

治法：辛凉解表，宣肺以伸治节。

方药：金银花 30 g，连翘 15 g，淡竹叶 10 g，荆芥 10 g，薄荷 6 g(后下)，玄参 10 g，蝉蜕 10 g，牛蒡子 10 g，鲜芦根 10 g，党参 15 g，麦冬 10 g，五味子 10 g，粉葛根 30 g。

5 剂，水煎服。

二诊

服药 5 剂后，咽痛、口干渴减轻，咳嗽少作，仍感胸闷、乏力等不适，左胸或隐痛。

上方去党参，加丹参 15 g，白参须 10 g，续进 10 剂而愈。

【按】 本例外感风热。侵犯肺卫，故先现发热恶寒，经治疗外感方解，但肺失治节，邪毒犯心，耗伤气阴，心神失养，故见心悸、胸闷；阴液耗损，口舌失润，故口干渴、舌红少津。气短，神疲乏力乃气虚表现。舌红，苔薄黄，为外感风热尚未尽除；脉细数结代时作乃气阴受损所致，治疗仍当辛凉解表，扶正宁心，银翘散合生脉散化裁。

案 3　陈某，女，32 岁。

初诊(1986 年 6 月 18 日)

主诉及病史：有贫血病史 5 年，近来心悸气短，头晕目眩，面色少华，神疲乏力，纳少腹胀，大便溏薄，日行 2 次。

诊查：舌质淡，苔薄，脉细弱。

辨证：心脾两虚，气血不足。

治法：调养心脾，培补气血。

方药：炒白术 10 g，党参 20 g，生黄芪 30 g，炒当归 10 g，生甘草 3 g，茯神 30 g，制远志 10 g，炒酸枣仁 15 g，广木香 10 g，炒山楂、炒神曲各 10 g，生龙骨 30 g(先煎)，红枣 5 枚(擘)。

5 剂，水煎服。

二诊

药后诸症明显好转，但仍面黄少华，舌脉如前。

效机已获，守方续进，另予琥珀酸亚铁颗粒 0.1 g，每日 3 次。

半个月后心悸已平，面色红润而愈。

【按】 心主血脉，其华在面，脾主运化，为气血生化之源。心脾两虚，则气血生化不足，血虚不能养心，则致心悸气短，气血不足，不能上荣于头面，故头晕目眩，面色不华，心脾两虚，气血俱亏，故神疲乏力。脾虚失于健运，故纳呆腹胀、便溏。舌为心苗，心血不足，故舌质淡，脉细弱。综观本案，用归脾汤化裁乃最佳治疗选择。

案4 曹某,男,38岁。

初诊(1988年10月6日)

主诉及病史:心悸短气10日,心胸痞闷胀满,痰少,纳少腹胀,寐不宁,有时恶心。患者有高脂血症、冠状动脉粥样硬化性心脏病(简称"冠心病")多年。

诊查:舌淡,苔白腻,脉弦滑。

辨证:痰浊阻滞,心胃同病。

治法:理气化痰,和胃宁心。

方药:法半夏10 g,陈皮10 g,茯苓30 g,生甘草3 g,炒枳实10 g,剑南星10 g,川连6 g,瓜蒌皮10 g,制远志10 g,炒酸枣仁10 g,薤白10 g,绞股蓝30 g。

5剂,水煎服。

二诊

服药5剂后,心悸短气、心胸痞闷略有减轻,夜寐稍安,舌脉如前。

故守上方续进10剂。

三诊

症情基本平稳。

因其自身患高脂血症、冠心病慢性病史多年,守方化裁,去制远志、炒酸枣仁,续服半个月而安。

【按】 痰在体内,随气升降,无处不到,复生诸病。本例痰浊内停,阻滞心气不畅,故见心悸短气之症。由于痰浊阻滞,上焦气机不得宣畅,故见心胸痞满,中焦气机不畅则食少腹胀,胃失和降则见恶心。痰多、苔腻、脉弦滑,均为内有痰浊之象,故方选导痰汤合小陷胸汤,加入制远志、炒酸枣仁、薤白、绞股蓝。全方共奏行气导滞、化痰降脂、和胃宁心之功。

案5 吴某,女,28岁。

初诊(1990年3月12日)

主诉及病史:平素体弱,经常心悸,易惊恐,坐卧不安,夜睡梦多易醒,食少纳呆,恶闻声响。遇事常谋虑不决。

诊查:心电图检查示窦性心律。舌淡红,苔薄,脉细弦带滑。

辨证:心虚胆怯,神少失藏。

治法:益气养心,化痰宁神。

方药:党参15 g,麦冬10 g,五味子10 g,陈皮10 g,姜半夏10 g,茯神30 g,熟地10 g,炒酸枣仁10 g,制远志10 g,炒枳实10 g,生甘草3 g,生龙齿30 g(先煎)。

5剂,水煎服。

二诊

药进5剂,心悸、惊恐好转,睡眠略有改善,纳食未启,舌脉如前。

效机已获，守方加木灵芝 20 g，炒山楂、炒神曲各 10 g，守方调治半个月。

诸症消除而愈。

【按】 本例心悸，乃因心虚胆怯所致。心虚则心悸易惊恐；胆虚则气郁生涎成痰，胆失中正决断之取，故遇事易谋略不决。方选生脉散合十味温胆汤化裁，共奏益气养心、化痰宁神之功。二诊时因患者寐仍欠佳，纳食未启，乃加入木灵芝、炒楂曲调治，因药证相合，心悸乃愈。

案 6　孔某，男，68 岁。

初诊(2008 年 11 月 25 日)

主诉及病史：心悸半个月，胸脘痞闷，渴不欲饮，小便短少，下肢水肿，形寒肢冷，眩晕，恶心或呕吐痰涎。有慢性支气管炎、肺气肿多年，伴肺源性心脏病半年。

诊查：舌淡，苔薄，脉弦细滑。

辨证：痰饮内停，水气凌心。

治法：振奋心阳，化气行水。

方药：茯苓 30 g，桂枝 10 g，生白术 10 g，生甘草 3 g，陈皮 10 g，法半夏 10 g，生姜皮 10 g，猪苓 30 g，泽泻 10 g，葶苈子 30 g(包煎)，丹参 10 g，降香 10 g，红枣 5 枚(擘)。

5 剂，水煎服。

二诊

服药 5 剂后，胸脘痞闷、下肢水肿减轻，恶心或呕吐痰涎少，仍感眩晕，稍作畏寒。

上方加葛根 30 g、党参 10 g，丹参加量至 15 g，守方半个月。

三诊

诸症均明显改善，下肢基本不肿。

效机已获，上方猪苓减至 10 g，再续半个月后恢复。

嘱注意休息，定期门诊随访。

【按】 本例患慢性支气管炎、肺气肿多年，伴肺源性心脏病半年。乃痰饮久停，阳虚不能化水，水邪内停，上凌于心，饮阻气机，故见心悸，胸脘痞闷，渴不欲饮，小便短少，下肢水肿；饮邪内停，阳气不布，则见形寒肢冷；饮邪阻遏清阳，则见眩晕；饮邪上逆，胃失和降，则见恶心、呕吐痰涎。舌淡，苔薄，脉弦细滑皆为阳虚饮停之象。仲圣云：“病痰饮者，当以温药和之。”此乃当用苓桂术甘汤化裁为宜。

案 7　严某，男，70 岁。

初诊(2010 年 1 月 18 日)

主诉及病史：有冠心病史 8 年，近心悸怔忡 10 日，胸闷不舒，动则短气、喘息，有时心痛，或形寒肢冷。

诊查：舌质暗红，尖边有瘀点、瘀斑，脉虚或有结代。

辨证：心血瘀阻，经络不通。

治法：活血化瘀，扶正通络。

方药：桃仁 10 g，红花 10 g，川芎 10 g，生赤芍 10 g，怀牛膝 10 g，炒当归 10 g，生地 15 g，柴胡 10 g，炒枳壳 10 g，桔梗 10 g，生甘草 3 g，丹参 15 g，降香片 10 g。

5 剂，水煎服。

二诊

复诊诉胸闷不舒好转，心痛少作，动则仍稍作短气、喘息，或伴形寒肢冷。

故拟上方调治，增加生黄芪 30 g、炙黄芪 30 g、熟地 10 g，共奏温阳扶正补气之功效。半个月后症平。

【按】 本例心悸，因心血瘀阻，经络不通，心失所养而致。血瘀气滞、心络挛急，络不通则心痛、胸闷；气血不畅，则短气喘息；血脉不通，阳气不能外达，故形寒肢冷。舌略红，脉虚结代亦为心血瘀阻、气血运行失和之象。治疗急当活血化瘀、扶正通络为要。选用血府逐瘀汤化裁较为合适。

案 8 陆某，男，22 岁。

初诊（2012 年 3 月 18 日）

主诉及病史：心悸失眠 3 个月，五心烦热，眩晕耳鸣，急躁易怒，腰痛，梦遗频作，有自慰史 3 年。

诊查：舌红，苔薄，脉细数。

辨证：肝肾阴虚，相火扰心。

治法：滋养肝肾，养心安神。

方药：生地 15 g，北沙参 15 g，枸杞子 10 g，麦冬 10 g，炒当归 10 g，川楝子 10 g，炒酸枣仁 20 g，知母 10 g，茯神 30 g，川芎 5 g，生甘草 3 g，金樱子 20 g，净芡实 30 g，煅龙牡 30 g（先煎）。

7 剂，水煎服。

二诊

药后患者诸症均有好转，守方出入，并嘱患者改变不良习惯，共治疗 3 个月痊愈。

【按】 本例患者年少无知，自慰失精过度，肾精暗耗，肝阴亦亏，故心悸、五心烦热；肾阴亏于下，肝阳亢于上，故眩晕，肾水不足则耳鸣，肝火内炽、相火妄动则易怒，引动心火则烦躁，阴虚火旺则舌红少津、脉细数，均为肝肾阴虚之象。欲宁其心，当先滋肝肾；欲补肝肾，急宜止遗，故予一贯煎加酸枣仁汤伍以煅龙骨、煅牡蛎、水陆二仙丹于一方共奏滋补肝肾、固精宁心之功。

案 9 邹某，女，68 岁。

初诊（2015 年 12 月 16 日）

主诉及病史：心慌不安，动则为甚 2 个月。形寒肢冷，胸闷气短，面色㿠白，自汗乏力，平素畏寒喜暖，有时胸闷，体弱易感。

诊查：心电图示窦性心动过缓。舌质淡，苔白，脉虚弱无力而缓。

辨证：心阳不足，卫外失固。

治法：温补心阳，扶正固卫。

方药：桂枝 10 g，炙甘草 6 g，丹参 15 g，降香 10 g，白参须 10 g，麦冬 10 g，五味子 10 g，制附片 6 g(先煎)，生黄芪 30 g，防风 10 g，生白术 10 g，煅龙骨、煅牡蛎各 30 g(先煎)。

5 剂，水煎服。

二诊

服药后胸闷气短减轻，心慌少作。

效机已获，再以原方加减，增加炒当归 10 g、熟地 15 g、瘪桃干 15 g，续服 7 剂。

三诊

7 剂后，诸症均明显好转，脉象有力。

守上方再调治 1 个月后恢复。

【按】 本例久病体虚，心阳不足，心失温养，则心慌不安；心阳不能温煦肢体，故面色㿠白，肢冷畏寒；胸中阳气衰微，宗气运转无力，故胸闷气短，阳虚气弱，卫外不固，故自汗出。阳虚则外寒，寒凝血滞，心脉痹阻故心痛时作。阳气虚弱无力推动血脉故脉象虚弱无力。治疗急当温补心阳、扶正固卫为要；用桂枝加附子汤合生脉散、玉屏风化裁。

案 10 郑某，男，28 岁。

初诊(2016 年 7 月 5 日)

主诉及病史：心悸易惊，烦躁失眠，口干欲饮，五心烦热，伴盗汗半月。病起于半个月前，右下肺炎，高热大汗之后。

诊查：舌红少津，脉细数。

辨证：心阴亏虚，心神不宁。

治法：滋养心阴，扶正安神。

方药：白参须 10 g，玄参 10 g，丹参 10 g，茯神 30 g，麦冬 10 g，天冬 10 g，制远志 10 g，桔梗 10 g，五味子 10 g，炒当归 10 g，柏子仁 10 g，炒酸枣仁 20 g，生地 15 g，生龙骨 30 g(先煎)。

7 剂，水煎服。

二诊

服药 1 周，口干减轻，夜寐改善，情绪平，心悸少，仍感盗汗。

再以前方加减，增加麻黄根 10 g、浮小麦 20 g，续服 7 剂。

三诊

诸症基本消失，守方续进，半个月后完全恢复。

【按】 本例病因高热之后，大汗伤津而起，汗为心液，心阴亏虚，心失所养，故心悸易惊;心阴亏虚,心火内生,故心烦不寐,五心烦热。虚火逼迫津液外泄,则盗汗;虚火耗津伤液以致口干欲饮,舌红少津,脉细数,皆为阴虚有热之象。治当滋养心阴,扶正安神,选用天王补心丹化裁为宜。

二、胸　痹

案1　**徐某,男,47岁。**

初诊(1981年3月12日)

主诉及病史:胸闷虚里有时隐痛数年,长叹舒适。夜寐多梦,傍晚下肢微肿,纳食尚可,大便溏薄。

诊查:舌淡红,苔薄,脉细缓且欠匀。

辨证:心虚夹瘀,脾弱湿聚。

治法:养心和络,健脾利湿。

方药:党参15 g,丹参10 g,防己10 g,麦冬10 g,黄芪10 g,制延胡索10 g,茯苓30 g,生白术10 g,炙甘草5 g,开心果10 g,煨木香10 g,五味子10 g,降香片10 g,另丹参片。

7剂,水煎服。

二诊

药后胸闷、隐痛缓解,夜梦少,足肿退。

效不更法,守方续治而安。

【按】《医学正传》云:"古方九种心痛,详其所由,皆在胃脘,而实不在于心。"患者胸闷虚里隐痛多年,没有胸痛彻背,感寒痛甚,可以排除胸阳不足,阴寒壅盛引起的真心痛;胸闷需要长叹方舒,肝气郁结征象。病久,夜寐多梦表示心虚夹瘀,便溏、足肿说明脾虚少运。所以生脉散(党参、麦冬、五味子)培补气阴、养心安神,丹参饮(丹参、降香)、丹参片、开心果、广木香、延胡索调气化瘀、通络止痛,再加黄芪、白术、防己、茯苓健脾益气、利水退肿。由于药合病机,诊治3次即安。

案2　**夏某,男,62岁。**

初诊(1986年11月23日)

主诉及病史:胸闷心痛反复数月,每遇阴雨天则症状加重,伴咯吐痰涎。有冠心病史多年,伴血脂分析示胆固醇、三酰甘油偏高。

诊查:舌淡红,苔白腻,脉细滑。

辨证:痰饮内停,痹阻胸阳。

治法:温化痰饮,宣痹通阳。

方药:瓜蒌皮10 g,薤白10 g,法半夏10 g,桂枝10 g,炒枳实10 g,制厚朴10 g,丹参 10 g,降香 10 g,茯苓 30 g,淡干姜 6 g,细辛 3 g,生甘草 3 g。

5 剂,水煎服。

二诊

服药 5 剂,胸闷心痛症状减轻,咯吐痰涎较前减少。

再拟上方加入绞股蓝 30 g,续服 2 周后症平而安。

【按】 痹者闭也。本例胸痹乃痰饮内停所致,盖痰为阴邪,其性黏滞,停于心胸则窒塞阳气,络脉痹阻,酿成该证。治用瓜蒌薤白桂枝汤化裁,温化痰饮,宣痹通阳,则胸闷心痛自缓矣。

案 3　姚某,女,36 岁。

初诊(1989 年 3 月 12 日)

主诉及病史:因七情刺激而致心胸满闷、隐痛阵作 3 日,痛无定时,善太息,伴有脘胀,得嗳与矢气则舒。

诊查:舌淡红,苔薄,脉细弦。

辨证:肝郁气滞,胸阳失展。

治法:疏调气机,和胃化瘀。

方药:柴胡 10 g,陈皮 10 g,生白芍 10 g,炒枳壳 10 g,生甘草 3 g,川芎 10 g,制香附 10 g,丹参 10 g,降香片 10 g,制延胡索 10 g,瓜蒌皮 10 g。

5 剂,水煎服。

二诊

服药 5 剂后症状明显改善,药证相合,效机已现,原方续进 30 剂而安。

【按】 本例患者因情志刺激而诱发胸痹心痛证,因肝郁不达,气滞上焦,胸阳失展,血脉不和,故胸闷隐痛,善太息。气滞无着,故痛无定处;肝气郁结,木失条达之性,气滞横逆犯胃,故见中焦气滞之症如脘胀嗳气。本证候的主症是胸闷隐痛,痛无定处,脉证为临床所常见,此所谓,心情之由作心痛,治疗着眼仍当疏调气机为机,故用柴胡疏肝散化裁。

案 4　钱某,女,42 岁。

初诊(1989 年 10 月 28 日)

主诉及病史:3 个月前曾有高空坠跌史,近来心胸疼痛,或痛如绞,痛有定处,伴胸闷有压迫感,或因生气则心胸疼痛加重。

诊查:舌暗,苔薄,舌下血脉青紫,脉弦涩或结代。

辨证:瘀血内停,心脉痹阻。

治法:活血化瘀,通脉止痛。

方药:炒当归 10 g,生地 10 g,桃仁 10 g,红花 10 g,炒枳壳 10 g,生赤芍 10 g,柴胡 10 g,桔梗 10 g,川芎 10 g,怀牛膝 10 g,生甘草 3 g,丹参 10 g,降香片 10 g,制延胡

索 10 g。

7 剂,水煎服。

二诊

服药 7 剂复诊,自觉心胸疼痛缓解,胸部压迫感轻,望舌暗红,舌下血脉青紫,此乃瘀血征象未完全清除。

上方丹参加量至 20 g,再进 30 剂而安。

【按】 《素问·脉要精微论》云:“夫脉者,血之腑也……涩则心痛。”血为气母,瘀血痹阻,则气机不运,胸闷乃作;暴怒则肝气上逆,血瘀受阻,闭塞心脉,故心痛加剧。痛则脉弦、舌暗,舌下血脉青紫,均为瘀血之候,瘀血蓄积,心阳阻遏则脉涩结代,治当活血化瘀,通脉止痛,用血府逐瘀汤化裁为安。

案 5　路某,男,70 岁。

初诊(1990 年 11 月 6 日)

主诉及病史:胸闷,心悸或痛,夜睡失眠反复 1 个月,怯疲怯寒,遇冷则心痛加剧,气短,动则更甚,四肢不温,或有自汗。

诊查:舌质淡胖,苔白腻,脉虚细或结代。

辨证:心阳亏虚,络脉痹阻。

治法:补益阳气,温振心脉。

方药:党参 15 g,生甘草 3 g,干姜 5 g,生白术 10 g,桂枝 10 g,制附片 5 g(先煎),茯苓 30 g,丹参 10 g,降香片 10 g,生黄芪 30 g,防风 10 g,细辛 3 g。

10 剂,水煎服。

二诊

服药 10 剂见精神振作,诉夜寐好转,胸闷、心痛减轻,自汗时作。

上方加入人参 15 g 以加强益气扶正作用,守方再进 10 剂而安。

【按】 本例患者素体阳气不足,心阳虚弱,心脉温振鼓动乏力,故心悸动而胸闷,神倦气短,脉虚细或结代。阳虚则生内寒,寒凝心脉,脉不通则痛,故见心痛,遇冷加剧;阳气不达四末,不充肌表,故畏寒、四肢不温。舌淡胖,苔白腻为阳虚寒盛之象。治当补益阳气,温振心脉,方选人参汤加四逆汤加味,扶正祛寒,温阳通脉。

案 6　钟某,女,35 岁。

初诊(1992 年 8 月 16 日)

主诉及病史:平素操劳烦神多虑,心胸隐痛阵作,胸闷气短,动则喘息半个月,心慌乏力,懒言声低,面色淡白,易出汗,寐欠宁。

诊查:舌淡红胖,苔薄,脉虚细或代。

辨证:心气不足,胸阳少展。

治法:补益心气,振奋心阳。

方药：党参 15 g，生黄芪 30 g，生甘草 6 g，肉桂 5 g（后下），丹参 15 g，降香 10 g，黄精 30 g，茯神 30 g，远志 10 g，淮小麦 30 g，红枣 10 枚（擘），炒神曲 10 g。

7 剂，水煎服。

二诊

复诊诉胸闷气短减轻，夜寐转宁，汗出少，仍易多虑，乏力感。守上方加入生晒参 10 g，炒当归 10 g，柴胡 10 g。续进 7 剂症大平而安。

【按】 患者平素劳心过度，思虑伤神，损耗心气。盖气为血帅，心气不足，胸阳不振，则运血无力，血滞心脉，故发心痛、胸闷，短气喘息；心气鼓动无力，则心慌，脉虚细或代；汗为心液，气虚失摄，故易出汗；劳则气耗，心气不足诸症每因劳而诱发。用保元汤合甘麦大枣汤加味，对本例心悸尤为合适。

案 7　都某，男，68 岁。

初诊（1992 年 12 月 18 日）

主诉及病史：有冠心病史多年，平素受冷易发胸闷，卒然心痛如绞阵发数日，伴形寒，每遇天气寒冷，或迎风受冷则胸痛加剧，甚则手足不温，伴出冷汗，心悸气短，或心痛彻背，背痛彻心，服复方丹参滴丸症状可减。

诊查：舌暗红，苔薄白，脉紧。

辨证：寒凝血脉，心络痹阻。

治法：祛寒活血，宣痹通阳。

方药：炒当归 10 g，桂枝 10 g，生白芍 10 g，细辛 3 g，生甘草 3 g，通草 6 g，红枣 5 枚（擘），淡干姜 6 g，制附片 6 g（先煎），粉葛根 30 g，丹参 15 g，降香片 10 g。

5 剂，水煎服。

二诊

服药后但觉胸闷、手足不温减轻，仍感心悸气短，舌脉无变化。

拟上方调治，增加红参须 15 g、五味子 10 g。续服半个月而安。

【按】 本例患者因心阳不振，复受寒邪以致阴寒感于心胸，阳气失展，寒凝心脉，营血运行不畅而胸痹发作；心脉不通，故心痛彻背，背痛彻心。寒为阴邪，本已心阳不振，感寒则阴寒内盛，故易发心痛。心阳失展，营血运行不畅，故见心悸、气短、手足不温、冷汗出等症，苔白脉紧亦为阴寒之证。故治疗方选当归四逆汤化裁祛寒活血、宣痹通阳以畅心脉。

案 8　吕某，女，52 岁。

初诊（1998 年 7 月 15 日）

主诉及病史：心胸部疼痛时作半个月，或有灼痛，有时胸闷，心慌，心烦不寐，头晕，盗汗，口干欲饮，大便不爽，有时面红似火。平素家中操劳烦神、多虑。

诊查：舌红，少津，苔薄，尖剥，脉细数。

辨证：心阴不足，虚火内扰。

治法：滋阴养心，扶正清热。

方药：党参 15 g，玄参 10 g，丹参 10 g，柏子仁 10 g，炒酸枣仁 10 g，天冬 10 g，麦冬 10 g，生地 15 g，炒当归 10 g，桔梗 10 g，远志 10 g，茯神 30 g，川连 6 g，生龙骨 30 g（先煎）。

5 剂，水煎服。

二诊

服药 5 剂诉口干欲饮减轻，胸闷、心胸部疼痛改善，夜寐转安，方证相合。上方再进 2 个月，不适症状基本消失。

【按】 患者平素操劳、思虑劳心过度，耗伤营阴，以致心阴亏虚，心失所养，虚火内炽，营阴涸涩，心脉不畅，故心胸灼痛，心悸，脉细数；阴不敛阳，心神不宁，故心烦不寐，或面红升火；心火灼津，则口干大便不爽、舌红、少津、苔剥；汗为心液，阴虚火劫，迫津外泄而盗汗；虚火上旋则发眩晕，治用天王补心丹化裁，滋阴养心，清热安神为宜。

三、不　寐

案 1　赵某，男，28 岁。

初诊(1986 年 8 月 26 日)

主诉及病史：有胃炎病史半年，近来夜睡失眠，伴脘腹胀满，或痛。有时恶心、呕吐、泛酸，嗳气酸腐，大便秘结，气味秽浊。平素喜美食，常过量进食。

诊查：舌质偏红，苔浊腻微黄，脉滑数。

辨证：积滞内停，中焦失和。

治法：消积导滞，和胃安神。

方药：炒枳实 10 g，制大黄 5 g，川连 6 g，炒山楂、炒神曲各 10 g，炒黄芩 10 g，生白术 10 g，茯神 30 g，泽泻 10 g，法半夏 10 g，北秫米 30 g（包煎），炒酸枣仁 20 g，蒲公英 30 g。

5 剂，水煎服。

二诊

上方共服用半个月后复诊，但诉腹胀减轻，大便较前通畅，夜卧转安，舌淡红，苔薄黄，脉细。

疗效确切，原方增加煅海螵蛸 30 g（先煎），再进 7 剂。

随访诉症状基本消失。嘱饮食有节，切忌暴饮暴食。

【按】 患者平素好食，饮食不节，夙留食滞未化，胃气不和，升降失常，故脘腹胀满疼痛，恶心呕吐，嗳腐吞酸，以致不能安睡，即所谓“胃不和则卧不安”。热结大肠，大便秘结，腑气不通，所以腹胀。舌苔浊黄腻，脉滑数，均系胃肠积滞有热之征。治用枳实导滞汤合半夏秫米汤化裁，消积导滞，和胃安神为宜。

案2 陆某，女，35岁。

初诊(1989年9月10日)

主诉及病史：夜睡失眠或多梦易醒2个月，醒后难以入睡，伴心慌，神疲乏力，纳差，口淡无味，餐后腹胀，平素经行量多色淡，有缺铁性贫血病史多年，面黄少华。

诊查：舌淡，苔薄白，脉细弱。

辨证：心脾二虚，气血不足。

治法：调养心脾，培补气血。

方药：党参15 g，生白术10 g，生黄芪30 g，炒当归10 g，生甘草3 g，茯神30 g，炒酸枣仁20 g，制远志10 g，广木香10 g，仙鹤草30 g，炒山楂、炒神曲各10 g，生龙骨30 g(先煎)。

5剂，水煎服。

二诊

服药5剂，但觉乏力感减轻，纳食有增，餐后腹胀松。

方证符合，暂不予方药调整。

嘱续服1个月，症平而安。

【按】 本例心脾二虚，气血不足，不能奉养心神，以致夜睡失眠多梦，醒后不易入睡；血虚不能上荣于面，所以面少华色；脾虚少运，则不思纳食，餐后腹胀。舌淡、脉细弱为气虚血少之象。治疗亟当调养心脾，培补气血，选用归脾汤化裁为最佳选择。

案3 恽某，男，28岁。

初诊(1995年10月18日)

主诉及病史：心烦不寐，头晕耳鸣1个月，烦热盗汗，咽干，精神萎靡，健忘，多疑，易有恐惧感，经常遗精，下元不振。有焦虑症病史多年。

诊查：舌尖红，苔少，脉细数。

辨证：心肾不交，神少失藏。

治法：交通心肾，扶正安神。

方药：川连6 g，肉桂3 g(后下)，生地15 g，牡丹皮10 g，茯神30 g，泽泻10 g，山茱萸10 g，生山药30 g，合欢花15 g，夜交藤30 g，干百合30 g，生龙骨30 g(先煎)。

7剂，水煎服。

嘱畅情志、慎起居。

二诊

诉心烦不寐、咽干减轻，余症仍未解除，舌脉同前。

拟上方增加肉苁蓉10 g，制锁阳10 g，菟丝子15 g，杜仲10 g，再续1个月而安。

【按】 心主火在上。肾主水在下，正常情况下，水火既济，阴阳平衡。本例水亏于下，火炎于上，水不能上济，火不得下降，心肾无以交通，故心烦不寐；虚火逼津，故烦热、盗汗、咽干；肾阴亏虚，则头晕耳鸣，经常遗精，下元不振。治当交通心肾，扶正安神，用交泰丸合六味地黄丸化裁为宜。

案4 **邓某，男，42岁。**

初诊(1996年5月12日)

主诉及病史：心烦失眠半个月，伴手足心发热，盗汗，口渴咽干，经常口舌糜烂，自述工作操劳、长期熬夜。

诊查：舌质红，苔少，脉细数。

辨证：阴虚火旺，扰动心神。

治法：滋阴降火，清心安神。

方药：黄连6g，炒黄芩10g，生地15g，生白芍10g，生甘草3g，麦冬10g，炒酸枣仁20g，莲子心10g，茯神30g，五味子10g，制远志10g，阿胶10g(另烊)，鸡子黄1枚(打冲)。

5剂，水煎服。

二诊

上方共服用10剂复诊，盗汗、手足心发热、口干明显改善，夜寐转宁。

再拟上方增加炒当归10g、广郁金10g，续服月余随访诉诸症均平。

嘱劳逸结合，调养心神。

【按】 长期操劳熬夜，耗伤心阴，阴虚则生内热，心神为热所扰，所以心烦失眠，手足心发热，阴虚津液不能内守，所以盗汗；心阴不足，虚火上炎，则咽干、口舌糜烂。舌质红，苔少，脉细数，为阴虚火旺之征，治当滋阴降火，清心安神，黄连阿胶汤化裁。

案5 **夏某，女，49岁。**

初诊(1996年7月20日)

主诉及病史：心烦不眠半个月，睡时易惊醒，终日惕惕，心神不安，胆怯恐惧，遇事易惊，伴有心悸气短，自汗。

诊查：舌淡红，苔薄，脉弦细。

辨证：心虚胆怯，心神失养。

治法：益气宁心，扶正安神。

方药：党参15g，茯神30g，远志10g，石菖蒲10g，龙齿30g(先煎)，生黄芪30g，防风10g，生白术10g，合欢花15g，夜交藤30g，灵芝20g，煅灵磁石30g(先煎)。

10剂，水煎服。

二诊

药后夜寐转宁，气短减轻，自汗基本消失，舌淡红，苔薄，脉细。

原方去防风，加广陈皮10g、炒当归10g、柴胡10g，再服10剂而安。

【按】 本例患者心气虚则心神不安，终日惕惕，虚烦不眠，睡时易惊醒，心悸，气短，自汗；胆气虚则遇事易惊，胆怯恐惧，而失中正之职。舌质淡红，脉弦细亦为心虚胆怯的表现。治用安神定志丸加味，益气宁心，扶正安神。

案6　顾某，女，38岁。

初诊(1997年6月15日)

主诉及病史：失眠近1个月，心烦口苦，头重目眩，胸闷恶心，嗳气痰多。形体肥胖多年。

诊查：舌质偏红，苔黄腻，脉滑数。

辨证：痰火内扰，心神不宁。

治法：化痰清心，养心安神。

方药：制胆南星10 g，浙贝母10 g，姜竹茹10 g，柏子仁10 g，茯神30 g，麦冬10 g，陈皮10 g，丹参10 g，僵蚕10 g，杭菊花10 g，合欢花15 g，夜交藤30 g。

7剂，水煎服。

二诊

服药7剂复诊，诉心烦口苦减轻、痰少失眠改善，脉证相合。

因患者病史较长，嘱再续1个月，随访诉症状基本消失。建议适当减轻体重为治。

【按】 本例患者痰火内盛，扰乱心神，所以心烦失眠；痰瘀化热，郁阻气机，所以头重胸闷、恶心嗳气、有痰、口苦、目眩。舌红、苔黄腻、脉滑数为痰热之象。治用《医醇賸义》清心涤痰汤化裁，化痰清热，养心安神。

案7　苏某，女，28岁。

初诊(1998年5月17日)

主诉及病史：七情刺激而致难以入睡20日，既寐则多梦易惊，伴胸胁胀满，善太息，平素性情急躁易怒。

诊查：舌红，苔薄黄，脉弦数。

辨证：肝郁血虚，心神失养。

治法：疏肝养血，扶正安神。

方药：炒酸枣仁15 g，知母10 g，茯神30 g，川芎5 g，生甘草3 g，牡丹皮10 g，炒栀子10 g，炒当归10 g，生白芍10 g，柴胡10 g，生白术10 g，合欢花20 g，夜交藤30 g。

7剂，水煎服。

二诊

服药7剂后诉情绪较前稳定，夜寐转宁，舌脉同前，脉证相合。

再拟原方续进20剂而安。

嘱调畅情志。

【按】 本例患者郁怒伤肝，肝气郁结，化热内扰，肝藏魂不宁，所以不能入寐，既寐则多梦易惊；肝失疏泄，则胸胁胀满，急躁易怒，善太息。舌红，苔薄黄，脉弦数为肝郁化火之象。治用酸枣仁汤合丹栀逍遥散化裁，疏肝清络，养血安神为佳。

附 健 忘

案1 顾某，男，81岁。

初诊（1988年10月22日）

主诉及病史：神疲乏力，整日嗜睡懒言，畏寒肢冷，健忘，纳差，大便溏软，耳鸣如蝉。平素体弱，有骨质疏松症史多年。

诊查：舌淡，苔薄，脉沉细无力。

辨证：脾肾阳虚，髓海不足。

治法：温补脾肾，扶正添髓。

方药：制附子6 g（先煎），党参20 g，炒白术10 g，干姜6 g，生甘草3 g，桂枝10 g，山茱萸10 g，杜仲20 g，熟地15 g，炒山药30 g，枸杞子10 g，淫羊藿30 g。

10剂，水煎服。

二诊

诉乏力、畏寒肢冷减轻，纳食一般，大便或溏软，仍觉耳鸣、易健忘，查舌脉同前。

上方增加煨木香10 g、灵磁石30 g（先煎），续进10剂。

随访症状基本好转，但因患者年老体弱，脾肾阳虚日久，建议上方续服两月余，定期门诊随访。

【按】 本例患者年逾八十，脾肾阳虚，命门火衰，故见神疲乏力，嗜睡懒言；阳气不足，不能温煦四肢，故畏寒肢冷；肾亏髓海不足，故健忘耳鸣；舌淡苔薄，脉细无力，均为阳气衰弱表现；脾阳不足故纳差便溏。治用附子理中丸合右归饮加味，温补脾肾。方中淫羊藿具有温补肾阳、强筋骨、祛风湿之功，现代药理证实淫羊藿具有多种保健功效。淫羊藿多糖有增强机体免疫功能的作用，从不同方面影响衰老机制，可推迟老化进程和防止老年病的发生，如影响细胞传代，延长生长期，调节免疫和内分泌系统，改善机体代谢和各器官功能。实验证明，淫羊藿具有促进骨髓细胞DNA的合成作用，具有“补骨”作用，对骨质疏松有良好的防治效果。

案2 谢某，女，36岁。

初诊（1995年12月15日）

主诉及病史：记忆力减退，遇事善忘半年，表情淡漠，情绪低落，胸胁胀闷，失眠，头晕，口唇指甲青紫，半年前因夫妻失和而致症状加重。

诊查：舌淡，边有紫气瘀斑，舌下青筋暴绽，脉弦。

辨证：肝郁气滞，脑络痹阻。

治法：疏肝解郁，活血通络。

方药：炒当归 10 g，生白芍 10 g，柴胡 10 g，茯神 30 g，生白术 10 g，生甘草 3 g，薄荷 6 g(后下)，生地 15 g，川芎 10 g，桃仁 10 g，红花 10 g，怀牛膝 10 g。

5 剂，水煎服。

二诊

患者服用 5 剂复诊，自觉精气神有好转，胸胁胀闷减轻，效果显现，守方维持，再进 1 个月。

随访诉诸症均有改善。嘱积极调畅情志而安。

【按】 本例因夫妻失和，七情失调，肝失疏泄，气滞血瘀，脑络痹阻，而致记忆力减退，遇事善忘，即所谓“瘀在上则忘也”。肝气郁结则表情淡漠，情绪低落，胸胁胀闷；气滞血瘀，心神失常，清窍不利，则失眠头晕；瘀血内阻则口唇指甲青紫。舌质淡，边有紫气瘀斑，舌下青筋暴绽，脉弦为气滞血瘀之征。治用逍遥散合血府逐瘀汤化裁，疏肝解郁，活血通络为宜。

案 3　谢某，女，38 岁。

初诊(2008 年 7 月 20 日)

主诉及病史：记忆力减退，遇事善忘 2 个月，精神倦怠，气短乏力，语声低弱，心悸少寐，纳差，便溏，面黄少华。平素遇事多虑。

诊查：舌质淡，苔薄白腻，脉细弱无力。

辨证：心脾两亏，神志失藏。

治法：调养心脾，宁神益智。

方药：炒白术 10 g，党参 15 g，生黄芪 30 g，炒当归 10 g，生甘草 3 g，茯神 30 g，炒酸枣仁 10 g，制远志 10 g，煨木香 10 g，合欢花 15 g，夜交藤 30 g，生龙骨 30 g(先煎)。

7 剂，水煎服。

二诊

服药 7 剂后乏力气短减轻，精气神有好转，夜寐仍稍改善，纳食一般，舌脉无明显变化。

予上方增加柴胡 10 g、炒白芍 10 g，焦山楂、焦神曲各 10 g，续进 2 周。

随诊诉症状基本缓解。建议平素调畅情志，适当增加运动。

【按】 心藏神，脾主思，心脾两亏，神志失藏，故记忆力减退，遇事善忘；脾虚则气血化源不足，气虚则倦怠乏力，神疲气短；心血不足则心悸、少寐；脾失健运则痰湿内生、纳呆、便溏。舌苔薄白腻，脉细弱无力，均为心脾两虚之征。用归脾汤化裁为宜。

案 4　吴某，男，83 岁。

初诊(2010 年 5 月 10 日)

主诉及病史：有脑梗病史半年，近遇事善忘，精神恍惚，形体衰惫，气短乏力，腰膝酸软，目花耳鸣，发落枯燥，牙齿松动，纳少，尿频余沥。

诊查：舌质淡，苔薄白，脉细无力。

辨证：髓海空虚，肝肾两亏。

治法：填精补髓，调养肝肾。

方药：党参 20 g，生白术 10 g，茯神 30 g，生黄芪 30 g，炒当归 10 g，熟地 15 g，山茱萸 10 g，玄参 10 g，石菖蒲 10 g，炒酸枣仁 10 g，柏子仁 10 g，麦冬 10 g，炒白芥子 10 g，生龙齿 30 g(先煎)。

5 剂，水煎服。

二诊

上方服用 5 剂后按约复诊，自觉腰膝酸软较前有改善，纳食仍不多，舌脉同前。

原方增加炒山楂、炒神曲各 10 g，益智仁 10 g，川芎 15 g，续服半个月。

随访诉精气神较前足，各症均有改善，建议守方再服用 3 个月。

【按】 肾藏精生髓，上充于脑。年逾八旬，形体衰弱，五脏俱亏，肾精亏虚，脑海不充，神明失聪，则遇事善忘，精神恍惚；肾主骨，其华在发，腰为肾之海，齿为骨之余，肾虚则腰部酸软，发枯齿摇；肾与膀胱相表里，肾亏气化失司，州都失职，则尿频、余沥；肝开窍于目，主筋，爪为筋汇。肝血亏虚，上不能养目，下不能润筋，故目花膝软；脾失健运则纳呆。舌淡红，苔薄白，脉细无力均为精气虚弱之象，用《辨证录》扶老丸滋补肝肾，扶正添髓。

案 5　上官某，男，28 岁。

初诊(2013 年 7 月 15 日)

主诉及病史：遇事善忘半个月，心烦失眠，头晕耳鸣，腰膝酸软，经常遗精、盗汗，五心烦热，近白天或见色伴滑精。有自慰史多年。

诊查：舌质红，苔薄白，脉细数。

辨证：心肾不交，胞髓失充。

治法：交济水火，补肾益精。

方药：熟地 10 g，山茱萸 10 g，党参 15 g，当归 10 g，麦冬 10 g，炒酸枣仁 10 g，炒白芥子 10 g，川连 6 g，肉桂(后下) 3 g，败酱草 30 g，净芡实 30 g，金樱子 20 g，煅龙骨、煅牡蛎 30 g(先煎)。

10 剂，水煎服。

二诊

药后腰膝酸软减轻，遗精缓解，盗汗仍作，舌脉同前。

再予原方增加五味子 10 g、瘪桃干 15 g，续服半个月。

症状均明显好转。因其有自慰史多年，肾精亏耗，建议再以原方维持服用 3 月余。

【按】 患者自慰多年，斫伤日久，精气亏虚，则胞髓失充，肾阴亏于下，不能上济于心，心火亢于上，不能下交于肾，水火不济，心肾失交，导致神明失聪，遇事善忘；阴亏阳亢，则头晕耳鸣，肾阴亏耗，虚火内扰，心神不安，精关失固，则五心烦热，心悸失眠，盗汗遗精，肾虚则腰膝酸软，舌红，苔少，脉细数，均为阴虚火旺之象。用《辨证录》心肾两交汤加味，交济水火，益肾固精。

案6 方某，女，28岁。

初诊(2013年7月19日)

主诉及病史：形体肥胖多年，近遇事善忘，头晕目眩，咯吐痰涎，胸闷、纳呆，反应迟钝，言语不利，有时呕恶。

诊查：舌淡，苔白腻，脉滑。

辨证：痰迷心窍，脾失健运。

治法：涤痰通窍，健脾助运。

方药：法半夏10 g，陈皮10 g，茯苓30 g，生甘草3 g，炒枳实10 g，剑南星10 g，石菖蒲10 g，广郁金10 g，炒白芥子10 g，制远志10 g，炒白术10 g，炒莱菔子10 g。

7剂，水煎服。

二诊

服药7剂后头晕、咯吐痰涎有减轻。

方证相合，予原方维持，共进月余而安。

嘱适当增加运动，减轻体重为治。

【按】 本例形体肥胖多年，痰湿之体。脾失健运，聚湿生痰，痰浊上犯，痹阻胞络，蒙闭心窍，故致健忘，反应迟钝，语言不利；痰浊内阻，清窍不利，则头晕目眩，呕吐痰涎，胸闷；痰阻中焦，运化失司，胃气上逆，则纳呆、呕恶。舌淡苔白腻，脉滑为痰阻之象。用导痰汤涤痰通窍，加入石菖蒲、远志、炒白芥子、炒莱菔子，加强化痰开窍、宁心益智之功。

附 多 寐

案1 夏某，男，66岁。

初诊(1988年6月15日)

主诉及病史：头部昏蒙如裹，神疲乏力，日夜思睡，肢体沉重，胸脘痞闷，纳少泛恶，傍晚胫肿。

诊查：舌淡苔白腻，脉濡细。

辨证：湿邪困脾，运化失司。

治法：燥湿健脾，助运醒神。

方药：苍术10 g，陈皮10 g，藿香10 g，制厚朴10 g，石菖蒲10 g，砂仁9.3 g(后下)，炒薏苡仁30 g，广郁金10 g，生黄芪30 g，红景天30 g，红枣5枚(擘)，生姜3片。

5剂，水煎服。

二诊

患者上方共服用10剂，来院复诊，自觉头部昏蒙、肢体沉重、胸脘痞闷减轻，纳食略增，傍晚仍或伴胫肿，舌脉基本同前。

予上方增加猪苓10 g、丹参15 g，再进10剂。

随访诉症状基本改善，生活恢复日常。

【按】 本例湿邪外束困脾，运化失司，内湿停留，清阳不升，故头蒙如裹，昏昏思睡；脾主四肢，湿浊困脾则四肢沉重，傍晚水肿；湿阻中焦则胸脘泛恶。苔腻，脉濡细，为湿邪内困之征。治用《医方集解》太元神术散加味，燥湿健脾，助运醒神。

案2　顾某，女，91岁。

初诊(1988年9月20日)

主诉及病史：整日嗜睡懒言数月，神疲乏力，畏寒肢冷，健忘，纳差，大便溏薄，每日数次，耳鸣。平素体弱，有骨质疏松、脑萎缩病史。

诊查：舌淡，苔薄，脉沉细无力。

辨证：脾肾阳虚，髓海不足。

治法：温补脾肾，扶正理中。

方药：制附片6 g(先煎)，党参20 g，炒白术10 g，干姜6 g，生甘草3 g，桂枝10 g，山茱萸10 g，杜仲20 g，熟地15 g，炒山药30 g，枸杞子10 g，淫羊藿30 g。

5剂，水煎服。

二诊

上方共服10剂复诊，见患者精气神有改善，诉乏力、畏寒肢冷有减轻，耳鸣仍作，大便或溏薄，舌脉变化不大。

原方增加灵磁石30 g(先煎)、煨木香10 g、炒白扁豆10 g，煅龙骨、煅牡蛎各30 g(先煎)，续进10剂。

随访诉症状较前明显好转。患者高龄，脾肾阳虚明显，建议上方再进1个月而症状基本缓解。建议定期门诊随访。

【按】 本例患者年逾90岁，脾肾阳虚，命门火衰，肾阳不足，不能温煦四肢，阳虚则外寒，故见畏寒肢冷，髓海不足则健忘耳鸣；脾阳虚弱，则纳差便溏，神疲乏力；舌淡，苔薄，脉沉细无力，整日嗜睡懒言，均为脾肾阳虚者的表现。治用附子理中丸合右归饮化裁，温补脾肾为主。

案3　路某，男，55岁。

初诊(1989年10月25日)

主诉及病史：精神委顿，昼夜嗜睡数日，白天静时瞌睡，胸脘痞闷，形体肥胖多年。

诊查：舌淡苔白厚腻，脉滑。体检提示重度脂肪肝，胆固醇、三酰甘油均偏高。

辨证：痰浊痹阻，上蒙清窍。

治法：化痰醒神，和中开窍。

方药：姜竹茹 10 g，炒枳实 10 g，法半夏 10 g，陈皮 10 g，茯苓 30 g，生甘草 3 g，制胆南星 10 g，石菖蒲 10 g，制远志 10 g，炒莱菔子 10 g，绞股蓝 30 g，广郁金 10 g。

5 剂，水煎服。

二诊

上方共服用半个月复诊，诉精神好转，不易瞌睡，胸脘痞闷减轻，方证相合，患者病史较久，建议原方续进月余，随访症平而安。

建议平素饮食调整，配合适当运动，以尽可能体重控制。

【按】 本例肥胖多年，痰湿内蕴，阻碍脾运，水谷不化精微而成痰浊，恶性循环，痰浊痹阻，阳气不展，故致精神委顿，昼夜嗜睡，静时瞌睡；痰浊壅滞，气机不畅，故胸脘痞闷；苔白厚腻脉滑均为痰湿之征；用温胆汤化裁，化痰醒神。加入制胆南星、石菖蒲、远志、郁金祛痰开窍，伍莱菔子、绞股蓝扶正，和胃消滞。

案 4　陈某，男，18 岁。

初诊(1996 年 5 月 26 日)

主诉及病史：头昏嗜睡半年，精神萎靡，易心悸、自汗，动则气短，汗出更多，健忘易惊，面黄少华。自述半年前曾自发性左侧气胸，病后急于上课而起。

诊查：舌淡红，苔薄白，脉沉细无力。

辨证：心气不足，清阳少升。

治法：养心益气，扶正升阳。

方药：生黄芪 30 g，党参 15 g，生甘草 3 g，茯苓 30 g，茯神 30 g，川芎 10 g，炒当归 10 g，制远志 10 g，五味子 10 g，法半夏 10 g，桂枝 10 g，粉葛根 30 g，红景天 30 g，炒神曲 10 g。

5 剂，水煎服。

二诊

患者上方共服用 10 剂来院复诊，自觉精神好转，乏力气短、汗出减轻，余症亦有缓解。效不更方，建议原方再进月余。

随访诉症状基本消失。

【按】 本例患者嗜睡病发于气胸之后，病后失于调养，学习劳心而使心气受损，心气不足，运行无力，心失所养，故见精神萎靡，嗜睡健忘，心悸气短；汗为心液，心气不足无力固摄津液则自汗，动则为甚；心气心血不充，不能上荣其面，故面黄少华。舌淡红，苔薄白，脉细无力均为心气不足之象。治用养心汤化裁，养心益气，扶正升阳为宜。

案 5　曹某，男，28 岁。

初诊(1996 年 6 月 20 日)

主诉及病史：头昏头痛反复 3 个月伴神倦、嗜睡，3 个月前曾遇车祸，头部外伤伴血肿、昏迷1周，经抢救治疗后头部血肿吸收，昏迷醒后仍头昏头痛伴嗜睡，天阴为甚，或有心慌。出院诊断为脑震荡后遗症。

诊查：舌质紫暗，边尖有瘀斑，脉涩。

辨证：瘀血内停，阳气阻遏。

治法：活血化瘀，扶正通络。

方药：生赤芍10 g，川芎10 g，桃仁10 g，红花10 g，石菖蒲10 g，广郁金10 g，红景天30 g，粉葛根30 g，生黄芪30 g，参三七6 g，生姜3片，红枣5枚(擘)。

7剂，水煎服。

另予麝香保心丸，每次2粒，每日3次口服。

二诊

服药7剂诉头昏痛有减轻，舌脉无明显变化，脉证相合，疗效确切。

上方增加明天麻10 g，再进半个月。

随访诉症状明显好转，再进半个月而安。

【按】 本例因车祸头部外伤，瘀血内停阻络，故见头昏头痛；瘀血停滞，阳气痹阻，故见神倦、嗜睡；脉涩，舌质紫暗，或有瘀斑，均为瘀血之征；治用通窍活血汤化裁以活血化瘀，通络开窍。另予麝香保心丸口服，取麝香活血通络、开窍醒脑之功。

案6 吴某，男，32岁。

初诊(1996年10月15日)

主诉及病史：倦怠嗜卧2个月。神情呆滞，反应迟钝，任事精力不足，记忆力减退，懒言少语，耳鸣，听力下降，腰膝酸软，下元不振，自述年少无知，自慰多年，婚后不善养生，房事较频，经常熬夜。

诊查：舌质红，苔少，脉细弱。

辨证：肾精亏虚，髓海不足。

治法：益肾扶正，填精补髓。

方药：紫河车10 g，党参20 g，杜仲20 g，怀牛膝20 g，天冬10 g，麦冬10 g，熟地15 g，茯苓30 g，黄柏10 g，炙龟甲20 g(先煎)，淫羊藿30 g，肉苁蓉30 g。

7剂，水煎服。

二诊

服药7剂复诊，自诉精神较前好转，倦怠感减轻，方证相合，鉴于患者病史较长，肾精亏耗大。

嘱上方服用3个多月。随诊诉症状明显改善。

嘱注意休息，房事节制而安。

【按】 本例患者年少时无知，自慰斫伤于先，婚后房劳过度，失精于后，导致肾精亏虚，不能充养脑髓，故倦怠嗜卧，精神呆滞，反应迟钝，记忆力减退；肾精不足，不能充养耳窍，则耳鸣，听力下降。腰膝酸软，下元不振，舌红苔少，脉细弱，均为肾精亏虚之征。用河车大造丸化裁，益肾扶正，填精补髓为宜。

四、癫　狂

案1　田某，女，38岁。

初诊(1985年3月20日)

主诉及病史：长期精神压抑，遇事多虑。近表情淡漠，寡言呆滞，多疑或静时喃喃自语，语无伦次，喜怒无常，不思纳食。

诊查：舌苔白腻，脉弦滑。

辨证：肝郁不达，痰气交结。

治法：疏肝解郁，化痰开窍。

方药：炒当归10 g，生白芍10 g，柴胡10 g，茯苓30 g，生白术10 g，生甘草3 g，制香附10 g，法半夏10 g，炒枳实10 g，石菖蒲10 g，广郁金10 g，剑南星10 g。

10剂，水煎服。

二诊

药后情绪较前稳定，纳食一般，舌脉同前，上方再增加炒山楂、炒神曲各10 g，继服半个月，随诊自觉症状较前明显改善。

嘱积极调畅情志，需懂得释放压力。

【按】　本例患者长期精神压抑，思虑太过，所愿不遂，使肝气被郁、脾失健运而生痰浊，痰浊阻闭神明，故现抑郁、呆滞、语无伦次等症；痰扰心神故见喜怒无常。又因痰浊中阻，故不思纳食。舌苔白腻、脉弦滑皆为痰气交结之征。治用逍遥散合涤痰汤化裁，疏肝解郁、调气化痰为安。

案2　胡某，男，25岁。

初诊(1986年4月15日)

主诉及病史：患者因失恋而致情绪躁扰不安反复半年。恼怒多言，甚则沿途而歌，或目有妄见，耳有幻听，或呆滞少语，胡思乱想，面色暗滞，胸胁满闷，头痛心悸，经行绞痛，经血紫暗伴有血块。

诊查：舌紫暗有瘀斑，苔薄黄，脉弦细。

辨证：肝郁气滞，血瘀阻络。

治法：活血化瘀，疏肝解郁。

方药：桃仁10 g，柴胡10 g，制香附10 g，木通6 g，生赤芍10 g，法半夏10 g，青皮10 g，炒当归10 g，茯神30 g，生白术10 g，失笑散10 g(包煎)，䗪虫10 g，生甘草3 g。

10剂，水煎服。

二诊

家属表述时情绪较前稳定。因患者病久，舌脉提示瘀血久滞。

原方去木通，加红花 10 g、生地 10 g，续进 10 剂。

并建议家属多与其交流、宽心，鼓励其振作，必要时可适当心理专科诊治。

三诊

自行前来复诊，情绪明显有改观，舌脉瘀象减轻。

建议上方去䗪虫、失笑散，加党参 15 g、黄芪 30 g、五味子 8 g、蜜远志 5 g 以养血、养心为治，续进 10 剂。

后续随访诉诸症均有改观。

【按】 本例狂病因失恋而起，盖肝郁不达、气滞血瘀，致胞络与脏腑之气不相接续，故见恼怒多言，神明错乱，沿途而歌，伴有妄见、幻听、呆滞少语，胡思乱想；肝郁气滞则胸胁满闷，经行腹痛；血瘀阻络故见经血紫暗有血块，舌紫暗有瘀斑；脉细弦亦为肝郁之象。治用《医林改错》癫狂梦醒汤化裁为佳。

案 3　姚某，女，18 岁。

初诊(1988 年 4 月 15 日)

主诉及病史：有精神分裂症病史半年。近头痛失眠，性情急躁易怒，两目怒视，面红目赤，有时狂暴无知，情感高涨，胡言乱语，骂詈叫号，不避亲疏，或毁物，或哭笑无常，渴喜冷饮，大便秘结，小便黄赤。

诊查：舌红绛，苔黄腻，脉弦滑数。

辨证：痰火内壅，上扰清窍。

治法：泻火逐痰，镇心安神。

方药：川连 6 g，炒黄芩 10 g，制大黄 10 g，青礞石 30 g(先煎)，沉香曲 10 g，玄明粉 6 g(分 2 次冲)，制厚朴 10 g，炒枳实 10 g，炒莱菔子 20 g，广郁金 10 g，知母 10 g，石菖蒲 10 g。

5 剂，水煎服。

二诊

上方共服用 10 剂复诊，家属反映其情绪较前稍有稳定，大便较前通畅，小便黄赤减轻，舌脉同前。

患者病史较久，目前方证相合，原方维持月余。并嘱精神心理专科随诊。

后续随访家属反映症情基本稳定。

【按】 本例狂病乃五志化火，鼓动阳明痰热，上扰清窍，故见性情急躁易怒，头痛失眠，阳气亢盛，扰乱心神，神明昏乱，症见狂暴无知，胡言乱语，骂詈叫号，不避亲疏。四肢乃诸阳之本，阳盛则四肢实，实则张狂有力或毁物。舌绛苔黄腻，脉弦滑数皆属痰火壅盛，且有伤阴之势。治用泻心汤合礞石滚痰丸化裁，泻火逐痰、镇心安神为宜。

案 4 王某，男，35岁。

初诊(1989年3月20日)

主诉及病史：狂病反复2年，经治疗病势已缓，但精神疲惫，时而躁狂，情绪焦虑、紧张，多言善惊，易恐惧，烦躁失眠，形瘦，面红，五心烦热。

诊查：舌质红，少苔，脉细数。

辨证：阴虚火旺，心神不宁。

治法：滋阴降火，安神定志。

方药：生地15 g，麦冬10 g，酸枣仁20 g，玄参20 g，生甘草3 g，茯神30 g，川连6 g，通草6 g，灯心草6 g，淡竹叶10 g，石菖蒲10 g，党参10 g，制远志10 g。

5剂，水煎服。

二诊

上方共服用半个月复诊，家属反映其精神面貌改善，夜寐好转，五心烦热少，但仍易惊恐，纳食增加不多，查舌红，少苔，脉细。

原方增加炒当归10 g、炒白芍10 g、党参15 g，再进半个月，并嘱心理专科指导。

后续随访家属反映症情尚平稳，告知上方可续服，不适及时诊治。

【按】 本例患者狂病日久，经治疗病势虽减，但久病气阴两伤，气不足则精神疲惫，虽有躁动而不持久，由于阴伤而虚火亢盛、扰乱心神，故见情绪焦虑，多言善惊，烦躁不眠，形瘦面红。舌红脉细数，均为阴虚内热之象。治用《景岳全书》二阴煎合定志丸化裁，滋阴降火、安神定志为宜。

案 5 孔某，女，32岁。

初诊(1992年5月15日)

主诉及病史：有癫病史多年，经治疗病情稳定。近来情感淡漠，或懒动不语，甚则呆若木鸡，目瞪如愚，或傻笑自语。生活被动，或有妄见、幻听，自责有罪，面色萎黄，大便溏薄。

诊查：舌质淡胖，苔白腻，脉滑细弱。

辨证：脾虚气弱，痰阻神明。

治法：健脾益气，涤痰开窍。

方药：党参15 g，炒白术10 g，茯苓30 g，生甘草3 g，陈皮10 g，法半夏10 g，剑胆南星10 g，炒枳壳10 g，石菖蒲10 g，广郁金10 g，僵蚕10 g，煨木香10 g。

5剂，水煎服。

二诊

服药5剂后诉情绪尚稳定，大便溏薄次数减少，舌脉同前。

嘱原方再进10剂。

三诊

诉情绪好转，乏力减轻，可与家人简单交流，舌质淡，苔薄腻，脉细弱。

上方增加炒当归 10 g,炙黄芪 30 g,再进 1 个月。

随访诉症状明显有缓解。

【按】 本例癫病日久,正气亏虚,脾虚少运,聚湿生痰。痰结日深,蒙蔽心窍,故情感淡漠而呆若木鸡,甚则灵机混乱,出现妄见、幻听等症;脾气日衰,故见面色萎黄,大便溏薄。舌淡胖,苔白腻,脉滑细弱皆为气虚痰结之象。治用六君子汤化裁,加入石菖蒲、郁金、剑胆南星、僵蚕,健脾益气加强化痰开窍之功。

案 6　杨某,男,28 岁。

初诊(1998 年 12 月 25 日)

主诉及病史:有癫病史 8 年,经治疗病势已减缓。但面色苍白,神疲乏力,精神恍惚,心悸易惊,善想欲哭,思维迟钝,意志减退,言语无序,或梦魂颠倒。

诊查:舌质淡,舌体胖大,边有齿痕,苔薄白,脉细弱。

辨证:气血两亏,心脾俱虚。

治法:调养心脾,培补气血。

方药:党参 15 g,生黄芪 30 g,生甘草 3 g,茯神 30 g,制远志 10 g,柏子仁 10 g,炒酸枣仁 10 g,五味子 10 g,川芎 5 g,肉桂 5 g(后下),炒山楂、炒神曲各 10 g,生龙骨 30 g(先煎)。

5 剂,水煎服。

二诊

上方共服用 10 剂按约复诊,自觉神疲乏力减轻,面色较前红润。

病证相合,治疗有效,嘱上方调养月余。

随访表示症状较前明显改善。建议调畅情志,定期复查。

【按】 患者癫病日久,中气渐衰,气血化源不足,故面色苍白,神疲乏力;因心血不足,心失所养,可见神思恍惚,心悸易惊,意志减退诸症。舌淡胖,脉细弱均为气血两亏之征,用养心汤化裁,调养心脾,培补气血为宜。

五、痫　病

案 1　钱某,男,25 岁。

初诊(1986 年 4 月 15 日)

主诉及病史:神疲乏力,纳差便溏,痫病或小发半月余,痰多色白,有时胸部痞闷,恶心欲吐。患痫病史多年。

诊查:舌质淡,苔白腻,脉濡滑。

辨证:脾胃虚弱,痰湿内盛。

治法:健脾和胃,化痰定痫。

方药：党参 15 g，炒白术 10 g，茯苓 30 g，生甘草 3 g，陈皮 10 g，法半夏 10 g，竹茹 10 g，旋覆花 6 g(包煎)，炒薏苡仁 30 g，石菖蒲 10 g，柴胡 10 g，炒枳壳 10 g。

7 剂，水煎服。

二诊

上方共进 2 周复诊，诉乏力、纳差诸症均有减轻，痰有减少，仍觉便溏。

拟上方增加炒白扁豆 10 g、煨木香 10 g、怀山药 30 g 以加强健脾止泻之功，共进 10 剂。

随访诉症状改善。因患者痫病日久，建议专科进一步诊治。

【按】 患痫病多年，脾胃虚弱，生化乏源，气血不足，故神疲乏力；脾虚则聚湿生痰，痰浊日增，壅塞中州，升降失调，故纳差，恶心欲吐，胸部痞闷，大便溏薄。用六君子汤加味，健脾和胃，化痰定痫。

案 2 汪某，女，52 岁。

初诊(1989 年 4 月 16 日)

主诉及病史：痫病频发半年，神思恍惚，面色晦暗，头晕目眩，双眼干涩，耳轮焦枯，健忘失眠，腰膝酸软，大便干燥难解。

诊查：舌红，苔薄黄，脉细数。

辨证：肝肾阴虚，脑髓失养。

治法：滋养肝肾，息风定痫。

方药：党参 15 g，生山药 30 g，熟地 10 g，杜仲 20 g，枸杞子 10 g，炒当归 10 g，山茱萸 10 g，炙甘草 3 g，生白芍 10 g，川芎 10 g，生黄芪 30 g，升麻 15 g，炒酸枣仁 10 g，肉苁蓉 30 g。

5 剂，水煎服。

二诊

5 剂后按约复诊，诉头晕、双目干涩略有减轻，余症缓解不显著，告知本病发生日久，不可急于一时，需有待时日调整，舌脉同前。

拟上方增加生地 15 g、火麻仁 15 g 以加强增液通便之功，续进 1 个月。

随访诸症均有明显减轻。

【按】 本例患者痫病频发，气血二虚，久病肝肾俱亏，肾精不足，髓海失养，可见神思恍惚，面色晦暗，健忘失眠诸症；肝血不足，则两目干涩，头晕目眩；肾开窍于耳，腰为肾之府，肾精虚亏则耳轮焦枯，腰膝酸软；阴亏津枯，肠失润导则大便干燥难解。舌红，脉细数，为精血不足之征。治用大补元煎加味，滋养肝肾，息风定痫。

案 3 时某，男，32 岁。

初诊(1992 年 6 月 12 日)

主诉及病史：有痫病史多年，近来情绪急躁，常因家中小事而不悦，以致诱发痫病，痫止后，仍感烦躁不安，夜睡失眠，口干口苦，大便秘结，或咯吐稠黏痰，目赤有热感。

诊查：舌边尖偏红，苔黄，脉弦数。

辨证：肝火亢盛，夹有痰热。

治法：清肝泻火，化痰开窍。

方药：龙胆草 10 g，炒栀子 10 g，炒黄芩 10 g，木通 5 g，生地 15 g，法半夏 10 g，剑南星 10 g，石菖蒲 10 g，陈皮 10 g，炒枳实 10 g，茯神 10 g，竹茹 10 g，制大黄 5 g。

10 剂，水煎服。

二诊

诉口干苦、大便秘结、目赤有热感减轻，夜寐仍欠安，舌尖红改善，苔薄黄，脉弦。

拟上方增加天冬 10 g、麦冬 10 g、炒当归 10 g 以共奏养心安神之功，续进半个月。

随访诉诸症均安。

【按】 本例患者因肝火亢盛，故情绪急躁，口干口苦；痫虽止，仍然烦躁不安，因风阳耗竭肝阴，虚火内扰而致；肝火扰乱心神，故心烦失眠；肝火煎熬津液，炼液为痰，故痰黏；舌边尖红，苔黄，脉弦数，皆为肝阴不足，夹有痰热之象。治用龙胆泻肝汤合涤痰汤化裁，清肝泻火、化痰开窍。

六、痴 呆

案 1 白某，女，41 岁。

初诊(1988 年 7 月 8 日)

主诉及病史：半年前曾遇车祸，头颅外伤昏迷半个月，经治疗后渐致善忘、善恐，神情淡漠，反应迟钝，寡言少语，或头痛阵发。

诊查：舌质暗紫，有瘀点、瘀斑，苔薄白，脉细弦涩。

辨证：血瘀气滞，脑络受损。

治法：活血行气，健脑和络。

方药：生赤芍 10 g，川芎 10 g，桃仁 10 g，红花 10 g，郁金 10 g，石菖蒲 10 g，生黄芪 30 g，生地 15 g，炒当归 10 g，党参 15 g，生姜 3 片，葱白 10 g。

10 剂，水煎服。

二诊

服药 10 剂后自觉头痛发作次数减少，精神有所改善，舌脉基本同前，考虑患者血瘀阻脑日久，拟上方续进 2 周。

三诊

服药后按约复诊，诉诸症均有所缓解，舌红，苔薄，脉细。

拟原方去桃仁、红花，增加沙苑子 10 g、桑寄生 10 g、肉苁蓉 10 g 以加强补肾益脑为治，再进 10 剂。

随访自觉症状减轻。

【按】 本例因车祸头颅外伤而诱发，乃血瘀阻于脑，脑络不能与脏气相通，神机失用，故善忘、善恐，神清淡漠，反应迟钝，寡言少语；血瘀气滞，气血不能正常充养于脑。舌暗紫，有瘀点、瘀斑，脉细弦涩，皆为血瘀之征。用《医林改错》通窍活血汤化裁为安。

案2 宗某，男，82岁。

初诊(1992年11月20日)

主诉及病史：记忆力减退，出门易迷路半年，健忘，计数不清，有时不认识亲友，懒动思卧，但难以入睡，牙齿松动脱落，头发枯焦，腰酸骨软，行走艰难。

诊查：头颅CT提示多发性脑梗死、老年脑。舌瘦，色淡，苔薄白，脉细弱。

辨证：肝肾两亏，髓海不足。

治法：滋补肝肾，填髓养脑。

方药：党参15 g，熟地10 g，炒当归10 g，生白术10 g，酸枣仁15 g，制远志10 g，石菖蒲10 g，茯神30 g，山茱萸10 g，生甘草3 g，鹿角胶10 g(另烊)，龟甲胶10 g(另烊)。

10剂，水煎服。

二诊

上方共服用10剂后家属陪同复诊，诉腰酸减轻，夜寐有所好转，查舌脉基本同前，患者高龄，久病，肝肾亏虚、髓海不足非短时可以改善。

上方加银杏叶15 g坚持服用2个多月。

随访，家属表诉诸症较前均有减轻。

【按】 肾为先天之本，主骨生髓，禀赋不足则胞髓不充，神志失养，故健忘，认知障碍；肾藏精主骨，肝藏血主筋，赖肾水以涵养，肾虚精少，不能壮骨，则腰酸骨软，齿落发枯；肾虚精少，水不涵木，则筋膜失养，步行艰难，行动迟缓，懒动思卧。本例舌瘦，色淡，脉细弱，均为肝肾二亏之征，CT提示老年脑，亦为髓海不足之明征。用《景岳全书》七福饮加入血肉有情之龟甲胶、鹿角胶，滋补肝肾、填髓养脑为宜。

案3 谢某，男，72岁。

初诊(1996年10月15日)

主诉及病史：记忆力减退，表情淡漠，头晕身重，晨起痰多2个月。懒动少语，纳呆，或笑或歌，忽愁忽哭，生活或不能自理。有癫痫病多年。

诊查：舌质淡，苔白腻，脉细滑。

辨证：脾虚少运，痰浊蒙窍。

治法：健脾益气，化痰开窍。

方药：党参20 g，甘草3 g，法半夏10 g，陈皮10 g，茯神30 g，石菖蒲10 g，制附子5 g(先煎)，炒酸枣仁10 g，广郁金10 g，炒神曲10 g，炒莱菔子10 g。

5剂，水煎服。

二诊

上方共进半个月，家属陪同按约复诊，诉情绪稍稳定，晨起痰有减少，仍懒于言语，舌脉同前。

原方再增加炒白术 10 g、黄芩 10 g 以加强健脾、清化之功，嘱续进 30 剂。

随访诉诸症较前有所改善。

【按】 本例因癫病日久而起，由肝郁不达，横逆犯脾，脾胃虚弱，聚湿成痰，痰浊积于胸中，蒙蔽清灵之窍，使神明不清，故痴呆诸症丛生。舌淡苔腻，脉细滑，亦系气虚痰湿之征。治用《辨证录》洗心汤化裁，健脾益气，化痰开窍。

案 4　曹某，女，68 岁。

初诊（1996 年 12 月 5 日）

主诉及病史：记忆力减退，表情呆板，逐渐加重 2 年。常沉默寡言，行动迟缓，甚则言语含糊不清，言不达意，失认失算，饮食起居违常，讲话口角流涎，四肢不温，纳差，鸡鸣便溏。有脑萎缩病史 3 年。

诊查：舌淡白胖大，苔白，脉沉细弱。

辨证：脾肾两虚，髓海不充。

治法：补肾健脾，培元生髓。

方药：熟地 10 g，枸杞子 10 g，山茱萸 10 g，肉苁蓉 30 g，制远志 10 g，巴戟天 20 g，小茴香 6 g，杜仲 15 g，怀牛膝 10 g，茯苓 30 g，炒山药 30 g，五味子 10 g，石菖蒲 10 g，红枣 5 枚（擘）。

5 剂，水煎服。

二诊

上方共进 10 剂后四肢不温、口角流涎减轻，舌脉同前。

上方加补骨脂 10 g，再进 1 个月。

随访除表达、记忆外，余症均有改善。

【按】 患者久病气血不调，脾胃虚弱，生化乏源，故气血不足，髓海空虚，神机失养，故见记忆力减退，失认失算，言语含糊不清诸症；脾肾二虚，阳气不充，水谷不化，四末不温，故鸡鸣便溏、纳差。舌淡白胖大，苔白，脉沉细弱，均为脾肾阳虚之象。用《医方集解》还少丹化裁，补肾健脾，培元生髓。

案 5　谢某，男，84 岁。

初诊（1998 年 9 月 10 日）

主诉及病史：有高血压病史多年，头痛头晕，健忘，认知损害，言语颠倒，常以自我为中心，发号施令，或心烦易怒，口苦目干，筋惕肉瞤，小便黄赤，大便秘结。有脑梗病史 8 年，伴有脑萎缩。

诊查：舌质暗红，苔黄腻，脉弦滑数。

辨证：心肝火旺，上扰脑络。

治法：清心平肝，醒神开窍。

方药：天麻15 g，钩藤30 g(后下)，生石决明30 g(先煎)，炒栀子10 g，炒黄芩10 g，川牛膝20 g，杜仲20 g，桑寄生15 g，夜交藤30 g，益母草30 g，茯神30 g，夏枯草30 g，玄参10 g，制大黄5 g。

7剂，水煎服。

二诊

上方共服用半个月，家人陪同按约复诊，自觉头晕头痛减轻、心烦易怒好转。

因考虑本病病史较长，目前方证相合，疗效确切，嘱原方再进1个月。

随访诸症均明显改善，家人甚喜。

【按】 患者有高血压病史多年，伴有脑梗病8年。肝阳素亢，化火灼阴，致心肝火旺，肝阳上亢致头晕头痛，心烦易怒，口苦目干；年逾八旬，伴有脑萎缩，且风阳亢盛，阳热瘀血久扰脑窍，脑髓精气不能与脏气顺接，神机失用，则健忘、言语颠倒，认知损害，以自我为中心矣。舌质暗红，苔黄腻，脉弦滑数，亦为肝阳上亢之征。用天麻钩藤饮化裁，清心平肝，醒神开窍。

案6 陈某，男，16岁。

初诊(2003年9月25日)

主诉及病史：半个月前因校旁工厂有毒气体泄漏，因吸入毒气后而致表情呆滞、双目无神，胸闷咳嗽，面色晦暗如蒙污垢，有时微红，口气臭秽，口中有黏痰，小便黄赤，大便溏，四肢麻木颤动，言语謇涩，舌强，有时烦躁。

诊查：舌红，苔厚腻，脉弦。

辨证：毒气外袭，脑络受损。

治法：解毒化浊，祛痰通络。

方药：黄连6 g，炒黄芩10 g，黄柏10 g，炒栀子10 g，连翘15 g，石菖蒲10 g，制远志10 g，炒当归10 g，天竺黄10 g，郁金10 g，剑胆星10 g，煨木香10 g。

5剂，水煎服。

二诊

上方5剂后复诊，口中黏痰减轻，大便略溏，小便黄赤改善，舌脉同前。

目前方证相合，建议上方再进半个月，并可配合高压氧治疗。

随访家长反映诸症均明显缓解。

【按】 本例患者因吸入有毒气体而发病。因毒气入内，损伤脑络，清窍被蒙，神机失用，故表情呆滞、双目无神；毒气壅盛，则面色微红、口气臭秽，口中有黏痰，小便赤，大便溏，四肢颤动，舌强语謇；舌暗有腻苔，有时烦躁，亦为毒损脑络所致。用黄连解毒汤化裁为安。

第三章　脾胃病证

一、胃　　痛

案1　**张某,男,37岁。**

初诊(1980年6月13日)

主诉及病史:胃痛两年,近3个月来,上腹胀痛明显,纳减少,腹胀加重,嗳气恶心,形体消瘦,晨起口苦。

诊查:胃镜检查示胃窦部黏膜增粗。舌红,苔黄腻,脉弦数。

辨证:肝胃气滞,湿热交阻。

治法:疏肝和胃,苦辛清化。

方药:柴胡5 g,前胡5 g,吴茱萸1.5 g,乌梅10 g,薤白6 g,蒲公英12 g,马勃4 g,鸡内金10 g,炒枳壳10 g,白芍10 g,延胡索10 g。

10剂,水煎服。

二诊

药后症状稍减,守效方出入,治疗2个月,胀痛消失。胃镜复查:黏膜增粗显著改善。随访半年未复发。

【按】　本病由肝胃气滞,浊阴瘀热中阻,方用柴前连梅煎加减,流畅气机,苦辛通降,佐入蒲公英、马勃清疏止血,保护胃黏膜。若有泛酸,乌梅减半或加煅瓦楞子、海螵蛸之属。柴前梅连散方由柴胡、前胡、乌梅、黄连、薤白、童便、猪胆汁、猪脊髓八味药组成,最早见于元代,萨谦斋《瑞竹堂经验方·羡补门》,是前贤用治虚劳中的风劳和劳风的有效方剂。明李时珍《本草纲目》曾引用本方。清沈金鳌《杂病源流犀烛》收载于"六淫门"中。吴鹤皋《医方考》有柴前连梅饮一方,主治"咳嗽,时盛时衰,粉红痰后变为青黄"。其方解是:"柴胡解不表不里之风,黄连清入肌附骨之热,前胡去肺脾表里之邪。褚澄氏曰:酸能入骨,则乌梅之用亦可以收敛骨蒸。猪胆所以养阴,猪髓所以养骨,童便所以济火。薤白辛热,少用以使向导,《经》曰:甚者从之,此之谓也。"(《医方考》)曹仁伯认为系"肝胆留邪"之症,治胆火上逆的咳嗽时,亦可使用。笔者于临床中喜用此方加减治疗胃痛、咳喘、泄泻等症，获效良好。柴前连梅煎是治疗气滞湿阻的有效方剂，马勃辛平，功能清肺利咽，医界公认为治喉痹要药，张志坚移用于慢性胃炎、胃窦炎，取其消肿解毒、止血护疮之效，对胃脘胀痛、嘈杂嗳气有较好治疗作用。

案2 刘某，男，60岁。

初诊(1982年12月10日)

主诉及病史：3年前曾于冬天跌入水沟而致胃脘疼痛，每当遇冷则上腹痛甚，进食饮冷后上腹痛加重，喜进热饮食，胃脘部畏寒暖，按热则痛减。

诊查：舌淡红，苔白，脉弦紧。

辨证：寒凝胃络，气机郁滞。

治法：温胃散寒，行气止痛。

方药：高良姜6 g，制香附10 g，炒党参15 g，淡吴茱萸3 g，生姜3片，红枣5枚，炒枳壳10 g，生甘草3 g，蒲公英30 g，制延胡索10 g，川连5 g，丁香3 g。

5剂，水煎服。

二诊

上方连服5剂，疼痛明显减轻，大便黏不成形，呃逆偶作。

原方加藿香10 g，草豆蔻10 g，砂仁6 g，肉桂3 g，服用6剂，疼痛基本缓解。

后加用陈皮10 g、山楂10 g、神曲10 g、茯苓30 g、白术10 g、甘草3 g，续服7剂，胃纳香，胃痛再未发。

【按】 患者因冬月受寒而致寒积于中，寒为阴邪，其性凝滞而致气血迟涩，其性收引而致脉绌急，故发胃痛，喜热按，喜进热饮食。故胃脘胀痛拒按，呕恶不思纳食；食积胃脘，浊气上逆，故嗳气吞酸，呕吐不消化食物；积滞内停，故大便溏结不调。苔白，脉弦紧均为寒象。治用良附丸合吴茱萸汤化裁温胃散寒行气止痛。重用香附疏肝解郁，行气止痛为君药，生姜味辛燥热，温暖脾胃，散寒止痛。大便黏，加藿香、草豆蔻芳香化湿，温中止呕为臣药。肉桂、丁香温胃散寒，散结止痛。因脾胃食滞，故用山楂、神曲以消食和胃，后以茯苓、白术、甘草三药补中健脾，祛湿和中。总观全方，辛温并用，辛可行气散结，温能散寒除湿，共奏行气疏肝，温中健胃，理气止痛之功。

案3 钱某，女，65岁。

初诊(1988年5月12日)

主诉及病史：胃脘部灼痛半个月，伴泛酸嘈杂，口干苦，烦躁易怒，口气热秽，牙龈红肿疼痛，或出血，有七情波动病史数月。

诊查：舌红苔黄，脉弦数。胃镜检查示：胆汁反流性胃炎。

辨证：肝郁气滞，胃热内蕴。

治法：疏肝和胃，清热止痛。

方药：炒牡丹皮10 g，炒栀子10 g，炒当归10 g，生白芍10 g，柴胡10 g，茯苓10 g，生白术 10 g，玉泉散 20 g(包煎)，升麻 10 g，川连 6 g，生地 15 g，知母 10 g，金钱草 30 g，制延胡索 10 g。

5 剂，水煎服。

二诊

牙痛轻，胃脘痛不显，仍有口苦，反酸少作，舌淡红，苔薄黄。

考虑疏肝和胃、苦寒泄热之品起效。原方加佛手片 10 g、苍术 10 g、小青皮 10 g、郁金 10 g。10 剂。胃脘痛未再发，口苦显，胃纳香，大便调。

【按】 本例七情刺激数月，肝气郁结日久，气有余便是火，肝火热邪犯胃，故胃脘部灼痛；肝胃郁热则泛酸嘈杂；肝胆互为表里，肝热挟胆火循经上乘，迫灼津液，故口苦口干。舌红苔黄，为里热之象，脉弦数乃肝胃郁热之征。用丹栀逍遥散合清胃散化裁，疏肝和胃，清热止痛。

案 4 瞿某，女，52 岁。

初诊(1988 年 9 月 12 日)

主诉及病史：近因夫妻失和，口角吵架后而致胃脘撑胀攻痛 5 日，痛引两胁，胸闷、嗳气、善太息，每思气恼，胃脘胀痛加重。

诊查：舌淡红，苔薄白，脉弦。

辨证：肝郁气滞，横逆犯胃。

治法：疏肝理气，和胃止痛。

方药：炒当归 10 g，生白芍 10 g，柴胡 10 g，茯苓 30 g，生白术 10 g，生甘草 3 g，制香附 10 g，炒枳壳 10 g，川芎 10 g，制延胡索 10 g，薄荷 6 g，生姜 3 片。

5 剂，水煎服。

二诊

两胁疼痛已除，呃逆偶作，苔白腻。原方加用去湿化痰药，以增强疏肝和胃理气之效。

原方加炒苍术 10 g、法半夏 10 g、炒竹茹 10 g、玫瑰花 15 g，又进 5 剂，胃脘胀痛未再复发。

【按】 本例患者因夫妻失和，七情刺激，肝郁气滞，不得疏泄，横逆犯胃，肝胃不和致胃脘胀满而攻痛；气病多走窜，胁为肝之分野，故痛引胁肋。气郁不舒，胃失和降，则胸闷嗳气，善太息。苔薄白，脉弦，均为肝胃气痛的表现，用逍遥散合柴胡疏肝散化裁，疏肝理气，和胃止痛。

案 5 宗某，男，26 岁。

初诊(1989 年 7 月 30 日)

主诉及病史：因同学聚餐，饮酒饱食后而致胃脘胀痛，痛处拒按，嗳气吞酸，伴呕吐，曾吐出不消化食物，伴酸腐臭秽，不思纳食，大便溏结不调。

诊查：舌淡红，苔厚腻，脉滑。

辨证：饮食积滞，胃失和降。

治法：消积导滞，和胃止痛。

方药：炒神曲 10 g，焦山楂 10 g，茯苓 10 g，法半夏 10 g，陈皮 10 g，连翘 15 g，炒莱菔子 10 g，制延胡索 10 g，生白术 10 g，炒枳实 10 g，川连 6 g，紫苏梗 10 g。

5 剂，水煎服。

二诊

上方连服 5 日，胃脘胀改善，仍感嘈杂，面色少华，舌淡红，苔薄白，脉细弦。

考虑酌加疏肝化气法少量。原方加炒白芍 10 g、炒川楝子 5 g、绿萼梅 5 g、玫瑰花 3 朵(后下)。5 剂。药后病愈。

【按】 本例因聚餐饱食而致食滞中焦，脾胃化纳失常，胃失和降，故胃脘胀痛拒按，呕恶不思纳食；食积胃脘，浊气上逆，故嗳气吞酸，呕吐不消化食物；积滞内停，故大便溏结不调。苔厚腻，脉滑，均为食积内阻之象，用保和丸、枳术丸化裁消积导滞、和胃止痛。

案 6 王某，男，38 岁。

初诊(1995 年 11 月 25 日)

主诉及病史：上腹疼痛反复数年，近发 2 个月。痛如针刺刀割，病处固定，拒按，见有黑便数日，神疲乏力。旧有十二指肠球部溃疡伴出血史。

诊查：舌质紫暗，伴有瘀斑，脉细涩。

辨证：瘀血停阻，胃络受损。

治法：活血化瘀，和络止痛。

方药：丹参 10 g，檀香 10 g，炒砂仁 3 g(后下)，失笑散 10 g(包煎)，党参 15 g，生白术 10 g，炒枳壳 10 g，仙鹤草 30 g，制延胡索 10 g，生白芍 10 g，生甘草 5 g，浙贝母 10 g，煅海螵蛸 30 g(先煎)。

7 剂，水煎服。

二诊

上腹刺痛减轻，仍偶感餐后上腹胀，复查大便隐血阳性。

考虑瘀血停滞日久，气血运行受阻。原方加木香 10 g、郁金 10 g、三七 10 g，增加行气活血化瘀功效。

三诊

上方服用 10 剂后上腹痛止，乏力仍作。

去延胡索、郁金，加生黄芪 10 g，10 剂病愈。

【按】 本例胃病反复发作，近发半个月，乃久病气滞血瘀，瘀血阻络，故胃病如针刺刀割，病有定处而拒按，瘀阻日久，胃络损伤，血不循经，瘀血下溢而见黑便。舌紫暗有瘀斑，脉涩，均为血瘀之象。治用丹参饮、失笑散、乌贝散复方化裁，治血化瘀，和络止痛。

案7　吴某，女，25岁。

初诊(1996年7月20日)

主诉及病史：因急性胃肠炎，上吐下泻，经输液抗炎，治疗后吐泻已止，但上腹疼痛迁延2个月，口燥咽干欲饮，不思纳食，大便干结，数日一下。

诊查：舌红少津，脉细数。

辨证：吐泻伤津，胃阴亏虚。

治法：养阴益胃，扶正缓急。

方药：生地15 g，北沙参15 g，枸杞子10 g，麦冬10 g，炒当归10 g，炒川楝子10 g，生白芍15 g，炙甘草6 g，玄参20 g，炒枳实10 g，蒲公英30 g，制延胡索10 g，石斛10 g，炒山楂、炒神曲各10 g。

5剂，水煎服。

二诊

口干胃脘痛转轻，晨起口苦，饭后易胃脘作胀，大便仍偏干。

原方去北沙参、枸杞、生白芍、蒲公英，加黄连6 g、知母10 g、佛手10 g、紫苏梗10 g、厚朴10 g。

三诊

上方服半个月后口苦止，大便两日一行。

上方加火麻仁20 g再进10剂，诸症去，胃纳香，二便调。

【按】本例胃痛因上吐下泻而后发痛，吐泻伤阴耗液，而致胃液枯槁，故见胃脘疼痛，口燥咽干欲饮，不思纳食，阴伤肠燥则大便干结，舌红少津，脉细数为阴虚内热之象，用一贯煎、芍药甘草汤化裁，养阴益胃，缓急止痛为宜。

案8　曹某，男，56岁。

初诊(1998年4月10日)

主诉及病史：胃脘部隐痛绵绵不断反复2年，上腹部喜暖喜按，得热饮食则痛减，经常泛吐清水或吞酸，纳少，神疲乏力，手足不温，大便溏薄。

诊查：舌质淡红，苔薄白，脉细弱。

辨证：脾胃虚寒，中阳不足。

治法：健脾和胃，建中温阳。

方药：生黄芪30 g，桂枝10 g，生白芍15 g，炙甘草6 g，红枣5枚，高良姜6 g，制香附10 g，蒲公英30 g，川连6 g，淡吴茱萸3 g，浙贝母10 g，煅海螵蛸30 g(先煎)。

7剂，水煎服。

二诊

药后胃脘隐痛轻，但进食生冷则反酸，手足不温，舌脉同前。

原方黄连减至3 g，去蒲公英，加煅瓦楞子20 g、干姜6 g、制附子5 g。

三诊

上方共进10剂，药后吞酸及胃脘痛止，乏力神疲改善，舌质淡红，苔薄白，脉细。

上方去白芍、红枣，加炒山药30 g，又进10剂，诸症消，胃纳香。

【按】 本例胃脘疼痛反复2年，久病中阳虚弱，运纳不健，胃失温煦，中寒内生，故胃脘隐痛喜暖、喜按；经常泛吐清水，吞酸，食少，乏力亦脾胃虚寒之象；脾主四肢，阳气虚弱，不能通达四肢，则手足不温；脾运失司则便溏。舌淡脉细弱均为中焦虚寒，阳气不足之征。用黄芪建中汤化裁，健脾和胃、建中温阳为佳。

案9　刘某，男，42岁。

初诊(2010年8月5日)

主诉及病史：感冒风寒引致胃脘疼痛，缠绵月余不解，脘痛下引脐周，旁及胁肋，甚则呕吐清水，嗳气纳食减少，畏寒口不渴，二便如常。

诊查：苔白滑腻，脉弦而紧。

辨证：外寒凝聚肝络，木横干犯中土。

治法：舒气散寒通阳，和微消滞畅中。

方药：乌药5 g，川楝子10 g(巴豆15个同炒，候黑色去巴豆)，制香附5 g，广木香3 g，小茴香3 g，紫苏梗5 g，茯苓6 g，炒赤芍5 g，桂枝3 g，青皮3 g，槟榔3 g，生姜3大片。

3剂，水煎服。

二诊

上方连服2剂，得微汗大便溏，矢气频作，疼痛基本消失，乃用小建中汤加谷芽广皮砂仁壳之类，以善其后。

【按】 胃脘疼痛证分寒热虚实，治因分别对待。本例系外寒袭聚肝络，木失调达，横逆干犯中土，而见脘痛连肋引腹，喜温恶寒，嗳气呕逆，故用天台乌药散疏肝安胃，理气散寒，卒能奏功。天台乌药散方中乌药辛温，入厥阴肝经，行气疏肝，散寒止痛，为君药。青皮疏肝理气，小茴香暖肝散寒，高良姜散寒止痛，木香行气止痛，四药辛温芳香，合而用之，加强乌药行气疏肝，散寒止痛之功，共为臣药。槟榔行气导滞，直达下焦而破坚；苦寒之川楝子与辛热之巴豆同炒，去巴豆而用川楝子，既可制其苦寒之性，又增其行气散结之力，共为佐使药。诸药合用，使寒凝得散，气滞得疏，肝络调和，倘是阴火肝火为患，此方便不适用。

案10　许某，女，49岁。

初诊(2011年12月8日)

主诉及病史：上腹作胀反复年余。当地住院胃镜检查示：慢性浅表性胃炎，伴胆汁反流，服药治疗胀痛略轻，停药后症状反见加重。刻诊：胃脘胀痛引及胸胁，纳食欠佳，口苦咽干，嗳气泛酸，甚于夜半。

诊查：舌淡红，苔薄黄，脉弦细。

辨证：肝郁化火，胃失和降。

治法：清肝安胃，辛开苦降。

方药：柴胡 10 g，郁金 10 g，陈皮 10 g，炒白芍 10 g，炒枳壳 10 g，茯苓 10 g，白蒺藜 10 g，栀子 6 g（姜汁炒），当归 6 g，佛手 6 g，煅海螵蛸 15 g（先煎），蒲公英 15 g，川连 3 g，吴茱萸 1 g，生姜 3 片。

7 剂，水煎服。

二诊

服上方后，胃脘胀痛大减，夜半泛酸发作。仍口苦咽干，纳差，且感乏力，效法不更。原方加牡丹皮 10 g、六神曲 10 g、麦冬 10 g，续进 7 剂症状消失。

嘱饮食宜清淡，少进辛辣厚味。

【按】 脘胁胀痛，半夜泛酸较重，夜半肝胆值时，木横侮土可知口苦咽干为肝郁化火之象，故于方内加川连、生姜苦辛凉肝，蒲公英、海螵蛸清解制酸，卒能应手，配合郁金、柴胡、炒白芍清肝热平肝郁，辛开苦降则胃胀得舒。二诊时口苦咽干，考虑少阳有热，郁阻于上焦孔窍，灼伤津液，气机无法畅达升津滋润，出现咽干；枢机不利，胆火上炎则口苦，加用牡丹皮、麦冬清热生津，乏力纳差为正气不足，中焦不化，加用六神曲助化中焦，则证情缓解。

二、痞　满

案 1　杨某，男，38 岁。

初诊(1983 年 5 月 2 日)

主诉及病史：胸闷脘痞 2 月有余。得嗳，胸闷稍适，进食脘痞益甚，轻咳气逆，掣引胁痛，大便不畅。检查：X 线钡餐示：胃窦炎，合并幽门痉挛。

诊查：舌淡苔薄腻，脉细软。

辨证：肺气失宣，肝胃不和夹有湿滞。

治法：升提上焦，疏泄肝胃。

方药：紫菀 10 g，桔梗 10 g，杭白芍 10 g，木蝴蝶 5 g，枇杷叶 10 g，炒柴胡 10 g，炒枳壳 10 g，鸡内金 5 g，蒲公英 10 g，甘草 3 g，瓜蒌壳 12 g，浙贝母 10 g。

5 剂，水煎服。

二诊

药后痞闷见松，咳逆顷减，大便渐畅，他恙亦有转机。守方出入，调治月余而瘥。

【按】 叶天士说："上焦不舒"可致"气阻脘痞"，主张升降肺气。本例肺系症状明显，餐后脘痞加重，病在气分，胸闷便结，乃上焦不行，下脘不通所致。故辨证为肺气失宣。主用宣肺法以开上通痹，复加四逆散；疏肝和胃，添蒲公英散肺气，入鸡内金兼顾胃呆少食，使肺气宣而中焦运，枢机宣而升降和。

案 2　姚某，女，42 岁。

初诊(1995 年 9 月 8 日)

主诉及病史：上腹部痞满，有气窜痛半个月，伴胸闷嗳气，善太息，或胸胁疼痛，每因情绪波动而上腹痞闷加重，有时恶心。

诊查：舌淡，苔薄白，脉弦。

辨证：肝郁气滞，胃失和降。

治法：疏肝和胃，调气畅中。

方药：柴胡 10 g，生白芍 10 g，炒枳壳 10 g，生甘草 3 g，制香附 10 g，川芎 10 g，蒲公英 30 g，牡丹皮 10 g，炒栀子 10 g，炒当归 10 g，茯苓 10 g，生白术 10 g。

7 剂，水煎服。

二诊

胸闷嗳气稍轻，仍感腹胀。

原方加郁金 10 g、厚朴 10 g。

三诊

3 剂后腹胀轻，晨起口苦。

去川芎、当归，加黄连 5 g、黄芩 10 g，泻火解郁。

守方半个月，诸症消，痞满除。

【按】 本例每因情绪波动而上腹痞满加重，此肝郁气滞，不得疏泄，则横逆犯胃乘脾，肝胃不和故胃脘胀满，有气窜痛，胁为肝之分野，肝郁气滞，故痛连两胁，胃失和降，则胸闷嗳气善太息，有时恶心，苔薄白，脉弦，均为肝郁气滞所致，治用柴胡疏肝散合丹栀逍遥散化裁，疏肝和胃，调气畅中。

案 3　管某，女，68 岁。

初诊(1996 年 4 月 20 日)

主诉及病史：胃癌术后 1 年，已正规化疗 6 次，餐后脘腹胀满，烦闷不舒 3 个月，面色泛红，唇红干燥，口干苦口臭，烦渴喜饮，嗳气频作，或有恶心，大便干结，数日一下。

诊查：舌红少津，脉象细数。

辨证：胃阴不足，气机郁滞。

治法：濡养胃阴，调气清润。

方药：生地 15 g，北沙参 15 g，枸杞子 10 g，麦冬 10 g，炒当归 10 g，炒川楝子 10 g，炒枳实 10 g，玄参 20 g，玉竹 10 g，石斛 20 g，白花蛇舌草 30 g，炒山楂、炒神曲各 10 g。

7 剂，水煎服。

二诊

药后脘腹胀满有减，口苦仍作，大便干。

原方玄参 30 g、香橼 10 g。7 剂。

三诊

续服药 1 周，口苦得减，胃纳改善。

原方加炒麦芽 30 g、火麻仁 20 g。

调理半个月患者胃纳香，体重增加 2 kg，口干改善。

【按】 本例胃癌术后，而餐后脘腹胀满，烦闷 3 个月，此胃络受损，胃津不足，津液不能上承，故见唇红干燥，口干苦而喜饮，胃阴虚而生内热，故见面色红，口干苦口臭，胃失濡养，气失和降，故见嗳气恶心，食后脘腹胀满，胸腹不舒，大便干结。舌红少津，脉象细数，亦为胃阴耗伤，虚中有热之象，用玉女煎化裁为宜。

案 4　郝某，女，15 岁。

初诊（1996 年 6 月 7 日）

主诉及病史：脘痞纳呆 2 年，面黄少华，头昏健忘，神疲乏力，学绩较差，有慢性肾炎病史。迭经治疗，缠绵不愈。

诊查：尿检示：蛋白（＋＋），红细胞 0～1，白细胞 0～3，上皮细胞（＋）。舌质淡红，苔薄白微腻，脉濡。

辨证：脾虚气弱，湿困中州，升降阻窒。

治法：健脾益气，开胃祛湿，宣降肺气。

方药：党参 15 g，白术 10 g，茯苓 10 g，制半夏 10 g，陈皮 10 g，砂仁 3 g（后下），厚朴 3 g，炒枳壳 10 g，桔梗 10 g，枇杷叶 10 g，炒楂曲各 10 g，5 剂，水煎服。

二诊

守方服药半个月，纳食转香，余症亦轻。尿检：蛋白（＋）～少许，唯口干少饮，入睡欠宁。乃中运始旋，生阳初动之象。

宗原方去厚朴、砂仁加淮小麦 30 g、干百合 12 g。

原方随症加减治疗 2 个月。尿检正常。诸恙自安。

随访 2 年，体格健壮。

【按】 本例证属脾弱湿蕴，肺气阻滞，营血衰少。故用香砂六君丸化裁。方以党参、白术、茯苓健脾益气以助化湿之源，枳壳、桔梗、枇杷叶宣肺开上以旋枢机之主，半夏、陈皮、砂仁、厚朴燥湿畅中，山楂、神曲和胃消导，集健脾开胃、燮理升降于一方。药后胃纳日增，中土渐健。因见口干、少寐，是气阳始苏之兆，乃去厚朴、砂仁之温燥行散，而加百合、淮小麦以甘平除烦。若投阴柔之剂，及遏生阳。整个治疗期间，立法着眼于调脾胃以益气血、安五脏；宣肺郁以畅气机，复升降，通变化裁，不离辨证，故能中病而收功。

案 5　曹某，女，45 岁。

初诊（1996 年 6 月 25 日）

主诉及病史：形体肥胖多年，胸脘痞满 1 个月，头晕目眩，恶心欲吐，身重倦怠，或咳痰不爽，小便黄涩。

诊查：舌苔厚腻，脉滑。

辨证：痰湿内阻，胃失和降。

治法：祛痰化湿，和胃畅中。

方药：法半夏 10 g，陈皮 10 g，茯苓 30 g，苍术 10 g，制厚朴 10 g，生甘草 3 g，桔梗 10 g，炒枳壳 10 g，炒莱菔子 10 g，党参 20 g，生白术 10 g，蒲公英 30 g。

10 剂，水煎服。

二诊

上方服用 10 剂，胸闷痞满改善，恶心减轻，仍感头晕倦怠。

去蒲公英，加砂仁 6 g、木香 10 g、旋覆花 10 g，再进 1 周。

三诊

恶心已止，守方半月神清，舌苔转薄，胃纳改善，乏力明显好转。

【按】 形体肥胖多年，素体痰湿内盛，以致脾失健运，胃失和降，痰湿内生，聚而为患，故见胸脘痞塞，满闷不舒，痰湿阻于中焦，清浊升降失常，清阳不升浊气上逆，蒙蔽清窍，故见头晕目眩，恶心欲吐，又湿性重着，所以身重倦怠。苔厚腻，脉滑，均为痰湿之象。用《脉因证治》二陈汤祛痰化湿、和宽畅中。

案 6 范某，女，35 岁

初诊（1998 年 7 月 28 日）

主诉及病史：胸脘不舒，痞塞满闷半个月，心烦易怒，口干苦，嗳气泛酸，两胁作胀，叹息时作。自述本月前因七情刺激而发病。

诊查：舌淡红，苔薄白，脉弦。

辨证：肝郁气滞，横逆犯胃。

治法：疏肝解郁，理气和胃。

方药：川芎 10 g，制苍术 10 g，制香附 10 g，炒栀子 10 g，炒山楂、炒神曲各 10 g，柴胡 10 g，生白芍 10 g，炒枳壳 10 g，生甘草 3 g，蒲公英 30 g，川连 5 g，淡吴茱萸 3 g。

5 剂，水煎服。

二诊

原方服用 10 剂，口苦改善，胁胀轻，大便不畅。

原方加陈皮 10 g、郁金 10 g，续服半个月，诸症消，病愈。

【按】 本例因七情刺激而发病。情志不和，暴怒伤肝，气机阻塞不畅，木郁不伸，横逆犯胃，故见胸脘不舒，痞塞满闷，两胁作胀，口苦泛酸，肝气被郁，不得畅达，故心烦易怒，舌淡红，苔薄白，脉弦。为肝郁气滞之象。用越鞠丸、四逆散、左金丸复方调治为妥。

案 7 王某，男，28 岁。

初诊（1998 年 10 月 15 日）

主诉及病史：胸脘痞满不舒 10 日，伴有嗳腐吞酸或恶心呕吐，腹部拒按，大便不畅。

追询病史，10日前曾同学相聚饭店饱餐后而发病。

诊查：舌苔浊腻脉弦滑。

辨证：饮食积滞，脾胃失和。

治法：消积导滞，健脾和胃。

方药：炒神曲 10 g，焦山楂 10 g，茯苓 10 g，法半夏 10 g，陈皮 10 g，连翘 15 g，炒莱菔子 10 g，党参 10 g，生白术 10 g，炒枳实 10 g，制苍术 10 g，制厚朴 10 g。

5 剂，水煎服。

二诊

守方服用 1 周，胃脘痞满较前减轻，仍感餐后脘腹作胀，矢气后减轻，大便黏腻。

原方去白术、党参，加炒麦芽 30 g、白豆蔻 6 g，续进 7 剂。

诸恙愈，调治半个月，纳香，大便调。

【按】 本例因饱餐而后发痛，此饮食自倍，胃肠乃伤，饱餐后胃气壅塞，脾运失健以致腐熟水谷及运转精微之职失常，食滞聚而不散，故见胸脘痞满不舒，腹部拒按；胃失和降，浊气上逆，以致恶心呕吐，嗳腐吞酸，食滞久郁而化热，胃热耗伤大肠津液，以致肠失润导而大便不畅，苔浊腻，脉弦滑，均为食滞之象，用保和丸枳术丸化裁，消积导滞，健脾和胃为安。

案 8　陆某，男，38 岁。

初诊(1999 年 8 月 20 日)

主诉及病史：脘腹痞满，餐后加重伴嗳气，腹部坠胀反复数月，不思饮食，或泛吐清水痰涎，形瘦，面黄少华多年，神疲乏力，肛门有坠感。

诊查：舌淡红，苔薄白，脉细弱。

辨证：中气下陷，脾胃虚弱。

治法：补气升陷，健脾和胃。

方药：生黄芪 30 g，生白术 10 g，陈皮 10 g，炙升麻 10 g，柴胡 10 g，党参 20 g，炒当归 10 g，生甘草 3 g，生白芍 10 g，炒枳壳 10 g，川连 6 g，淡吴茱萸 3 g，炒山楂、炒神曲各 10 g，茯苓 10 g。

10 剂，水煎服。

二诊

上方进 10 剂，脘腹痞满减轻，大便偏干，神疲乏力有减但觉口干，饥不欲食。

原方加生地 10 g、麦冬 10 g、佛手 10 g，续用 10 日。

三诊

口干便秘改善，痞满轻，胃纳改善，守方服用半个月，纳香，病愈。

【按】 本例脾胃虚弱，生化精微不足，气血化源缺乏而面黄少华，神疲乏力，脾虚运化失司，故不思纳食，餐后更觉脘腹痞满；脾虚中气下陷，故腹部肛门坠胀，脾虚痰湿内生，胃气不降，故上逆并呕吐清水痰涎，嗳气不舒，脾主肌肉，脾失运健，生化不足，故肌肉瘦弱。舌淡苔白，脉细弱，均为中气下陷，脾虚之象。用补中益气汤化裁，补气升陷健脾和胃。

三、呕　吐

案1　**屠某，男，59岁。**

初诊（1979年11月8日）

主诉及病史：前列腺肥大，尿潴留，常规治疗无效，作膀胱造瘘，术后3日，出现纳呆恶心，血压170/108 mmHg，尿检：蛋白（++），红细胞（+），白细胞（+++）；血生化：尿素氮22.8 mmol/L，肌酐424.3 μmol/L，二氧化碳结合力16 mEq/L。按尿毒症治疗一旬，病情日趋重度。刻下呕吐清涎，不思纳食，尿量24 h约400 mL，面色淡白，神萎形寒。

诊查：舌质暗，苔薄白腻，脉象沉细。

辨证：高年肾亏，寒瘀互结，浊停肝胃。

治法：温阳化气，补中降逆。

方药：红参10 g（另煎兑入），淡吴茱萸9 g，生姜片10 g，红枣（擘）5 g，黄连3 g，制半夏10 g，紫苏10 g，茯苓15 g，败酱草30 g。

浓煎，分次小呷，停用西药。

二诊

药后6 h，呕恶见减，服1剂而胸次渐宽，2剂而吐逆得干，小便由赤转淡，唯口渴欲饮，舌苔中剥，此中阳未复，阴液受伤之象。

原方加麦冬15 g、生地12 g、石斛10 g以滋阴养胃，再服5剂。患者食欲增加，精神改善，尿量每日约1 000 mL。守方损益，治疗1周，诸恙稳定，血压正常。复查血生化尿素氮10.0 mmol/L，肌酐141.4 μmol/L，二氧化碳结合力20 mEq/L。尿检蛋白少，白细胞少（±）。

乃改投肾气丸加败酱草30 g以巩固疗效。观察3年，病情基本缓解。

【按】　本例原病癃闭，继发关格，其闭来自高年肾气虚弱，湿热夹瘀交阻，其格因于浊邪冱塞，升降逆乱，手术重伤其虚，益乱气血。方用吴茱萸汤补元气而降逆，温中阳以散寒，合紫苏叶、黄连宣通肺胃以启上，反佐苦降以开格。药后格开呕止，兼而中的，为扭转危局奠定基础。重用败酱草取其活血通癃、清毒散结功效，促进前列腺肥大、炎变的松解与消散，以利肾功能的改善。

案2　**钱某，男，25岁。**

初诊（1989年1月15日）

主诉及病史：突起阵发呕吐半日，兼有发热恶寒，头痛无汗，经输液治疗，病情未控制。追溯病史，2日前曾冒雨受寒。

诊查：舌苔薄白，脉浮紧。

辨证：风寒外袭，胃失和降。

方药：藿香 10 g，制厚朴 10 g，紫苏叶 10 g，陈皮 10 g，白芷 10 g，茯苓 10 g，炒白术 10 g，生甘草 3 g，法半夏 10 g，荆芥 10 g，炒山楂、炒神曲各 10 g，生姜 3 片。

5 剂，水煎服。

二诊

服药 5 剂后呕吐止，身热退，仍感头身困重酸楚，纳呆。

原方去白术，加荆芥 10 g、羌活 10 g、炒鸡内金 20 g。又进 5 剂，诸症愈。

【按】 本例 2 日前触冒风雨，感受风寒，动扰胃腑，阻遏中焦，使胃失和降，浊气上逆。所以突然呕吐，来势较急。由于邪束肌表，故见发热恶寒，头痛无汗，舌苔薄白，脉浮紧，均为风寒外袭所致，用藿香正气散化裁。

案 3　屠某，男，56 岁。

初诊(1990 年 7 月 12 日)

主诉及病史：因饮冷受凉，突起呕吐，恶寒发热有汗，心烦口渴，大便溏薄，胸脘痞闷。

诊查：舌红，苔黄腻，脉濡数。

辨证：暑湿外袭，胃失和降。

治法：清暑散邪，解表和胃。

方药：香薷 10 g，扁豆花 10 g，制厚朴 10 g，金银花 10 g，连翘 15 g，紫苏梗 10 g，法半夏 10 g，煨木香 10 g，荆芥 10 g，川连 6 g，炒山楂、炒神曲各 10 g。

5 剂，水煎服。

二诊

呕吐止，身热退，脘闷轻，大便仍偏稀。

原方加苍术 10 g、陈皮 10 g、砂仁 6 g，续服 5 剂，诸恙愈。

【按】 本例患者暑月饮冷受凉，暑邪挟湿，阻遏中阳，使胃失和降，浊气上逆，所以突然呕吐。由于暑邪外束肌表，卫阳阻遏，故见发热头痛，恶寒；暑湿之邪阻于胸腹，气机失宣，故见胸脘痞闷，舌苔黄腻，脉象濡数，亦为暑湿外袭之征。用新加香薷饮化裁，清暑散邪，解表和胃。

案 4　刘某，男，62 岁。

初诊(1996 年 5 月 16 日)

主诉及病史：胃癌术后半年。呕吐反复发作，每次呕出少量痰，有时干呕、恶心，口燥咽干，饮不思食，脘部有嘈杂感，大便干结，两日一行。

诊查：舌红，少津，苔少，脉细数。

辨证：胃阴不足，和降失司。

治法：养阴润燥，和胃降逆。

方药：麦冬 10 g，法半夏 10 g，白参须 10 g，生甘草 3 g，生薏苡仁 30 g，石斛 10 g，玉竹 10 g，姜竹茹 10 g，陈皮 10 g，玄参 10 g，生地 15 g，炒枳实 10 g，白花蛇舌草 30 g。

5 剂，水煎服。

二诊

干呕好转，口干减轻，仍诉纳差，饥不欲食，晨起口苦。

原方加黄连 3 g、炙鸡内金 30 g、北沙参 10 g，调理 10 日。

三诊

呕恶改善，乏力得减，饭后呃逆有时。

加代赭石 30 g。

续服半个月，诸恙愈，二便调。

【按】 本例胃癌术后，胃络受损，胃阴不足，以致胃失濡养，气失和降，而致呕吐反复发作，或有干呕，恶心，饥不思食；津液不得上承，因而口燥咽干，大便干结。舌红，少津，脉细数，均为津液耗伤之象，用麦门冬汤合增液汤复方化裁，养阴润燥、和胃降逆。

案 5　祝某，男，56 岁。

初诊(1996 年 9 月 20 日)

主诉及病史：神疲乏力半年，进饱餐后即欲呕吐，时作时止，纳差，胸脘痞闷，口干而不欲多饮，面黄少华，畏寒喜暖，甚则肢冷，大便溏薄，每日 2 次。

诊查：舌质淡，苔薄白，脉细弱。

辨证：脾胃虚寒，和降失司。

治法：健脾温中，和胃降逆。

方药：党参 15 g，炒白术 10 g，茯苓 10 g，生甘草 3 g，陈皮 10 g，法半夏 10 g，生黄芪 30 g，桂枝 10 g，炒白芍 10 g，炮姜 6 g，肉豆蔻 10 g，炒山楂、炒神曲各 10 g。

7 剂，水煎服。

二诊

服药 10 日诸症减轻，但自觉脘腹冷痛偶作，进食水果后泛酸。

原方加制附子 6 g，吴茱萸 1 g 温中降逆，再进 5 剂。

三诊

脘腹冷痛改善。

加炒当归 10 g，生黄芪改为炙黄芪。

调理半个月乏力不显，纳可，二便调。

【按】 脾主运化，胃主受纳，脾胃虚寒，中阳不振，腐熟运化水谷无能，故饱餐后即欲呕吐，由于脾胃阳虚，气不外达，故而面色黄而少华，神疲乏力，四肢不温，畏寒喜暖；由于中焦虚寒，气不化津，故口干不欲多饮；脾虚健运失司，则大便溏薄，舌淡，苔薄白，脉细弱，均为虚寒之象。用六君子汤合黄芪建中汤化裁，健脾温中，和胃降逆。

案 6　周某，男，12 岁。

初诊(1996 年 10 月 8 日)

主诉及病史：呕吐酸腐，脘腹胀满 1 周。国庆节进食喜酒后而发病，伴嗳气厌食，腹痛时作，吐后反觉舒服，大便或溏或结，平素贪食，遇美味则暴食。

诊查：舌淡红，苔薄腻，脉滑。

辨证：饮食停滞，胃失和降。

方药：炒山楂、炒神曲各 10 g，法半夏 10 g，茯苓 30 g，陈皮 10 g，连翘 15 g，炒莱菔子 10 g，生白术 10 g，炒枳实 10 g，炙鸡内金 10 g，川连 6 g，紫苏叶 10 g。

5 剂，水煎服。

二诊

呕吐止，腹胀仍作，矢气后得减。

原方加佛手 10 g，去白术，紫苏叶改为紫苏梗 10 g，再进 5 剂。

恶心止，胃纳香，共调理半个月，诸恙愈。

【按】　本例患者，平素贪食暴食，节日饮食不当，食滞停积，使脾胃运化失常，中焦气机受阻，胃气上逆，故呕吐酸腐，食伤胃脘，积滞内阻，不通则痛，故脘腹部胀满，腹痛或作，大便或溏或结。舌苔厚腻，脉滑，为食滞内阻之征。用保和丸、枳术丸化裁，消食导滞，和胃降逆。

案 7　沙某，男，35 岁。

初诊(2003 年 5 月 18 日)

主诉及病史：因事业受挫，七情刺激，呕吐吞酸，嗳气频作 2 个月，胸胁满痛，烦闷不舒，每遇烦恼则呕吐吞酸更甚。

诊查：舌边红，苔薄腻，脉弦。

辨证：肝郁气滞，横逆犯胃。

治法：疏肝解郁，理气和胃。

方药：柴胡 10 g，生白芍 10 g，炒枳壳 10 g，生甘草 3 g，川芎 10 g，制香附 10 g，川连 6 g，淡吴茱萸 3 g，蒲公英 30 g，茯苓 10 g，紫苏叶 10 g，姜半夏 10 g，浙贝母 10 g，煅海螵蛸 30 g(先煎)。

7 剂，水煎服。

二诊

呕吐吞酸明显改善，两胁仍作胀，情绪易怒。

原方去半夏、海螵蛸、蒲公英，加紫苏梗 10 g、厚朴 10 g 理气宽中；川楝子 10 g、郁金 10 g 疏肝解郁。

调理半个月，胸胁胀闷不显，情绪明显稳定。

【按】　本例患者因事业受挫而发病，此肝郁气滞、横逆犯胃、胃失和降，故呕吐吞酸，嗳气频作,胸胁满痛;由于气郁化热,热聚胸膈,故烦闷不舒;舌边红,苔薄腻,脉弦,为肝郁气滞之象。用柴胡疏肝散合左金丸、连苏饮、乌贝散复方化裁,疏肝解郁,理气和胃。

案8 沈某,女,76岁。

初诊(2003年12月15日)

主诉及病史:呕吐痰涎清水反复1个月,胸脘痞闷,不思纳食,头眩心悸,或肠鸣辘辘。形体肥胖多年,自觉神疲乏力,畏寒喜暖。

诊查:舌淡,苔白腻,脉滑。

辨证:痰饮内阻,胃失和降。

治法:温化痰饮,和胃降逆。

方法:陈皮10 g,法半夏10 g,茯苓30 g,生甘草3 g,桂枝10 g,炒白术10 g,姜竹茹10 g,炒枳壳10 g,明天麻10 g,炒山楂、炒神曲各10 g,煨木香10 g,川连6 g。

5剂,水煎服。

二诊

上方共服10日,药后呕吐不显,心悸头眩止,恶心仍作,倦怠乏力,偶有泛酸。

原方加煅牡蛎30 g(先煎),煅海螵蛸30 g(先煎)、白豆蔻6 g,续服10剂,诸症得减。

原方去天麻、黄连、竹茹,调理半个月,精神可,纳香,乏力已祛。

【按】 本例患者形体肥胖,痰湿之体,畏寒喜暖,中阳不足,聚湿生痰,痰饮留聚,胃气不降,故胃脘痞闷,饮食不能顺下,反而上逆而致呕吐清水痰涎;痰浊上泛,影响头目,并及心阳,使清阳之气不升,故眩晕心悸。舌苔白腻,脉滑,乃痰浊内阻之象。用温胆汤合苓桂术甘汤、苏连饮复方化裁,温化痰饮,和胃降逆。

四、噎　膈

案1 刘某,男,62岁。

初诊(1996年10月10日)

主诉及病史:吞咽梗阻逐渐加重3个月,伴胸膈痞满,或感疼痛嗳气呃逆,时呕吐痰涎及食物,口干咽燥,大便干结难解,形体日渐消瘦,胃镜检查加病理,确诊为食管贲门癌2个月,某大医院明确已经无手术机会,建议化疗,患者拒绝而寻求中医治疗。

诊查:舌偏红,苔黄腻,脉弦细滑。

辨证:痰气交阻,胃失和降。

治法:调气化痰,和胃启膈。

方药:北沙参15 g,猪苓30 g,丹参10 g,浙贝母10 g,广郁香10 g,砂仁3 g(后下),荷蒂10 g,川连6 g,法半夏10 g,瓜蒌皮10 g,旋覆花6 g(包煎),煅代赭石30 g(先煎),炒枳实10 g,白花蛇舌草30 g。

5剂,水煎服。

二诊

服药10日,吞咽梗阻感略减轻,口干口苦明显,大便干结。

原方加炒栀子10 g,莱菔子10 g清热解毒行气通便,服用2周后呕吐稍好转,进食略增加。

长期此方为基础治疗半年,症状未见明显加重。

【按】 本例确诊为食管贲门癌2个月,因痰气交阻,闭塞胸膈,食管不畅,故吞咽梗阻,胸膈痞满或疼痛,胃气上逆则嗳气呃逆,呕吐痰涎及食物,郁热伤阴,故口干舌燥,津液不能下输大肠,故大便干结难解,饮食少进,无以化生精微,肌肉筋膜失于充养,则形体日渐消瘦,舌偏红,苔黄腻,脉弦细滑,为气郁痰阻兼有郁火伤津之象,用启膈散合小陷胸汤化裁,调气化痰,和胃启膈。

案2 谈某,女,38岁。

初诊(1998年6月15日)

主诉及病史:吞咽时胸骨后梗塞而痛,症状逐渐加重3日,饮水可下,食物难进,食后则吐,夹有黏涎,形体消瘦,肌肤枯燥,胸背灼痛,口干咽燥,欲饮凉水,脘中灼热,五心烦热,或有潮热盗汗,大便干结,数日一下,确诊食管癌2月余。

诊查:舌红而干,中光有纹,脉弦细数。

辨证:津亏热结,胃失和降。

治法:滋养津液,和胃清降。

方药:白参须10 g,玄参20 g,生地15 g,麦冬10 g,炒枳实10 g,白花蛇舌草30 g,制大黄5 g,鲜韭汁10 mL,生姜汁10 mL,梨汁10 mL,藕汁10 mL,鲜牛乳150 mL。

3剂,用增液汤浓煎兑五汁安中饮,每日多次,少少予饮之。

【按】 本例患者癌毒伤阴,胃阴亏耗,食管失于濡润,故吞咽梗涩而痛,食物难进,热结痰凝,阻于食管,故食后则吐,热结灼津,胃肠枯槁,则口干咽燥,脘中灼热,大便干结,胃不受纳,无以化生精微,故五心烦热,形体消瘦,肌肤枯燥。舌红而干,中光有纹,脉弦细数,均为津亏热结之象,用增液汤加味浓煎兑五汁安中饮,少少予饮之,滋养津液,和胃清降,以尽人事。

案3 许某,女,72岁。

初诊(1998年8月16日)

主诉及病史:确诊为食管贲门癌2个月,吞咽梗阻逐渐加重1周,食不能下,甚则滴水难进,进食则吐,泛吐黏涎痰液,大便坚硬如羊粪,或有便血,形瘦面暗,肌肤甲错。

诊查:舌质红,有瘀斑,苔薄少津,脉细涩。

辨证:痰瘀内结,阻于食管。

治法:祛痰破结,滋润通幽。

方药：生地 15 g，熟地 10 g，川芎 10 g，炒当归 10 g，桃红 10 g，红花 10 g，炙甘草 3 g，生白芍、赤芍各 10 g，威灵仙 10 g，玄参 20 g，浙贝母 10 g，僵蚕 10 g，生牡蛎 30 g(先煎)，制大黄 5 g。

7 剂，水煎服。

二诊

药后能进食少量流质，大便干结稍有改善。

原方加乳香、没药各 10 g，莪术 10 g、蜣螂虫 10 g，浓煎后少量多次频频服用，再进 7 剂。

大便两日一行，能自行解出，胃纳得增。

【按】 本例食管癌诊断明确，中医学认为病因痰瘀内结，阻于食管胃口，通道狭窄不通，故胸膈疼痛，食入即吐，甚则滴水难进，阴伤肠燥，故大便干结，坚如羊粪，痰热伤络，血渗脉外，故见便血，长期饮食难入，化源耗竭，故形体消瘦，肌肤甲错，面色发暗，为瘀血内阻之征，舌质红有瘀斑，舌薄少津，脉细涩，为血亏瘀结之象，用《兰室秘藏》通幽汤化裁祛痰破瘀结，滋润通幽。

五、呃　逆

案 1　罗某，男，60 岁。

初诊(1982 年 6 月 16 日)

主诉及病史：突发右半身不遂，由常州市第一人民医院诊为“脑溢血”。迭经治疗，头痛止而呃逆起，历时 5 日，病情不减。刻下：两颧潮红，神清时烦，口角向左歪斜，舌蹇，手足偏右不用，口渴饮水不多，喜温，自觉冷气上冲而呃，连声不辍，大便 3 日未下，腹满拒按。有高血压病史。

诊查：舌质偏红，苔黄干厚，脉象滑弦。

辨证：肝阳痰火伤阴，阳明邪实阻滞。

治法：增液通腑，泻下清上。

方药：黑玄参 30 g，大生地 30 g，麦冬 30 g，生栀子 10 g，全瓜蒌 15 g，生大黄 9 g(后下)，鲜竹茹 9 g，炒枳实 9 g，生甘草 3 g。

水煎服。另：公丁香 3 g 开水泡 5 min，先稍冷呷下。

二诊

服药 1 剂，呃逆大减，大便畅下，面红渐退，唯苔黄不化，里滞未尽。

三诊

原方继进 2 剂。排出多量黄色垢粪，呃逆全止，腹部胀消。舌转淡红，黄苔开化，腑气已得通降，液燥下亏未复，不可用补阳还五汤。

易法滋液息风，化痰通络，随证化裁，调理善后。

【按】 本例呃逆系肾阴素亏,风阳僭动,痰滞中阻,热积肠腑,胃气不得下行而上激所致。非纯虚、纯实之呃可比。故用增液承气汤滋其液,通其腑,泄其热,上病下取,釜底抽薪,是病有转机的得力处。之所取丁香渍服者,一则丁香为降逆、止呃的要药,沸水渍服,取气不取味,其效迅捷;一则丁香辛温暖胃,芳香解郁,反佐以为引导,借热药以开格拒,为治疗创造有利条件。全方中温降逆治其标,通腑泄热治其本,标本兼顾,正合病情,所以药进3剂而呃逆止。

案2　孔某,男,68岁。

初诊(1995年11月20日)

主诉及病史:因患右下肺炎,高热大汗咳嗽,住院治疗后,身热咳嗽发热出汗虽止,但呃逆阵作3日,口干唇燥而欲饮,烦躁不安而纳呆,神疲乏力,大便干结,数日一下。

诊查:舌质红,苔少而干,脉细数。

辨证:肺胃阴伤,和降失司。

治法:益气养阴,和胃止呃。

方药:陈皮10 g,竹茹10 g,北沙参15 g,生甘草3 g,法半夏10 g,炙枇杷叶15 g,麦冬10 g,玉竹10 g,生地15 g,石斛20 g,玄参20 g。

5剂,水煎服。

二诊

呃逆轻,口干得减,大便干结难解,乏力。

原方去半夏,加西洋参10 g,续服2周。

口干及大便干结均缓解,诸恙愈。

【按】 本例患者由于热病耗伤肺胃之阴液,气机不得顺降,故呃逆阵作,口干唇燥,烦渴不安,为津伤及阴虚内扰所致。舌红,苔少而干,脉细数,亦为阴虚之象。用橘皮竹茹汤合胃苓汤化裁益气养阴、和胃止呃。

案3　何某,男,18岁。

初诊(1998年6月7日)

主诉及病史:因吃冰激凌而致呃逆频作,呃声沉缓有力2日,遇冷加甚,得热则减,喜进热汤,厌进冷食,饮食减少,常感胸膈及胃脘不舒,自述平素胃脘部胃寒喜暖。

诊查:舌苔白,脉迟缓。

辨证:寒邪阻遏,胃失和降。

治法:温中祛寒,降逆止呃。

方药:丁香3 g,柿蒂10 g,高良姜6 g,炙香附10 g,黄芪15 g,桂枝10 g,生白芍10 g,生甘草3 g,炒枳壳10 g,炒山楂、炒神曲各10 g,红枣5枚(擘),生姜3片。

3剂,水煎服。

二诊

呃逆止,但遇胸膈痞满不适。

原方加厚朴 10 g、陈皮 10 g 行气消痞，加乌药 10 g 散寒降逆，再进 5 剂。胃寒不显，病情未再复发。

【按】 本例患者素体中阳不足，因进冰激凌而发病，此胃体积寒，以致寒邪阻遏，胃气失于和降，故呃声沉缓有力，得热则呃逆减轻，因胃气失和，食不运化，故胃脘不舒，舌苔白，脉象迟缓者，均属胃中有寒之象，用丁香柿蒂良附丸合黄芪建中汤复方化裁，共奏温中积寒、降逆止呃之功。

案 4 **巢某，男，38 岁。**

初诊(1998 年 11 月 20 日)

主诉及病史：因饮白酒，进辛辣火锅，而致呃逆阵作 3 日，呃声洪亮有力，或冲逆而出，口臭烦渴，多喜冷饮，大便秘结，小便短赤。

诊查：舌苔黄，中苔黄燥，脉滑数。

辨证：胃火上逆，和胃失司。

治法：清火降逆，和胃止呃。

方药：淡竹叶 10 g，生石膏 30 g(先煎)，姜竹茹 10 g，麦冬 10 g，生甘草 3 g，法半夏 10 g，北沙参 15 g，柿蒂 10 g，川连 6 g，紫苏叶 10 g，刀豆子 10 g，制大黄 5 g。

5 剂，水煎服。

二诊

呃逆止，但觉晨起口苦，烦渴较前有减。

原方加石斛 10 g、郁金 10 g 养胃阴而行气止呃，再进 10 剂。

呃逆未再作，大便畅，小便色转为淡黄。

【按】 本例患者饮白酒，进食火锅辛辣食物，使胃肠蕴积实热，郁而化热，胃火上冲，故呃声洪亮，阳明热壅，灼伤胃津，故口臭烦渴喜冷饮，热邪内郁，肠间燥结，故大便秘结，小便短赤，舌苔黄中苔黄燥，脉滑数，是胃热内盛之象。用竹叶石膏汤化裁，清火降逆，和胃止呃。

案 5 **华某，女，43 岁。**

初诊(2002 年 6 月 13 日)

主诉及病史：有胃痛病史多年，近来呃逆时作，呃声低弱，气不接续，泛吐清水，脘腹喜热喜按，面白少华，气短神疲，大便溏薄，手足不温，腰膝无力。

诊查：舌质淡，苔薄白，脉细弱。

辨证：脾肾阳虚，胃失和降。

治法：温补脾肾，和胃降逆。

方药：吴茱萸 3 g，党参 15 g，红枣擘 5 枚，炮姜 6 g，制附子 5 g(先煎)，炒白术 10 g，生甘草 3 g，丁香 3 g，柿蒂 10 g，陈皮 10 g，法半夏 10 g，煨木香 10 g。

5 剂，水煎服。

二诊

药后呃逆少作，仍感乏力，便溏。

原方加炒山药 30 g。

共调理 1 个月，乏力气短改善，呃逆止，面色红润。

【按】 本例患者胃痛多年，脾胃阳气不足，气虚而呃逆，故呃声低微，气不接续，泛吐清水，大便溏薄，久病肾阳衰微，则腰膝无力，手足不温，舌质淡，苔薄白，脉细弱，均是阳虚之象，治用吴茱萸汤合附子理中汤化裁，温补脾肾，和胃降逆。

案 6　严某，女，35 岁。

初诊(2003 年 4 月 8 日)

主诉及病史：因七情刺激而致呃逆反复 5 日，伴脘闷，食纳减少，嗳气，甚则头昏目眩。

诊查：舌淡红，苔薄腻，脉弦滑。

辨证：肝郁犯胃，气滞痰阻。

治法：疏肝和胃，降逆止呃。

方药：柴胡 10 g，生白芍 10 g，炒枳壳 10 g，生甘草 3 g，广木香 10 g，台乌药 10 g，槟榔 10 g，公丁香 3 g，太子参 15 g，沉香曲 10 g，煅代赭石 30 g(先煎)。

5 剂，水煎服。

二诊

服上方 10 日呃逆已止，但觉脘闷仍作，口苦易饥，舌红，苔薄腻，脉弦滑。

原方加川楝子 10 g、紫苏梗 10 g 疏肝理气，加栀子 10 g、旋覆花 30 g、陈皮 10 g 清热化痰降逆。再进 7 剂，诸恙愈。

【按】 本例患者因七情刺激而发病，因肝气郁结，失其条达之性，肝气犯胃，胃气上逆而生呃逆，胁为肝之分野，肝郁气滞，故胸胁胀满，而气郁化火，又灼津炼液成痰，痰阻中焦，清气不升，浊气不降，痰气互阻，故食少，嗳气脘闷。舌苔薄腻，脉弦滑，均为气滞痰阻之象。用四逆散合五磨饮子化裁，疏肝和胃，降逆止呃。

六、腹　痛

案 1　王某，男，56 岁。

初诊(1988 年 4 月 10 日)

主诉及病史：腹痛阵发数日，加剧半日，右胁下偏痛，手足发冷，平素大便秘结数日，排便一次，经抗炎解痉治疗腹痛未止。

诊查：舌淡苔白，脉弦紧。

辨证：寒实内结，腑气不通。

治法：温里散寒，通腑止痛。

方药：制大黄 6 g，制附子 5 g(先煎)，细辛 3 g，生甘草 3 g，党参 20 g，炒当归 10 g，炒枳实 10 g，广木香 10 g，制延胡索 10 g，火麻仁 30 g，制厚朴 10 g。

3 剂，水煎服。

二诊

腹中冷痛得减，但仍感腹部发凉。

原方加高良姜 6 g、淡干姜 6 g、乌药 10 g 温中散寒，续服 10 日。

三诊

腹痛止。

加炒当归 20 g，续服 1 周，腹痛再未发，进食生冷后无不适。

【按】 本例腹痛系寒实内结，气机升降痞塞，腑气不通，故腹胀伴胁下疼痛；手足发冷为阳气不能布达之象；大肠为传导之官，寒邪积滞，停阻于内、传导失司，故大便秘结。舌淡苔白为寒象，脉弦紧，亦主寒痛。用大黄附子汤加味，温散寒凝而开闭结、通下大便以除积滞。方中大黄荡冷除积结，细辛辛温宣通，散寒止痛，协附子以增加散寒之作用，诸药相合，共奏温散寒凝、苦辛通降之功。寒实内结腹痛，在非温不能避其寒，非下不能去其实时，使用本分最为恰当。

案 2　刘某，男，27 岁。

初诊(1989 年 10 月 15 日)

主诉及病史：腹部痞满胀痛 5 日，局部拒按，伴有潮热，大便不通，口干渴欲饮，手足心出汗，矢气频作，腹痛处按之硬。

诊查：舌红，苔焦黄干燥，脉沉实有力。

辨证：实热积滞，腑气不通。

治法：苦寒泄热，导滞通腑。

方药：制大黄 8 g，芒硝 10 g(分次冲)，炒枳实 10 g，制厚朴 10 g，炒黄芩 10 g，川连 6 g，炒楂曲各 10 g，茯苓 10 g，生白术 10 g，广木香 10 g，生白芍 10 g，生甘草 3 g。

5 剂。水煎服。

二诊

服药 5 剂后腹胀已减，大便臭秽不畅，嗳腐吞酸偶作。

原方加炒鸡内金 10 g、莪术 10 g、煅海螵蛸 30 g(先煎)，续服 5 剂。

三诊

大便畅，矢气改善。

后去大黄、芒硝，加陈皮 10 g，续服 10 剂，腹胀腹痛未作，胃纳可，腹软，二便调。

【按】 本例患者因实热结滞于内，腑气不通，不通则痛，故腹痛拒按，大便不通，矢气频作，因实热积滞壅结，灼伤津液，故口渴引饮潮热，手足心出汗，舌红，苔焦黄干燥，脉沉实有力，均为实热之象。用大承气汤合枳实导滞汤复方化裁苦寒泄热，导滞通腑为宜。

案3 **李某,女,36岁。**

初诊(1996年4月12日)

主诉及病史：腹痛伴闷胀不舒,攻窜不定,痛引少腹,反复半个月,得嗳气则舒,情绪波动则痛易发加重。

诊查：舌淡苔薄白,脉弦。

辨证：肝郁气滞,升降失司。

治法：疏肝解郁,理气止痛。

方药：柴胡10 g,生白芍10 g,炒枳壳10 g,生甘草3 g,川芎10 g,炙香附10 g,乌药10 g,广木香10 g,青皮10 g,川楝子10 g,炒延胡索10 g,蒲公英30 g。

5剂,水煎服。

二诊

服药10日腹痛基本缓解,但觉两胁胀,餐后更甚。

原方加延胡索10 g、乌药10 g行气止痛,加郁金10 g预防气郁化火,续服半个月后腹痛止,情绪较前稳定。

【按】 本例患者因肝郁气滞,升降失司,故腹痛闷胀,痛在气分,忽聚忽散,故攻窜不定,痛引少腹,嗳气后气机暂得疏通,故痛势稍减,情绪波动则肝气横逆,气聚为患,故痛势加剧,脉弦为肝气失疏之象,治用柴胡疏肝散化裁,疏肝解郁,理气止痛。

案4 **陈某,女,38岁。**

初诊(1998年12月10日)

主诉及病史：腹部疼痛,绵绵不休,反复半年,局部得温则舒,按之则痛减,伴面黄少华,神疲乏力、畏寒气短。

诊查：舌淡苔白,脉细无力。

辨证：中焦虚寒,络脉不和。

治法：温中补虚,缓急和络。

方药：桂枝10 g,生白芍15 g,炙甘草6 g,红枣5枚(擘),炙黄芪30 g,生姜3片,黄精30 g,蒲公英30 g,制延胡索10 g,川连6 g,淡吴茱萸3 g,浙贝母10 g,煅海螵蛸30 g(先煎)。

5剂,水煎服。

二诊

服药5剂,腹痛已去大半,神疲乏力仍作。

原方去白芍、黄连,加党参10 g、炒白术10 g、陈皮10 g,再进7剂。

乏力改善,共调理1个多月,诸恙愈。

【按】 本例患者因中焦虚寒,络脉不和,故腹部疼痛,绵绵不休,寒得温则痛减,重虚痛得按则松,中焦失运,化源不足,则面黄少华,伴神疲乏力,中阳不足卫阳亦虚,故形寒。

舌淡苔白，脉细无力，均为虚寒之象，用黄芪建中汤化裁，温中补虚，缓急和中为宜。

案5 姜某，女，40岁。

初诊(1999年6月10日)

主诉及病史：少腹部积块疼痛反复发作半年，痛有定处，遇冷则痛甚，有时大便溏薄，自述病起于阑尾炎手术之后。

诊查：舌质青紫，苔薄，脉涩。

辨证：瘀血内停，阻滞气机。

治法：活血化瘀，调气和络。

方药：川芎10 g，炮姜6 g，炙延胡索10 g，失笑散20 g(包煎)，炒赤芍、炒白芍各10 g，小茴香6 g，肉桂5 g(后下)，炒当归10 g，没药10 g，败酱草30 g，煨木香10 g，生甘草3 g。

5剂，水煎服。

二诊

服药10日少腹痛减轻，痛时如针刺，腹部积块较前有缩小。

原方加桃仁10 g，红花10 g行气化瘀，续服10剂，少腹痛基本缓解，积块较前进一步缩小。

再服1个月，诸症去。

【按】 本例患者痛起于阑尾炎手术后，系瘀血内停，阻碍气机，不通则痛，故少腹疼痛反复发作，瘀血入络，痹阻不移，故痛有定处，舌紫脉涩皆为瘀血之象，用少腹逐瘀汤化裁，活血化瘀理气和络为妥。

案6 蒋某，男，28岁。

初诊(2002年10月8日)

主诉及病史：平素贪食，经常暴食，脘腹胀满疼痛3日，局部拒按，嗳腐吞酸，厌食恶心，或痛甚欲解大便，便后痛减，大便溏黏不畅。

诊查：舌苔厚腻，脉滑有力。

辨证：积滞内停，胃肠失和。

治法：消积导滞，和胃理气。

方药：炒枳实10 g，炒白术10 g，炒山楂、炒神曲各10 g，法半夏10 g，茯苓30 g，陈皮10 g，连翘15 g，炒莱菔子20 g，炒白芍10 g，生甘草3 g，广木香10 g，制延胡索10 g。

5剂，水煎服。

二诊

脘腹痛缓解，但仍感恶心。

原方加炒鸡内金20 g、莪术10 g消积导滞，行气止痛，服用7剂后诸症缓解。

三诊

大便黏腻，口苦偶作。

去连翘，加苍术 10 g、黄连 3 g，再服半个月，诸恙愈。

【按】 本例患者平素贪食，经常暴食以致食积不化，肠胃壅滞，故腹痛胀满拒按，胃肠失和浊气上逆，故厌食恶心，嗳腐吞酸，食滞中阻得以排泄，故得便痛减，传化失司，腑气不行，大故便不畅，苔腻脉滑，均为食滞内停之象，用枳术丸合保和丸复方化裁，消积导滞、和胃理气则安。

案 7　张某，女，31 岁。

初诊(2007 年 4 月 15 日)

主诉及病史：脘腹胀痛 2 日。因进食不慎，致脘痞腹痛，按之加重，不思纳食，或有泛意，发热测体温 38℃，渴不多饮，口苦，大便闭结 3 日未解。平素月经不调，往往数月一行，今已 3 个月未潮，已婚 5 年未孕。血常规示白细胞计数 6.0×10^9/L，中性粒细胞百分率 58%，淋巴细胞百分率 33.4%。

诊查：舌淡红，苔薄黄腻，脉弦数带滑。

辨证：食滞伤中，湿热内蕴。

治法：温里散寒，通腑止痛。

方药：柴胡 10 g，炒黄芩 10 g，炒枳实 10 g，制大黄 10 g，制半夏 10 g，炒白芍 10 g，茵陈蒿 15 g，黑栀子 10 g，蒲公英 30 g。

2 剂，水煎服。

二诊(2007 年 4 月 16 日)

因疑其怀孕乃收住入院。实验室检查：血淀粉酶 600 U/L，尿淀粉酶 600 U/L，尿人绒毛膜促性腺激素(HCG)阳性。西医诊断：急性胰腺炎，早孕。

三诊(2007 年 4 月 17 日)

身热略轻，腹痛未减，大便仍不通，舌脉如前。因诊断明确，但考虑患者婚后 5 年今方有孕，恐再用攻下有堕胎之弊。

中药仅服 1 剂即停，予头孢类抗生素静脉滴注，联合用药第三日，实验室检查血淀粉酶直线上升，由 600 U/L 升至 890 U/L，尿淀粉酶 600 U/L 升至 832 U/L。

四诊(2007 年 4 月 19 日)

张志坚查房提出：六腑以通为责，胃气以下为顺，病已热结在里，非下夺不能顿挫其势，不清里无法祛邪保胎，急则治其标，切莫迟缓。与病患家属沟通后当即处方：

生大黄 10 g，开水浸泡 10 min 饮服。

2 h 后，肠鸣矢气转，大便得下，嘱原药再泡饮一次，一夜间便下 4 次，量多，气味秽臭，腹痛腹胀消失，口干苦亦已，泛意除，知饥思纳。

五诊(2007 年 4 月 20 日)

4 月 20 日，体温正常，腹无所苦，舌淡红，苔薄黄，脉细软滑，腑实已松，余滞未除。

再进复方大柴胡汤 1 剂。

六诊(2007 年 4 月 21 日)

4 月 21 日身热未起,但觉软乏而已。实验室检查:血淀粉酶、尿淀粉酶、血常规均正常。

停药观察,以米粥养胃。

4 月 24 日出院。联系随访,病未复发。2007 年 11 月 21 日上午在常州市中医医院行剖腹产手术,喜得一男婴,体重 3 350 g,现母子均健康,患者合家欢喜。

【按】 本例饮食停滞伤中,阳明积热化燥,以致腹痛发热,由于怀孕 3 个月,医家踌躇于既要保胎、又要去痛,无奈选用抗生素,而病势不减,各项实验室检查逐渐升高,倘因循于原有治法,盖扬汤止沸耳。张志坚力主清下通腑、釜底抽薪,祛邪即所以扶正,因用药切中病机,故收效迅捷,可见《内经》理论决非虚构,而"有故无殒,亦无殒也"之旨值得我们玩味,把握应用。

七、泄　泻

案 1　罗某,女,41 岁。

初诊(1977 年 8 月 23 日)

主诉及病史:腹痛泄泻半载,每发于寅卯之交,肠中鸣响,腹痛即泻,粪多稀溏,少则 1 次,多则 3 次,间或混有黏液,脘闷不饥,嗳噫时作,排气腹胀可松。病由口角争吵引起,常州市人民医院诊断为过敏性结肠炎。曾用中西药物治疗均少效。

诊查:舌红,苔根薄腻黄,脉象细弦。

辨证:木郁乘土,脾虚湿热。

治法:泄木扶土,培中疏化。

方药:陈皮 10 g,炒白芍 10 g,防风 10 g,炒白术 10 g,醋柴胡 10 g,枳实炭 10 g,炙甘草,炙乌梅 10 g,白蒺藜 15 g,炙鸡内金 5 g,茯苓 10 g,焦薏苡仁 10 g。

7 剂,水煎服。

二诊

药后腹痛轻而未已,晨泄减为 1 次,纳谷渐香,腻苔见化,前已中病,不必更张,再 7 剂。

三诊

大便成形,诸证亦退。

遂改方,用逍遥丸,培土疏,宿疾向愈。

【按】 嗔怒怫郁,肝气不达,寅卯属木,木旺克乘脾土,亦可发生晨泄,这类天明木泄之证,痛泻轻重常随情怀喜怒而反复,治法抑肝扶脾,调气畅中,方选痛泻要方合四逆散化裁,用药疏肝中寓冲和之意,扶脾时遂条达之性,偏寒、偏热均非所宣,倘能开怀怡情,自可倍增药效。

案2 吉某，男，51岁。

初诊（1977年9月13日）

主诉及病史：年过半百，平素嗜饮茶、酒，形体丰腴，精神萎弱，大便溏薄2年多。每于卯辰之分，两下即已，腹无所苦，下肢微肿。

诊查：舌淡，苔薄白腻，脉来细缓。

辨证：茶酒伤中，脾阳衰弱，水泄大肠。

治法：温脾燥湿，解酒畅中。

方药：葛根10g，淡干姜5g，白豆蔻3g（后下），砂仁3g（后下），生白术10g，黄连2g，党参10g，陈皮10g，茯苓10g，炒神曲10g，煨草豆蔻5g，车前子10g（包煎）。

14剂，嘱戒酒，减茶。

二诊

守方治疗半个月，大便先干后溏，日仅1次，下肢肿消，神疲好转，是脾阳渐展之兆。因汤药不便，为制丸方以资巩固。

煨葛根250g、制茅术250g研为细末，另取经霜莱菔叶250g浓煎取汁，泛丸，如梧子大，每服10g，每日2次。

半年后随访，更衣一若常人，病痊未发。

【按】 茶、酒嗜饮无度，中焦湿盛阳微，湿聚蕴热，影响大肠传导，后阴盛泄泻，其泻每发于清晨，类质状若稀糊，一般腹无痛苦。治宜辛散以解酒毒，运中而利水湿。葛花解酲汤加黄连主之（葛花缺可用葛根代）。证偏寒湿，干姜用量应大于黄连；证偏湿热，黄连剂量须超过干姜。经霜莱菔叶功能醒脾化痰，利湿止泻，煎服治疗伤食水泻颇效。用治酒客朝泄，亦有殊功。然而运中利湿只治其标，戒酒远饮才治其本。

案3 罗某，女，31岁。

初诊（1977年9月20日）

主诉及病史：大便溏下2年多，病起于菌痢后，每日排便1～3次不等，略带黏液，肠鸣隐痛，脘胀，矢气多，泻反松快。

诊查：舌红苔厚腻而黄，脉象弦细。

辨证：肠蕴湿热，气郁阴伤。

治法：清肠化湿，调气和营。

方药：柴胡5g，前胡5g，黄连5g，乌梅10g，薤白头10g，广木香10g，白芍10g，炒防风5g，炒当归5g，陈皮10g，地锦草30g。

7剂，水煎服。

二诊

顺前次，大便每日1或2次，虽未成形，已经稠。因思久病及血，多夹瘀滞。

于前方加丹参10g、炒山楂10g，续服7剂。

三诊

腹胀隐痛已轻，饮食增加，肠中湿热渐清。

原方加参苓白术丸 10 g，早服；逍遥丸 10 g，晚服，10 剂。泻竟止。

追踪观察 1 年，病未再发。

【按】 泄泻原因多种，治法各不相同。倘是气机郁而阴伤，肠中湿热蕴结，而见肠鸣作胀，腹痛泄泻，用柴前连梅煎化裁，清化湿热，却有诊疗效果。

案 4　柳某，男，38 岁。

初诊(1979 年 4 月 13 日)

主诉及病史：腹泻年余，始于鸡鸣，止于阳升，日行 2 次，便中夹有少量完谷，便后肛门脱坠，感寒饮冷则泻次增多，腹喜温而肠鸣辘辘，形神疲萎，腰脊不和，小溲清长。某医院检诊为慢性结肠炎。

诊查：舌淡红，苔薄白，脉细弱。

辨证：命门火衰，火不生土。

治法：温补脾肾为主，佐以养阴升清。

方药：补骨脂 15 g，煨肉蔻 10 g，五味子 6 g，淡吴茱萸 3 g，淡干姜 5 g，潞党参 10 g，生于术 10 g，炙黄芪 10 g，炙甘草 3 g，陈皮 10 g，生山药 15 g，山茱萸 15 g，生地 10 g，升麻 10 g。

5 剂，水煎服。

二诊

药后泻次减少，粪便黏稠，命火渐振，肛门坠感时有消失，清阳显上升之机。

效方不更，连服 48 剂，大便复常，诸症悉除。按制丸剂，调治巩固。

【按】 命火衰微，土失温煦，中焦健运失职，水谷蒸腐无力。夜半阴寒独威，阳不用事而泻，天明自止。用健脾虽可暂，但不能杜源。治当益生复火培元蒸化，四神丸合理中汤主之，惟病久火衰，非数剂可愈。本例为脾肾阳衰、先陷阴伤之证，故予益火兼顾其阴，扶土并助火升，使阳旺阴复，中运气化，其泻遂止。

案 5　赵某，女，49 岁。

初诊(1980 年 9 月 5 日)

主诉及病史：大便溏下急迫半年多，每日二三次，今春发现消渴腹泻，服降糖药后，化验基本正常，泻下未停止，早先生育数胎，年事未逾七七，经水已绝，经常腰酸，耳鸣，先进健脾渗湿、温肾固涩之剂无效，延至中秋，又感燥气而咳，干咳痰少，而黏稠，咽燥易痒，手足心热，午后低热，有时面热。

诊查：舌红少苔，脉象虚数。

辨证：肾水下亏，肺金上燥。

治法：滋肾润肺，开上收下。

方药：熟地15 g，山茱萸10 g，怀山药15 g，白茯苓10 g，泽泻10 g，粉牡丹皮10 g，冬桑叶10 g，桔梗10 g，连翘10 g，阿胶10 g(烊化冲服)。

5剂，水煎服。

二诊

咽痒得已，干咳显著减少，便溏每日两行，余情亦松，复思金水交病延久，必累中宫，效方更进一筹。

上方去桑叶、连翘、桔梗，加制苍术15 g、北沙参10 g、枸杞子10 g，续服10剂。

咳止气平，大便质稠，效不更法，守方施治，诸症如渐消失，共服药29剂而愈。

【按】 患者始因多产血亏，曾病津涸消渴，所现久泻、低热、腰酸、形瘦、舌红、脉数等症状，皆精血夺而燥生，肾阴亏而热扰所致。故方用六味地黄汤柔肝脾肾，散泄水湿热，更加有情之品阿胶，滋填精血肺燥。初诊因兼凉燥犯肺，故加桑叶、桔梗、连翘以轻透表。二诊时肺燥得解，真阴未复，乃遵《素问·脏气法时论》："肾苦燥，急食辛以润之，开腠理，致津液，通气也。"于大队滋柔药中加一味苍术，取辛以流津推液，燥可济湿防腻，运能醒脾敛津，脾使肾阴未复，津水有源，燥可自润，泄泻自止。

案6 盛某，男，32岁。

初诊(1981年8月14日)

主诉及病史：大便溏薄，数月不瘥。每值清晨，肠鸣辘辘，泄泻日2～3行，腹微隐痛而冷，得暖痛轻，其便先溏后稀。刻下背膂萧瑟，畏寒，四肢不温，神疲乏力，不寐，病由暑热饮冷，披襟当风而致。

诊查：舌淡苔白，脉虚细。

辨证：营卫两伤，升降失常。

治法：调和营卫，补气达邪。

方药：桂枝10 g，炒白芍10 g，炙甘草6 g，炙黄芪15 g，砂仁3 g(后下)，怀山药15 g，茯苓10 g，糯米15 g，生姜3片，红枣5个。

7剂，水煎服。

二诊

服药10日后前后周身暖和，夜寐较实，纳差，神疲较前见好。便次减而质转稠，肠鸣衰而腹痛已。

前方增损，守制续田。服药21剂，寐纳具备，晨泄深瘥。

【按】 本例营卫乖和，上下施化不力，清浊泌别愆常。因昼有天阳外助，夜有卫阳里会，尚可维持。而黎明方醒，天阳未旺，卫气骤出之际，泄泻遂作。临床表现除晨泄外，多伴有肠鸣隐痛，时时微恶寒，腹冷，易于日行。夜寐不热，但无虚烦，并见神疲乏力，脉细软，舌淡红嫩，苔薄白。此时既有表疏，并见里虚，治宜调和营卫，补气生阳，桂枝加黄芪汤主之。不宜多用温阳固涩，否则病轻药重，徒窒气机。

案7　仲某,男,28岁。

初诊(1982年12月8日)

主诉及病史：大便溏泄,夹有黄冻,日下三五次,病历三载不愈,天热症情稍轻,入冬以来恙势加重,咳嗽,气喘,口渴欲饮而小便不多,舌淡红,苔薄根腻微黄,脉浮软带数。询得长年行船水上,暴饮暴食,病由冬月酒后落水而致。曾用黄连素、地芬诺酯等治疗,并服中药30余剂,病情迄未控制。

诊查：大便检查：白细胞(++),红细胞0～少许,黏液(++);纤维肠镜检查提示：慢性结肠炎。舌暗红,边有瘀斑,苔薄,脉弦细。

辨证：风寒湿郁肺,热阻大肠。

治法：宣肺化湿,祛风清肠。

方药：炙麻黄6g,杏仁10g,鸡苏散10g(包煎),荆芥10g,防风10g,茯苓30g,炒枳壳10g,桔梗10g,柴胡10g,前胡10g,羌活10g,炒金银花15g。

5剂,水煎服。

二诊

药后咳嗽、气喘顿减,小溲增多,大便日行2～3次,黄冻明显减少,他恙亦见好转。

效方出入,调治月余而瘥。

【按】《素问·痹论》:"肠痹者,数饮而出不得,中气喘争,时发飧泄。"患者平素饮食自倍,肠胃久伤,复因酒后落水于冬月,风寒湿邪闭肺,内舍大肠。姑拟荆防败毒散辛散风寒以除湿邪,合三拗汤宣肺开上,以平喘咳。所用麻黄、桔梗、荆芥,旨在宣开肺气,而不是为了发汗;合防风、羌活以祛肠中风邪;入金银花以清肠凉血,药后幸能中的。张志坚认为:① 宣肺不等于解表,重在调气机以复升降,畅水道而理传导;解表只着眼于发汗散邪。② 宣肺法既可用于大便秘结,亦可用于大便溏泻,若同时见有肺气不宣的症状,则效果更佳。③ 宣肺气不应拘于时日,无论新感、旧恙,只要见到肺气不宣的症状,均可使用。

案8　盛某,女,38岁。

初诊(1989年10月28日)

主诉及病史：子宫肌瘤术后半年多,大便泄泻,迁延不止,泻后仍有不尽感,腹部刺痛,痛有定处,按之痛甚,面色晦滞,口干不欲多饮。

诊查：舌暗红,边有瘀斑,苔薄,脉弦细。

辨证：瘀血内停,阻于肠络。

治法：活血化瘀,和络止泻。

方药：肉桂5g(后下),炒赤芍、炒白芍各10g,炮姜6g,制延胡索10g,五灵脂10g,炒蒲黄10g(包煎),小茴香6g,炒当归10g,川芎10g,没药10g,败酱草30g,煨木香10g。

5剂,水煎服。

二诊

大便日行1～3次，大便黏腻，腹部刺痛感减轻，舌边瘀斑较前缩小。

原方去肉桂，加苍术10 g、藿香10 g，续服30剂，腹泻止，腹痛平，面色始有光泽，病愈。

【按】 本例患者子宫肌瘤术后而致泄泻，迁延不止，乃血瘀肠络，不通则痛，故腹部刺痛，痛有定处，按之痛甚；瘀阻气滞，故泻后有不尽感；口干不欲多饮，面色晦滞，舌暗红，有瘀斑，脉弦细，均为瘀血内阻之象。用少腹逐瘀汤化裁。活血化瘀，和络止泻为宜。

案9　是某，女，38岁。

初诊(1995年7月26日)

主诉及病史：大便溏泄，反复迁延数月，或见便下不消化之物，饮食减少，食后脘闷不舒，稍进油腻食物，则大便次数明显增多，面黄少华，神倦乏力。

诊查：舌淡苔白，脉细弱。

辨证：脾虚气弱，运化失司。

治法：健脾益气，升清止泻。

方药：党参20 g，炒白术10 g，茯苓30 g，生甘草3 g，砂仁3 g(后下)，陈皮10 g，炒扁豆10 g，炒山药30 g，炒薏苡仁30 g，桔梗10 g，粉葛根30 g，地锦草30 g，炒山楂、炒神曲各10 g，煨木香10 g。

5剂，水煎服。

二诊

服药5剂大便次数较前减少，饮食清淡则腹泻止，乏力，自行饮食控制。

原方加白豆蔻6 g、老鹳草30 g、莲子10 g，再服10剂，大便每日一行。

去葛根、地锦草，加焦山楂10 g续服月余，胃纳改善，进食肉食后未再腹泻，乏力改善，大便成形。

【按】 本例患者因脾虚气弱，清阳之气不能升发，运化失常所致，如《内经》云："浊气在上，则生䐜胀；清气在下，则生飧泄。"此之谓也。故见大便溏泄，反复迁延数月不已，或伴便下不消化之物，脾虚运化无权，故饮食减少，食后脘闷不舒，久泻不已；脾胃久虚，化源不足，故面色少华，神疲乏力。舌淡苔白，脉细弱均为脾胃虚弱之象，用参苓白术散化裁，健脾益气，升清止泻为宜。

案10　时某，男，45岁。

初诊(1996年11月20日)

主诉及病史：因冒雨受寒，突起大便溏泄，甚则大便如水样，病情加重半日，伴肠鸣腹痛，脘闷纳少，神疲乏力。

诊查：舌淡，苔薄腻，脉浮。

辨证：风寒外袭，脾虚湿困。

治法：解表散寒，健脾化湿。

方药：藿香10 g，紫苏叶10 g，白芷10 g，茯苓30 g，炒白术10 g，法半夏10 g，陈皮10 g，桔梗10 g，生甘草3 g，炒苍术10 g，制厚朴10 g，大腹皮10 g，炒神曲10 g，煨木香10 g。

5剂，水煎服。

二诊

服药5剂水泻已止，大便仍偏稀，便意频频，伴恶寒。

原方去大腹皮，加桂枝10 g、紫苏10 g，再服5剂。

腹泻止，恶寒乏力已愈。

【按】 本例突发泄泻，系寒湿之邪外袭，侵犯脾胃，致使脾胃升降失司，清浊不分，水谷并走大肠，故泻下清稀，甚则如水样；寒湿内感，胃肠气机受阻，则肠鸣腹痛；寒湿困脾，则脘闷食少；苔白腻，脉浮为外感风寒之证，用藿香正气散化裁，解表散寒、健脾化湿为治。

案11 吴某，男，18岁。

初诊(1998年6月12日)

主诉及病史：腹痛肠鸣，大便溏泄，臭如败卵，泻后腹痛减，每日大便3次，病已5日，伴脘腹胀满，予抗炎治疗，病情不松，更见嗳气酸腐，不思纳食。

诊查：舌苔厚浊而腻，脉滑。

辨证：食积内停，阻滞肠胃。

治法：消食导滞，清化止泄。

方药：炒枳实10 g，制大黄5 g，川连6 g，炒黄芩10 g，炒山楂、炒神曲各10 g，炒白术10 g，茯苓10 g，泽泻10 g，法半夏10 g，陈皮10 g，连翘15 g，地锦草30 g，煨木香10 g。

5剂，水煎服。

二诊

服药后腹痛肠鸣改善，胃纳差，口臭，舌脉同前。

原方加莱菔子10 g、莪术10 g，续服5剂，腹胀缓解，矢气增加。

再服药10日，胃纳改善，口臭缓解，舌苔转薄，大便畅。

【按】 本例泄泻因宿食内停，阻滞肠胃，故腹痛肠鸣；宿食不化，浊气上逆，则嗳腐酸臭；食积不化而腐败，则泻下臭如败卵；浊气得以下泄，故泻后痛减；胃肠为食积所伤，则不思纳食。苔厚浊而腻，脉滑，均为食内停之象，用枳实导滞汤合保和丸复方化裁，消食导滞，清化止泻。

案12 芮某，男，32岁。

初诊(1998年8月16日)

主诉及病史：腹痛泄泻3日，泻下急迫，粪色黄褐，气味秽浊，肛区灼热，小便短赤灼热，口渴。

诊查：舌红，苔黄腻，脉滑数。

辨证：湿热内蕴，互结肠络。

治法：清化湿热，理气和络。

方药：葛根 30 g，川连 6 g，炒黄芩 10 g，生甘草 3 g，煨木香 10 g，老鹳草 30 g，茯苓 30 g，炒车前子 30 g(包煎)，炒薏苡仁 30 g，马齿苋 30 g，北沙参 10 g，炒山楂、炒神曲各 10 g。

5 剂，水煎服。

二诊

腹泻改善，肛门灼痛感减轻。

原方加败酱草 30 g、猪苓 10 g，再服 5 剂。

二便调，腹泻止，诸症愈。

【按】 本例泄泻系湿热内蕴，互结肠络，故泻下急迫；粪色黄褐，气味秽浊，肛区灼热，小便短赤灼热，口渴，均为湿热下注之象；苔黄，脉滑数，亦为湿热内感之征，治用葛根芩连汤加味，清化湿热，理气和络为安，方中马齿苋清热解毒，消炎止泻，对大肠埃希菌等多种细菌都有强力的抑制作用，有“天然抗生素”的美称。临床用治泄泻效果良好。

案 13 吕某，男，42 岁。

初诊(1998 年 12 月 20 日)

主诉及病史：天明时脐腹疼痛，伴肠鸣泄泻，泻后则安，反复半年，形寒肢冷，腰膝酸软。

诊查：舌淡苔白，脉沉细。

辨证：肾阳不足，脾失温煦。

治法：温补脾肾，固涩止泻。

方药：补骨脂 10 g，淡吴萸 3 g，煨肉豆蔻 10 g，五味子 10 g，党参 20 g，炒白术 10 g，炮姜 6 g，炙甘草 3 g，生黄芪 30 g，煨诃子 10 g，老鹳草 30 g，煨木香 10 g。

5 剂，水煎服。

二诊

黎明时腹痛较前轻，腹泻仍易作，完谷不化，四肢不温。

原方加制附子 6 g、桂枝 10 g，续服用 10 剂后晨起腹泻少作。

去五味子、肉豆蔻，再连续服用半个月，大便成形，四肢不冷。

续服参苓白术丸半个月，胃纳香。

随访半年病未再发。

【按】 本例患者肾阳虚衰，不能温煦脾土，而黎明之前阳气未振，阴寒较盛，故脐腹作痛，鸡鸣即泻，泻后则安；形寒肢冷，腰膝酸软，舌淡苔白，脉沉细，均为脾肾阳虚之象。用四神丸合理中汤化裁，温补脾肾、固涩止泻。

案 14 高某，男，66 岁。

初诊(2002 年 12 月 16 日)

主诉及病史：肠鸣辘辘，大便泄泻伴有泡沫半年余，有时泻下清水，形体消瘦，泛吐清水，腹胀尿少，平素嗜茶喜饮。

诊查：舌质淡，苔白滑，脉濡滑。

辨证：水饮留肠，脾虚少运。

治法：健脾助运，温化水饮。

方药：茯苓 30 g，桂枝 10 g，炒白术 10 g，生甘草 3 g，生黄芪 30 g，防己 10 g，炒薏苡仁 30 g，炒车前子 30 g(包煎)，煨木香 10 g，炒白芍 10 g，老鹳草 30 g，炒山楂、炒神曲各 10 g。

10 剂，水煎服。

二诊

服药半月水泻减少，大便不成形。

原方加苍术 10 g、白豆蔻 6 g 运脾燥湿，去防己加升麻 10 g、防风 6 g、葛根 10 g，振兴脾气，续用 1 个月，大便开始成形。

去车前子、炒白芍，2 个月后胃纳香，腹胀缓解，二便调。

【按】 本例患者，平素嗜茶，饮水过多，日积月累，水湿困脾，饮留肠间，故肠鸣辘辘，大便溏泄或泻下清水，伴有泡沫；水饮内阻，故见腹胀食少；水饮上逆，故泛清水；脾运不健，饮食不能化为精微，反留而化饮，致肌肉不得充养，所以形体消瘦，脉濡滑，苔薄白，均为水饮内停之象。用苓桂术甘汤加味，健脾助运、温化水湿为宜。

八、痢　疾

案 1 刘某，男，26 岁。

初诊(1986 年 7 月 10 日)

主诉及病史：下痢 5 日，伴不能进食，进食则呕吐，伴有胸闷，纳呆口秽。

诊查：舌苔黄腻，脉滑数。

辨证：湿热内蕴，胃肠失和。

治法：泄热和胃，苦辛通降。

方药：党参 20 g，川连 6 g，石菖蒲 10 g，丹参 10 g，茯苓 30 g，陈皮 10 g，荷叶 10 g，石莲子 10 g，陈粳米 20 g，冬瓜子 10 g，薏苡仁 30 g，紫苏叶 10 g。

5 剂，水煎，每次少量饮之，每日 3～5 次。

二诊

服药 5 剂可进食少量流汁，食后恶心，口臭口苦，舌脉同前。

原方加姜半夏 10 g、黄芩 10 g，紫苏叶改为紫苏梗 10 g，加生姜 3 片，服用 7 剂后能少量进食。

三诊

再加石菖蒲 10 g、鸡内金 10 g 醒脾开胃，共调理半个月，胃纳香，腹泻止，胸闷缓解。

【按】 本例当属噤口痢，因湿热内蕴，结于肠中，上攻于胃，胃失和降所致，湿热夹浊气上攻，胃失和降，上逆而为呕吐，口秽，湿热为患，苔黄腻脉滑数，治用《医学心悟》开噤散化裁，每次少少予饮之，泄热和胃，苦辛通降为宜。

案 2　钱某，男，30 岁。

初诊（1988 年 10 月 26 日）

主诉及病史：下痢赤白黏冻或脓血，腹部疼痛 1 周，初起曾经水泻，继则痢下赤白，里急后重，肛门灼热，胸脘痞闷，小便短少。

诊查：舌苔黄腻，脉滑数。

辨证：湿热蕴肠，传导失司。

治法：清化湿热，理气导滞。

方药：炒黄芩 10 g，炒白芍 10 g，黄连 6 g，制大黄 6 g，槟榔 10 g，炒当归 10 g，煨木香 10 g，肉桂（后下）5 g，生甘草 3 g，粉葛根 30 g，金银花 10 g，老鹳草 30 g。

5 剂，水煎服。

二诊

诸症有减，口干欲饮。

原方加白头翁 10 g、秦皮 10 g、苍术 10 g 续服半个月，大便黏冻脓血消，但仍觉大便不畅。

上方去当归，加莱菔子 10 g、厚朴 10 g，续服 7 剂腹痛止，大便日行 1～2 次。

去大黄、金银花，加六神曲 20 g，续服半个月，诸症愈。

【按】 本例患者因湿热积滞，蕴结肠中，气血阻滞，传导失司，肠络受损，肉腐血败，化为脓血，是湿热痢的主要病机，盖火之性急迫，故为腹部疼痛，里急后重，湿热熏蒸，气血瘀滞化为脓血赤白，湿热下注则肛门灼热，小便短少，苔黄腻，脉滑数，亦为湿热熏蒸之象，治用芍药合葛根芩连汤化裁，清化湿热理气导滞。

案 3　赵某，女，73 岁。

初诊（1990 年 5 月 18 日）

主诉及病史：腹痛拘急，痢下赤白黏冻，白多赤少半个月，伴里急后重，口淡乏味，中脘痞闷，不渴，头重身困，小便清白。

诊查：舌淡苔白腻，脉濡缓。

辨证：寒湿客于肠胃，传导失司。

治法：温化寒湿，调气和络。

方药：陈皮 10 g，制厚朴 10 g，制苍术 10 g，炒白术 10 g，猪苓 10 g，茯苓 10 g，桂

枝 10 g，泽泻 10 g，生甘草 3 g，老鹳草 30 g，肉豆蔻 10 g，煨木香 10 g。

5 剂，水煎服。

二诊

腹痛稍轻，大便黏冻减少。

原方加藿香 10 g、苍术 10 g、姜半夏 10 g 运脾燥湿，服用 10 日腹痛止，大便仍偏稀，续服半个月，每日配合参苓白术丸 10 g，诸症除。

随访 3 个月，病情未反复。

【按】 本例患者因寒湿客于肠胃，气血滞涩，肠中津液凝滞，运化违常，传导失司，是寒湿痢的主要病机，寒主收引气滞血涩，故腹痛里急，气滞湿阻，痢下不畅，则为后重，寒凝津液，湿伤气分，故见痢下白冻，寒湿阻于胃肠，阳气被遏，运化失常，故口淡乏味，中脘痞闷，头重身困，小便清白，苔白腻，脉濡缓，均为寒湿内盛之象，用胃苓汤化裁，温化寒湿，调气和络为妥。

案 4 谈某，男，46 岁。

初诊（1997 年 9 月 3 日）

主诉及病史：痢下赤白黏冻，日久不愈，有半年时间，有时见有鲜血，脐下急痛，或虚坐努责，纳呆，发热烦渴，夜半转剧。

诊查：舌红绛少津，苔腻根刺，脉细数。

辨证：阴虚湿热，肠络受损。

治法：清化肾阴，扶正和络。

方药：黄连 6 g，炒黄芩 10 g，炮姜 6 g，熟地 10 g，炒当归 10 g，败酱草 30 g，生甘草 3 g，仙鹤草 30 g，煨木香 10 g，鸡子黄 1 枚（冲服）。

5 剂，水煎服。

二诊

服药 5 剂，大便仍夹脓血，心烦口干，五心烦热。

原方加黄柏 10 g、赤芍 10 g、地榆 10 g，续服 10 剂，口干好转，大便脓血已去，烦渴改善。

续服 2 个月，大便畅，日行 1～2 次，腹痛随访半年未再发。

【按】 本例患者久痢不愈，湿热伤阴，遂为阴虚痢，脓血乃气血津液所化，阴血亏虚，湿热熏蒸，故成脓血黏冻，肠络受损，故见鲜血，阴亏于下，湿热交阻，故脐下急痛，胃阴亦弱，故见纳呆，阴虚则阳盛，津液亏乏，而有发热烦渴之症，阴虚甚于阴时，故夜半病情转剧，舌红绛，脉数乃一派阴虚火旺之象，用黄连阿胶汤化裁，清化肾阴、扶正和络，本证不宜轻率攻伐，以免更伤其阴。

案 5 吴某，男，66 岁。

初诊（1998 年 4 月 25 日）

主诉及病史：下痢时作时止，缠绵不愈，半年于兹，每因饮食不当或起居违常，感受外邪，或劳累思虑，郁怒而诱发，倦怠嗜卧，腹胀纳差，发作时大便夹有赤白黏冻，里急后重。

诊查：舌淡红，苔黄腻，脉细涩。

辨证：脾胃虚弱，湿热滞留。

治法：健脾益气，消滞化湿。

方药：党参 20 g，茯苓 30 g，炒白术 10 g，炒扁豆 10 g，陈皮 10 g，炒山药 30 g，砂仁 3 g(后下)，炒薏苡仁 30 g，生甘草 3 g，黄连 6 g，泽泻 10 g，芡实 30 g，莲子肉 10 g，白豆蔻 10 g，炒山楂、炒神曲各 10 g。

5 剂，水煎服。

二诊

药进 10 日后大便日行 2 次，黏腻不畅，乏力倦怠，饭后脘腹作胀。

原方去芡实、莲子肉，加秦皮 10 g、老鹳草 30 g、茯苓 30 g、姜半夏 10 g，服用 10 剂。

三诊

大便成形。

去豆蔻，加黄芪 10 g、五味子 5 g 续服半个月，乏力改善，胃纳好转，大便日行一次。

【按】 本例患者下痢日久，以致脾胃正气虚弱，湿热积滞内恋，大肠传导失司，是休息痢的主要病机。由于久病不愈，正气渐虚而邪伏肠胃，发为本病，以致脾胃虚弱，食入难化，积滞肠胃，故凡休息痢，总为虚实兼见之证，正气虚弱，脾胃困惫，故倦怠嗜卧，腹胀纳差，湿热积滞稽留，则见痢下赤白，里急后重，脉细涩舌淡红，为气血亏虚之象，用资生丸加减，健脾益气，消滞化湿。

案 6　惠某，男，45 岁。

初诊(2003 年 7 月 28 日)

主诉及病史：久痢不愈半年，痢下稀薄，带有白冻，腹痛绵绵作痛，喜按喜暖，便下或欠爽，口淡不渴，食少神疲，畏寒，腹胀，四肢发冷。

诊查：舌淡，苔薄，脉虚细。

辨证：脾肾阳虚，寒湿阻滞。

治法：温补脾肾，化湿固涩。

方药：炒白芍 10 g，炒当归 10 g，党参 20 g，炒白术 10 g，煨肉豆蔻 10 g，肉桂 5 g(后下)，炙甘草 3 g，煨木香 10 g，煨柯子 10 g，炮姜 6 g，老鹳草 30 g，罂粟壳 6 g，补骨脂 10 g，吴茱萸 3 g，五味子 10 g。

5 剂，水煎服。

二诊

服药 5 剂后大便日行 2～3 次，为稀便，四肢不温，乏力。

原方加当归 10 g、炒赤芍 10 g 养血行气。再服 5 剂，大便日行一次，但出现便后脱肛。

去罂粟壳，加黄芪 30 g、升麻 10 g，续服 1 个月，诸症愈。

【按】 本例患者久痢，脾胃虚弱，寒湿滞留肠中，故见下痢稀薄，夹有黏冻，腹部隐痛，口淡食少，神疲畏寒等症，久病传肾，命门火衰，而见腰胀酸软，四肢发冷，舌淡脉细弱，皆为脾肾虚寒之症，治用真人养脏汤化裁，伍入四神丸，温补脾肾，化湿固涩。

案7 **曹某，男，70岁。**

初诊(2006年10月18日)

主诉及病史：痢下赤白，迁延2年未愈，午后潮热，行体虚羸，五心烦热，纳食无味，怯寒少气，神疲乏力，腹胀酸软，皮毛枯萎，两目无神。

诊查：舌淡，苔薄，脉细无力。

辨证：脾肾两虚，邪恋肠络。

治法：健脾养胃，益肾和络。

方药：党参20 g，炒白术10 g，茯苓30 g，生甘草3 g，陈皮10 g，炒山药30 g，莲子肉10 g，炒薏苡仁30 g，生黄芪30 g，仙鹤草30 g，胡黄连6 g，炒山楂、炒神曲各10 g。

5剂，水煎服。

二诊

服药后诸症得减，乏力改善。

原方续服1个月，精神乃振，胃纳好转，大便基本成形。

【按】 本例久痢不愈，脾胃虚弱，病久及肾，以致精血被夺，百脉空虚，而入损途，所谓精气内夺，则积虚成损，积损成劳是也，故诸虚之症迭起，然病积成劳，而总有留积未清，痢下不休，病成劳痢，治用四君子汤加味，健脾养胃，益肾和络，当先取中州，令得谷再入，只宜缓图，步步为营，不能取决于一时。

九、便　秘

案1 **廖某，女，80岁。**

初诊(1981年3月9日)

主诉及病史：大便燥结成栗，一周一更衣。头晕目眩，耳鸣，泛恶欲吐，脘腹胀痛，纳差，口干，饮较多。有高血压病史。

诊查：舌淡暗，苔薄黄腻，脉细弦。

辨证：脾肾两虚，阴虚气滞。

治法：益肾健脾，调气增液。

方药：肉苁蓉12 g，大腹皮10 g，全瓜蒌20 g，石斛15 g，玄参10 g，生甘草3 g，生白术15 g，炒枳壳10 g，炙升麻10 g，制半夏10 g，炒楂曲各10 g，炒当归10 g。

5剂，水煎服。

二诊

药后大便两日一行，偏干，腹胀缓解，口干欲饮。

原方加赤白芍各 10 g、牡丹皮 10 g、泽泻 10 g，服用半个月。

症状均改善，保持大便每日一行或两日一行，大便成形顺畅。

【按】 便秘原因较多，一般分有热秘、冷秘、气秘、虚秘四类。患者耄耋之年，脾肾两虚，阴血不足，肠道枯衰，以致传导失司。故予治法益气健脾，温润增液，调气导下。白术健脾益气，益气可生血，因中焦运化旺盛则气血自生，加上当归更增补血功效。白术常规用量能健脾燥湿，大剂量生白术(15～30 g)更有助便作用。

案 2 鲁某，男，60 岁。

初诊(1981 年 9 月 12 日)

主诉及病史：大便秘结，反复半年，或大便成粒，状如羊屎，形体消瘦，午后颧红，眩晕耳鸣，腰膝酸软。

诊查：舌红，苔少，脉细数。

辨证：肾阴不足，肠失润导。

治法：滋肾养阴，增液润肠。

方药：生地 15 g，牡丹皮 10 g，茯苓 10 g，泽泻 10 g，山茱萸 10 g，生山药 10 g，玄参 20 g，麦冬 10 g，火麻仁 30 g，炒枳实 10 g，熟女贞子 20 g，墨旱莲 30 g。

7 剂，水煎服。

二诊

药后大便干结较前改善，口干，自觉夜间手足心热，饥不欲食。

原方加石斛 10 g、玉竹 10 g。

服用半月，诸症愈，口干缓解，胃纳香。

【按】 肾司二阴，肾阴亏虚，不能下润肠道，故见大便干结。又大肠主津司传导，虚火耗灼津液，故大便干如羊屎，肠失润导而便秘；形体消瘦午后颧红，眩晕，耳鸣，腰膝酸软，舌红，苔少，脉细数均为肾阴不足、虚火上炎之征，治用六味地黄合增液汤化裁，滋肾养阴，增液润肠为宜。

案 3 羊某，女，68 岁。

初诊(1988 年 11 月 28 日)

主诉及病史：大便干结难解反复 2 个月，小便短赤，或有心烦身热，口干欲饮伴有口臭，腹部胀痛。

诊查：舌红，苔黄腻干燥，脉滑数。

辨证：肠胃积热，传导失司。

治法：清肠泄热，养阴润导。

方药：火麻仁 30 g，苦杏仁 10 g，生白芍 10 g，制大黄 8 g，炒枳实 10 g，制厚朴 10 g，玄参 20 g，生地 15 g，麦冬 10 g，石斛 20 g，炒栀子 10 g，瓜蒌仁 10 g。

5 剂，水煎服。

二诊

服上方 5 剂后大便日行一次，稍偏干，偶有便后出血。

原方玄参加量为 30 g，再进 10 剂，服用时加白蜜一勺。

口臭除，口干缓解，大便规律日行一次。

【按】 本例患者由于肠胃积热，耗伤津液，肠道干涩，故大便干结；积热上蒸，浊阴不降，故口干口臭；热盛于内，故心烦身热面红；热移膀胱，故小便短赤。舌红苔黄腻干燥，脉滑数，均为热盛伤津之象。用麻子仁丸合增液汤加味，清肠泄热养阴润导。

案 4　路某，女，68 岁。

初诊(1998 年 12 月 20 日)

主诉及病史：大便或干或软，排便困难 2 年，小便清长，面色淡白，手足不温，喜暖怕冷，腹部冷痛，腰脊冷痛有坠感。

诊查：舌淡苔白，脉沉迟。

辨证：肾阳不足，肠失温润。

治法：益肾温阳，扶正润肠。

方药：炒当归 10 g，怀牛膝 20 g，升麻 10 g，炒枳实 10 g，肉苁蓉 30 g，锁阳 20 g，泽泻 10 g，火麻仁 30 g，熟地 10 g，肉桂 5 g(后下)，生黄芪 30 g。

7 剂，水煎服。

二诊

大便困难较前改善，下肢怕冷。

原方加木香 10 g、制附子 6 g，续用 10 剂。

三诊

下肢怕冷改善，舌淡苔腻。

加姜半夏 10 g，守方 1 个月，诸症愈。

【按】 本例便秘，因肾阳不足，阴寒内生，留于肠胃，阴气固结，肠气不运，胃肠传送无力而排便困难。肾阳不足，水不化气，故小便清长，面色淡白；寒为阴邪，得热则舒，故喜热怕冷；阴寒内盛，气机阻滞，故腹中冷痛；阳虚温煦无权，故四肢不温，腰脊冷重。舌淡苔白，脉沉迟均为阳虚内盛之象。用济川煎化裁，益肾温阳、扶正润肠。

案 5　钱某，男，62 岁。

初诊(1999 年 8 月 16 日)

主诉及病史：大便或干或软，虽有便意但临厕努挣大便难以排除，甚则乏力气短，便后精神疲倦，面少华色，肛区有坠感，平素懒言，病情反复半年，有胃下垂病史多年。

诊查：舌淡嫩，苔白，脉弱。

辨证：中气不足，肠失润导。

治法：补中益气，扶正润肠。

方药：生黄芪 20 g，生白术 10 g，陈皮 10 g，炙升麻 10 g，柴胡 10 g，党参 20 g，炒当归 10 g，生甘草 3 g，炒枳实 10 g，火麻仁 30 g，桔梗 10 g。

5 剂，水煎服。

二诊

大便稍用力即可排出，乏力仍作，舌脉同前。

生黄芪 30 g，生白术 20 g，陈皮 10 g，炙升麻 10 g，柴胡 10 g，党参 20 g，炒当归 10 g，生甘草 3 g，炒枳实 10 g，火麻仁 10 g，桔梗 10 g，麦冬 10 g，生薏苡仁 30 g。

连服 1 个月，大便畅，精神改善。

【按】 本例患者，有胃下垂病史多年，中气下陷于先，近发便秘，此乃中气不足，运化失职，大肠传导无力，故虽有便意，而努挣无力，难以排便；脾气虚，化源不足，故面少华色，神疲懒言。舌淡嫩，脉弱，均为气虚之征，用补中益气汤化裁，补中益气，扶正润肠。

案 6 胡某，男，71 岁。

初诊（2003 年 4 月 8 日）

主诉及病史：大便干结难解 2 个月，面色淡白无华，心悸健忘，头晕目眩，口唇指甲淡白，病起于混合痔疮反复出血之后。

诊查：舌淡，苔薄白，脉细。

辨证：血虚肠润，传导失司。

治法：养血润燥，扶正顺肠。

方药：生地 15 g，炒当归 10 g，生白芍 10 g，川芎 10 g，桃仁 10 g，火麻仁 30 g，柏子仁 10 g，炒枳实 10 g，炒槐花 10 g，熟女贞子 20 g，墨旱莲 30 g，炒决明子 30 g。

5 剂，水煎服。

二诊

服药 10 日大便畅，但易出现心悸、口干。

原方当归加量至 20 g，去决明子，加玄参 10 g、何首乌 10 g，地榆炭 10 g，大便出血止。

续服 1 个月，面色红润，心悸未再发。

【按】 本例患者因痔疮反复出血，而致血虚，血亏不能润养大肠，肠道干涩而秘；血虚则口唇指甲淡白，面色少华；心血不足则心悸健忘；肝血不足则头晕目眩。舌淡，脉细均为血虚之象。用四物汤加味，养血滋燥，扶正润肠为安。

案 7 吴某，女，38 岁。

初诊（2015 年 10 月 11 日）

主诉及病史：排便困难 4 年，病由产后而起，每三四日一行，需服消导药助便，寐差多梦，脘腹胀满，胸胁不舒。

诊查：舌淡红，苔薄微腻，脉弦。

辨证：木土郁滞，中运不畅。

治法：宣疏木土，降气通腑。

方药：蝉蜕 10 g，僵蚕 10 g，姜黄 6 g，生大黄 5 g(后下)，柴胡 10 g，白芍 10 g，枳实 10 g，生甘草 3 g，全瓜蒌 15 g，柏子仁 20 g，炒神曲 15 g。

7 剂，水煎服，早晚 2 次分服。

二诊

服药 3 剂，大便即畅，5 剂后饮食佳，夜寐转宁，遂继以原方 7 剂予服。

后其母因病来诊，诉其女近 2 个月大便通畅。

【按】 初诊脉症合参，本例患者伏案日久，脘腹胀满，胸胁不舒，脉弦，乃土木郁滞，升降失宣，气液不达，中运不畅也；方用升降散合四逆散化裁；升降散之升降气机，清升浊降；四逆散主肝脾气郁之证。两方合用，增入全瓜蒌，利气宽胸，润肠通便，柏子仁安神润肠，炒神曲消食导滞，药证合拍，而收良效。

案 8　叶某，女，85 岁。

初诊(2016 年 4 月 7 日)

主诉及病史：手术后大便经常秘结，今已 5 日不下，服番泻叶、果糖均有效，但均会引致剧烈腹痛，泻下数次方止，使身体疲乏不堪，要求不剧烈腹痛，不腹泻频繁的通便药方。

诊查：形体高不瘦弱，睡眠纳食一般，舌淡红苔薄，脉细弦。

辨证：精血不足，传导失司。

治法：润燥通便。

方药：鲜芦荟，三冲叶子(约 50 g)洗净，剪碎，煎一滚，待温，连渣、汤一同吃下。

待 12 h 排下大便，不腹痛，不水泻。

二诊

服用 3 日均服药后数小时内解大便，无水泻，无腹痛不适。

嘱鲜芦荟改成隔日一次，配合五仁丸口服，滋阴养血，以此逐渐停用鲜芦荟。

随访 1 个月，诉现每周服用 2 次，每次一叶鲜芦荟即可起效。

【按】 中药学讲义示，芦荟苦寒泄热导积，清热凉肝。泻下作用较强，不适用于老年、贫血、体弱之人。笔者体会，本品不大苦(微苦)，通便缓和，不会引起腹泻、腹痛。《日本药典》记载："作为大肠性泻剂，是习惯性便秘的家常药被广泛地使用。缓泻作用在服用常用量 8～12 h 后出现。"鲜芦荟叶含有多量润液，去掉叶及剩下的胶状物制成饮料或化妆品以供应市场。芦荟化妆品有滋润皮肤，使皮肤光泽的作用。最后指出本品也不寒，不会出现少食、肢冷症状。因为没有大苦大寒，更不可能直折火势，因为实践病例不足，尚需继续观察。

案 9　芮某，女，42 岁。

初诊(2016 年 5 月 10 日)

主诉及病史：大便或干或结，排便困难反复数月，嗳气频作，胸胁痞闷，胀痛，每遇情志波动则病情加重。

诊查：舌淡红，苔薄腻，脉弦。

辨证：肝郁气滞，肠失润导。

治法：疏肝解郁，润气通腑。

方药：广木香 10 g，台乌药 10 g，槟榔 10 g，炒枳实 10 g，制大黄 6 g，炒牡丹皮 10 g，炒栀子 10 g，炒当归 10 g，柴胡 10 g，茯苓 10 g，生白术 20 g，生甘草 3 g，沉香肉 10 g。

5 剂，水煎服。

二诊

上方共服 10 日，胸胁满闷已除，大便偏干，但较前缓解，饭后嗳气。

原方加莪术 10 g、川楝子 10 g 顺气导滞，服用 10 剂，大便通畅，胁胀缓解。

【按】 本例患者大便困难，每遇情志波动则病情加重，此气机郁滞，致大肠传导失司，糟粕内停而为便秘；气滞于内，故胸胁痞闷，胀痛；浊气上攻致胃气上逆，故嗳气频作。舌苔薄腻为气滞湿阻，脉弦为肝脾失和之象。用丹栀逍遥丸合六磨汤化裁，疏肝解郁，顺气导滞。

案 10 金某，女，4 岁。

初诊（2016 年 11 月 25 日）

主诉及病史：便秘 2 年，便结如栗，四五日一下，每需用开塞露通下，口渴口苦，咽痛，腹满纳呆。

诊查：舌红，苔黄，脉细弦。

辨证：阴液亏虚，胃肠湿热。

治法：养阴增液，清热化湿。

方药：生地 7 g，玄参 7 g，麦冬 7 g，生何首乌 15 g，女贞子 8 g，墨旱莲 8 g，生甘草 3 g，绿萼梅 5 g，炒牛蒡子 8 g（包煎），炒山楂、炒神曲各 10 g，炙鸡内金 5 g。

7 剂，水煎服，早、晚 2 次分服。

二诊

药后胃纳渐增，口干苦减，腹满稍松，咽痛轻，然大便仍干结难解，二三日一行。

原方加火麻仁 20 g，再服 10 剂。

三诊

服上方纳食启，大便通畅，日行一次，舌苔薄脉细。守方再进 7 剂，以资巩固。

半年后随访，大便调畅。

【按】 本例患儿，脾胃不足，素体阴虚，液涸肠燥，肠失濡润，则传导不利，所谓“无水行舟”，故以增液汤合二至丸育阴增液，意在寓泻于补，以补药之体作泻药之用，既可攻实又防年幼体弱，再佐以何首乌、火麻仁润肠通便；牛蒡子清咽滑肠，绿萼梅理气和胃，增入鸡内金、山楂、神曲消食化滞，甘草调和诸药，从多方考量标本兼顾，方获痊愈。

第四章　肝 系 病 证

一、胁　痛

案1　王某,男,55岁。

初诊(1979年8月6日)

主诉及病史:胁痛1个多月。患者1979年7月中旬,以胁痛发热住当地医院治疗1周,病情不减。乃于23日至常州某医院诊治。血常规:白细胞计数15.4×10⁹/L,中性粒细胞百分比84%,淋巴细胞百分比16%,超声波检查:肝肋下4 cm,第九肋间见液性平段2 cm。核素扫描:肝右下叶占位性病变。同时曾做肝穿刺,抽出少许脓液,确诊为肝脓疡。建议住院治疗,因患者有实际困难,且慑于手术,遂予8月6日转来常州市中医医院门诊医治。症见面色晦滞,形瘦神疲,食纳极差,发热两旬有余(刻下体温38.6℃),日轻夜重,右胁疼痛拒按,动则更甚,胸闷气短,咳嗽痰黏,口干少饮,时或恶心,大便欠畅,小溲赤涩。

诊查:舌苔黄腻而厚,脉象弦数无力。

辨证:湿热壅结,痰浊瘀滞。

治法:疏气化浊,宣肺通腑。

方药:光杏仁10 g,白豆蔻5 g(后下),生薏苡仁15 g,藿香梗10 g,厚朴5 g,制半夏10 g,全瓜蒌30 g,生代赭石30 g(先煎),炙紫苏子10 g,芒硝10 g(分2次冲服),金银花30 g,蒲公英30 g。

2剂,水煎服。

二诊

大便溏薄,畅行数次,胸脘满闷见松,咳痰泛恶亦衰。惟体温不降,至晚高热如疟,胃纳未增,胁下疼痛如前,舌上腻苔转薄,底边红绛,脉细弦数。证属痰湿始化,阴津初伤,邪机郁伏少阳、厥阴。治宜和解蠲湿,疏化瘀热。

方药:柴胡10 g,黄芩15 g,制半夏10 g,六一散10 g(包煎),南沙参15 g,生赤芍、生白芍各10 g,牡丹皮10 g,广郁金10 g,金银花30 g,红藤30 g,重楼10 g。

5剂。

三诊

药后憎寒得罢，身热减半，体温37.8℃。略有饥意，小溲已畅。但胁痛未平，依然拒按，口虽渴而饮水不多，腻苔化而舌红少津。超声波检查：肝于肋下3 cm，肝区液平0.5～1 cm。是少阳之经邪已达，厥阴之热络未清，且病经匝月，阴血受煎，虽逾险岭，未涉坦途。易法清肝泄热，凉血散血，参入和胃之品。

方药：紫花地丁30 g，夏枯草30 g，连翘15 g，红藤30 g，金银花15 g，生地15 g，牡丹皮10 g，生赤芍10 g，生鳖甲15 g(先煎)，生鸡内金10 g，香橼皮10 g，羚羊角粉3 g(分2次冲服)。

5剂。

四诊

发热已退，胁痛隐约，纳谷增香，神情转爽，舌渐淡而有津，脉象细而无力。胃中阴气渐复，郁热瘀结未撤。亟当疏通瘀热，调畅经气，俾邪机得解乃佳。

方药：全当归10 g，红花5 g，紫丹参10 g，炒山楂10 g，制香附10 g，细青皮10 g，炮穿山甲10 g(先煎)，炙䗪虫10 g，生牡蛎30 g(先煎)，白芥子10 g，忍冬藤30 g，白花蛇舌草30 g。

7剂。

五诊

寒热始终未起，症状次第消除，惟稍感疲乏，脉象平软，舌淡苔薄白。血常规白细胞计数7.5×10^9/L，中性粒细胞百分比68%，淋巴细胞百分比31%，嗜酸性粒细胞百分比1%。超声波复查：肝肋下1.5 cm，肝区液平消失。兹值气液因病两伤，不能急切复原，且肝络隐微之邪薮，恐有留遗未净，主法气阴双补，消瘀通络，疏养兼施，以为善后治本。

方药：太子参10 g，生于术10 g，北沙参10 g，赤芍、白芍各10 g，醋柴胡10 g，炒枳壳10 g，生甘草3 g，茯苓10 g，炙鳖甲15 g(先煎)，马鞭草30 g，旋覆花3 g(包煎)。

7剂。

六诊

肝区已无压痛，恙情日臻稳定，为巩固疗效，原方续投7剂。

前后共服药33剂而愈(限于诸种原因，未做核素肝脏扫描复查)。3个月后追访，体力恢复如前，已从事田间劳动。

【按】 本案系湿热蕴毒，痰瘀阻络，肝叶受烁酿脓，方选张锡纯氏荡胸汤(瓜蒌仁、生赭石、紫苏子、芒硝)上豁痰开结，彻上通下；配合三仁汤流畅气机，升清降浊；复加大剂金银花、蒲公英以清热解毒，消痈散结。二诊时胸闷宽，咳痰减，腑行畅，为肺气宣肃，治节得行之征象。其热如疟状，舌色红绛，厥阴之脏痈未散，少阳之邪热炽盛，故方取小柴胡汤以和解枢机，加入红藤、重楼，以清热疏瘀，药后应手转机。三诊时热稍降，胃思纳，是正胜邪却之先兆。惟营热瘀络伤阴，所以痛处拒按，舌红少津。于是采用银花解毒汤(见《疡科·心得集》)化裁，着意凉血散瘀，清热解毒。以后数诊，疏养并行，稍寓清意，一则以清残氛余邪，一则以为善后之计，卒能顺利收功。

案2　姚某，女，36岁。

初诊(1980年4月15日)

主诉病情：两肋胀痛5个月，气逆填胸阻咽，周身皮肤发紧，微痒微痛，有时小腿作胀，按之不凹，胃纳欠香，二便自调。

诊查：肝功能正常，胸透(－)。舌质红，苔薄白，脉细弦。

辨证：肺气壅遏，肝失疏泄。

治法：宣肺疏肝。

方药：桔梗10 g，蝉蜕10 g，白僵蚕10 g，白蒺藜10 g，炒枳壳10 g，广郁金10 g，薤白6 g，法半夏6 g，荆芥穗10 g，赤芍10 g，白芍10 g，甘草3 g。

5剂，水煎服。

二诊

胸胁胀痛见松，皮肤感觉如常，惟夜寐梦多。

前方去荆芥，加合欢皮15 g，续服5剂。

三诊

药服两胁舒，腿肿未犯。

原方再去薤白，加生地10 g。煎服，共服药15剂而愈。

【按】　本例胁肋胀痛乃肺室治节不行，无以宣通厥阴之故，与肝郁气滞之胁痛不同：其一，皮肤紧束与情志不和无关，曾投逍遥散无效。其二，小腿水肿，压之无痕。其三，倘系阳虚水泛，舌质淡白而不应淡红。析疑去惑后，按肺气壅郁论治，主用宣行治节法而收功。

案3　叶某，女，65岁。

初诊(1980年12月10日)

主诉及病史：胸胁满而痛3日伴寒热往来，头晕目眩，口苦咽干，心烦喜呕，耳鸣。

诊查：舌质淡，苔薄白，脉弦。

辨证：邪犯少阳，枢机不利。

治法：和解少阳，斡旋枢机。

方药：柴胡10 g，法半夏10 g，北沙参15 g，生甘草3 g，炒黄芩10 g，生白芍10 g，炒枳壳10 g，广郁金10 g，炒栀子10 g，淡豆豉10 g，生姜3片，红枣5枚。

5剂，水煎服。

二诊

服药后胁痛止，头晕减轻，效不更方，守方10剂痊愈。

【按】　本例患者因外邪侵袭，风寒之邪不解，化热入里，邪郁少阳，少阳经气运行不畅，故胸胁满痛，邪在少阳，正邪交争，故寒热往来，邪蕴化热伤津，则口苦咽干，少阳邪热上攻，阻遏清阳，则头晕目眩，邪热入里扰心犯胃，胃失和降则心烦喜呕，少阳经脉络耳，邪在少阳，阻遏经脉之气则耳鸣，舌苔薄白，脉弦，此邪郁少阳之征。用小柴胡汤化裁，和解少阳，斡旋枢机为宜。

案4 陶某，女，38岁。

初诊(1982年3月8日)

主诉及病史：月前风温犯肺，继而右胁疼痛。刻下：右胁肋下疼痛掣引肩背，目黄，口苦，寒热往来，轻咳，纳差，时欲叹息，尿黄。

诊查：胸透示肺纹理增多。肝功能检查：黄疸指数18 U，总胆红素47.9 μmol/L，谷丙转氨酶>250 U/L，乙型肝炎病毒表面抗原(HBsAg)(－)。B超：胆囊炎，大胆囊(8 cm×11 cm)，肝、脾、胰未见明显异常。右肋下扪及肿块，大如鸡蛋。舌淡红，苔薄黄腻，脉弦。

辨证：肺气壅遏，湿热内蕴。

治法：宣展肺气，清疏胆腑。

方药：金银花15 g，连翘15 g，桔梗10 g，鸡苏散10 g(包煎)，栀子10 g，生麻黄6 g，赤小豆15 g，桑白皮30 g，淡黄芩10 g，茵陈30 g，柴胡10 g，广郁金10 g。

5剂煎服。嘱忌油腻、海腥、生冷之品。

二诊

服药后寒热仅作一次，目黄见退，胁痛咳嗽十去其七。

效机已获，勿用更张，守方续服10剂。B超复查：肝胆未见异常；肝功能复查正常，诸恙告愈。

【按】《灵枢·胀论》云："胆胀者，胁下痛胀，口中苦，善太息。"本例有右胁下胀痛、口苦、叹息等症状，属于中医学"胆胀"无疑。因本病起于风温犯肺之后，所以用麻黄连翘赤小豆汤出入，宣肺以伸治节，复入金银花、栀子、黄芩等清泄湿热，庶使肺气宣而郁热清，枢机旋而胆胀消。

案5 王某，男，38岁。

初诊(1988年8月15日)

主诉及病史：胁痛绵绵不休半年，口干咽燥，心中烦热，头晕目眩。有乙型病毒性肝炎病史3年，经抗病毒治疗，肝功能检查正常。

诊查：舌红少苔，脉细弦带数。

辨证：肝肾阴虚，络脉失养。

治法：滋阴柔肝，理气和络。

方药：生地15 g，北沙参15 g，枸杞子20 g，麦冬10 g，炒当归10 g，炒川楝子10 g，玄参10 g，炒酸枣仁10 g，知母10 g，熟女贞子10 g，墨旱莲30 g，制延胡索10 g。

10剂，水煎服。

二诊

服药10剂，症状减轻，精神好转，以上方随症加减治疗3个月痊愈。

【按】 本例患者有乙型病毒性肝炎病史3年，久病精血亏损，血少不能濡养肝络，故见胁痛绵绵不休；阴虚易生内热，故口干咽燥，心中烦热；精血亏虚不能上荣，故头晕目眩。此所谓，诸风掉眩，皆属于肝。舌红少苔，脉细弦带数，均为阴虚内热之征，治用一贯煎化裁，滋阴柔肝、理气和络。

案6 **谢某，女，55岁。**

初诊(1989年8月21日)

主诉及病史：右胁痛如刺，痛处不移，入床更甚半年，或胁下扪及包块，自述半年前有高空坠跌史。

诊查：舌紫暗，苔薄白，脉沉弦。

辨证：瘀血停着，肝络失和。

治法：活血化瘀，疏肝通络。

方药：柴胡10g，天花粉10g，炒当归10g，红花10g，生甘草3g，桃仁10g，制大黄5g，制三棱10g，制莪术10g，制延胡索10g，降香片10g，生白芍10g，参三七5g。

10剂，水煎服。

二诊

药后右胁刺痛减而未除，大便溏。

上方去制大黄，参三七加量为10g。续服20剂，诸症皆除。

【按】 本例患者因高空坠跌后发病，瘀血停着，痹阻脉络，故胁痛如刺，痛处固定不移，入夜痛甚。瘀血停着，积久不散，则渐成包块。舌紫暗，脉沉弦，均为瘀血内停之间象，《金匮翼·胁痛统论》云："污血胁痛者，凡跌仆损伤，污血必归胁下故也。"治用复元活血汤化裁，活血化瘀、疏肝通络。

案7 **蒋某，女，38岁。**

初诊(1998年11月26日)

主诉及病史：两胁胀痛走窜不定反复半年，疼痛每因情志波动而发作，纳食减少，嗳气频作。

诊查：舌淡红苔薄，脉弦。

辨证：肝气郁结，横逆犯胃。

治法：疏肝解郁，理气和胃。

方药：柴胡10g，生白芍10g，炒枳壳10g，生甘草3g，制香附10g，川芎10g，蒲公英30g，川连6g，淡茱萸3g，制延胡索10g，紫苏梗10g。

5剂，水煎服。

二诊

服药症状明显减轻，停药半个月因情志刺激症状又作，舌淡红苔薄，脉弦。

上方柴胡加量为15g，续服15剂。并嘱患者学会调整心态，畅情志。

随访半年未见复发。

【按】 本例患者因肝气失于条达，阻于胁络，故见两胁胀痛，气属无形，时聚时散，故疼痛走窜不定，情志变化与肝郁气滞有密切关系，故疼痛每因情志波动而发作，肝气横逆，克脾犯胃，故见食少、嗳气。脉弦为肝郁之象，治用柴胡疏肝散化裁，疏肝解郁、理气和胃。

案8 **郭某，男，43岁。**

初诊(2001年3月8日)

主诉及病史：胁、腹胀2年，纳食不香，小便黄，口干少饮，神疲乏力，心烦躁动，先后住某医院3次，面色灰滞，二目及肤无黄染，烦躁好动，夜寐不宁，手足心热。

诊查：查肝功能异常，谷丙转氨酶124 U/L，HBsAg 1∶869。舌红少苔，脉细带数。

辨证：肝郁脾弱，阴虚内热。

治法：扶脾疏肝，清热解毒。

方药：党参10 g，生白术10 g，茯苓15 g，北沙参15 g，麦冬10 g，丹参10 g，生地15 g，炒川楝子10 g，柴胡10 g，白芍10 g，制厚朴8 g，珍珠草30 g，青蒿10 g，炒酸枣仁10 g。

10剂，水煎服。

二诊

胁腹痞胀消失，夜寐转安，低热消退，情绪见稳。

继原方去厚朴、川楝子、青蒿，加炒山楂、炒神曲各10 g和胃助消化。

三诊

治疗1个月，纳食增进，夜睡正常，肝功能改善。

续方治疗2个月，复查肝功能正常值，HBsAg转阴。以后就原方随证增损，巩固治疗半年。

随诊5年，病愈未反。告知住某医院8位同室病友唯郭独存，其余7人均因此病过世。

【按】 慢性乙型病毒性肝炎病位在肝，病机为湿热毒邪，袭肝传脾，蕴伏营血。滞气伤阴化热。故方用沙参、麦冬、丹参、生地、白芍、川楝子滋阴疏肝，取义一贯煎，原方有当归，因其性温，故易丹参。加柴胡、白芍疏肝解郁，党参、白术、茯苓、酸枣仁健脾养心，青蒿芳凉，擅化肝胆郁热，增入一味珍珠草(又名叶下珠)，味甘性凉，功能清热解毒利水，主治肝炎、肾炎水肿。近代药理报告：珍珠草能降低HBsAg，治疗乙型病毒性肝炎有效，由于药证合适，所得疗效满意。

案9 **周某，男，46岁。**

初诊(2003年5月12日)

主诉及病史：发热恶寒，胁痛口苦10日。胸闷纳呆，恶心呕吐，目赤面色微黄，小便黄赤。

诊查：彩超示胆囊炎、大胆囊。舌质红，舌苔黄腻，脉弦数。

辨证：湿热内蕴，肝胆失和。

治法：清热化湿，疏肝利胆。

方药：牡丹皮 10 g，炒栀子 10 g，炒当归 10 g，生白芍 10 g，柴胡 10 g，茯苓 30 g，炒白术 10 g，生甘草 3 g，金钱草 30 g，广郁金 10 g，制延胡索 10 g，蒲公英 30 g。

5 剂，水煎服。

二诊

药后 5 剂胁痛减轻，发热退，小便爽，大便溏。续服 5 剂巩固疗效。

【按】 本例患者因外邪侵袭，故见恶寒发热，湿热蕴结于肝胆，肝络失和，胆失疏泄，故胁痛而口苦，湿热内阻则胸闷纳呆，恶心呕吐，肝开窍于目，肝火上炎故目赤，湿热交蒸，胆液不循常道而外溢，故面色微黄，湿热下注膀胱则尿黄。舌质红，舌苔黄腻，脉弦数，为湿热蕴结于肝胆之征，用丹栀逍遥散化裁，清化湿热，肝胆失和。

案 10　王某，男，36 岁。

初诊(2011 年 11 月 10 日)

主诉及病史：胸胁疼痛 1 个月。1 个月来饮食少思，西医诊断：慢性胆囊炎急性发作。经治疗身热虽退，痛减未已。刻诊上腹、右胁胀痛，胸闷叹息，情绪抑郁，夜寐不宁，神疲乏力，口微苦，小便短赤，大便 4 日未下，询问病由办事不力，挨了批评所致。

诊查：舌淡暗，边有瘀点，苔薄黄，脉细弦数。

辨证：肝胆郁热内扰，阳明通降失司。

治法：疏肝和胃，清胆泄热。

方药：柴胡 10 g，陈皮 10 g，生栀子 10 g，制大黄 10 g，枳壳 10 g，郁金 10 g，茯神 15 g，合欢花 10 g，佛手 10 g，生赤芍 10 g，白蒺藜 10 g，当归 6 g，茵陈 15 g。

7 剂，水煎服，每日 2 次服。

二诊

胀痛缓解，大便畅下，诸恙均有改善，但感神疲。

遂于前方去大黄、茵陈蒿，加太子参 10 g、牡丹皮 6 g，继服 7 剂。

2 个月后随访，病愈未发。

【按】 情绪刺激，肝胆郁热，木不疏通，阳明失职，以致脘胁疼痛，大便秘结。腑以通为用，后辛汤(《医醇賸义》卷四)化裁加大黄，以通腑泄热，茵陈蒿清利利胆，通降复则郁热清，气机和则疼痛止。

二、黄　疸

案 1　吴某，男，68 岁。

初诊(1985 年 3 月 20 日)

主诉及病史：面目色黄晦暗半年，脘闷腹胀，食欲减退，大便溏薄，神疲，畏寒，肢软乏力。

诊查：舌淡胖，苔白腻，脉沉细。

辨证：寒湿阻遏，土壅木郁。

治法：健脾和胃，温化寒湿。

方药：茵陈 30 g，炒白术 10 g，制附片 6 g(先煎)，干姜 6 g，生甘草 3 g，茯苓 30 g，猪苓 10 g，桂枝 10 g，泽泻 10 g，炒薏苡仁 30 g，煨木香 10 g，炒山楂、炒神曲各 10 g。

10 剂，水煎服。

二诊

药后食欲有改善，余症无起色。

上方干姜加量至 9 g，10 剂。

三诊

面色逐渐明亮，纳食明显增加，大便渐成形，日行一次，乏力畏寒减轻，舌质淡，苔薄白，脉细。

守方调治 3 个月诸证痊愈。

【按】 本例患者脾虚不能运化水湿，湿从寒化而内阻，阳气不宣，土壅木郁，阻碍胆汁排泄溢于肌表而发为黄疸，寒湿为阴邪，故身目色黄而晦暗；寒湿困脾，运化失司，故脘闷腹胀，食欲减退，大便溏薄；寒湿久留，阳气受损，气血化源不足，故见神疲畏寒，肢软乏力。舌淡胖，苔白腻，脉沉细为寒湿留于阴分之征。治用茵陈术附汤合茵陈五苓散化裁，健脾和胃、温化寒湿。

案 2 汪某，女，45 岁。

初诊(1986 年 3 月 15 日)

主诉及病史：有大胆囊，胆囊多发结石病史 2 年，经常右胁疼痛，近面目黄染，高热烦躁，伴口干苦，纳差，恶心呕吐，腹部胀满，小便短赤，大便秘结。

诊查：舌苔黄糙，脉弦滑数。

辨证：邪热瘀结，胆失疏泄。

治法：清肝利胆，泄热退黄。

方药：茵陈 30 g，炒黄芩 10 g，柴胡 10 g，金银花 10 g，连翘 15 g，蒲公英 30 g，姜半夏 10 g，丹参 10 g，炒枳实 10 g，金钱草 30 g，广郁金 10 g，制大黄 10 g。

7 剂，水煎服。

二诊

服药 5 剂大便顺畅，每日一行，热势呈下降趋势。

三诊

服药 7 剂，热退，口干口苦好转，仍纳差，舌苔黄，脉弦。

中药上方去制大黄加陈皮 10 g，焦山楂、焦神曲各 10 g，续服 10 剂而收功。

嘱平素饮食清淡，忌食油腻。随访半年未复发。

【按】 本例患者沙石久停胆腑，瘀热互结，胆失疏泄，不通则痛，故胁痛，胆汁因瘀滞而不循常道，胆石阻塞胆汁排泄泛溢于肌肤发为黄疸。胆热炽盛，故高热烦躁、口苦、口干，胆胃不和，故纳差，恶心呕吐，六腑以通为顺，今腑气不通，故腹满便秘。舌苔黄糙，脉弦滑数，均为邪热瘀结胆腑之象，用蒿芩清胆汤化裁，清肝利胆、邪热退黄。

案3　秦某，男，42岁。

初诊(1988年10月18日)

主诉及病史：黄疸急起，迅速加深5日，伴高热烦渴，呕吐频作，脘腹胀满，疼痛拒按，大便秘结，小便短赤，烦躁不安。

诊查：舌边尖红，苔黄糙，脉弦数。

辨证：热毒炽盛，胆汁泛溢。

治法：清热解毒，泻火退黄。

方药：茵陈30 g，炒栀子10 g，生大黄10 g，炒黄芩10 g，炒黄柏10 g，川连6 g，田基黄30 g，金钱草30 g，柴胡10 g，炒枳实10 g，生白芍10 g，碧玉散15 g(包煎)。

7剂，水煎服。

二诊

服药3剂大便顺畅，热势呈下降趋势，服药7剂热退，烦渴减轻，黄疸渐消，舌质红，苔黄，脉弦数。

效不更方，守方10剂。

三诊

黄疸消退明显，体温正常，神疲乏力，纳食不佳，脘胀，舌质淡红，苔薄黄，脉弦。

上方去茵陈、炒栀子，加太子参10 g、茯苓30 g、生白术10 g、甘草3 g。

续服20剂痊愈。

【按】 本例患者热毒入侵，毒性猛烈，熏着肝胆，胆汁泛溢肌肤而发为黄疸，且迅速加深，热毒内灼，耗伤津液，则高热烦渴，小便短赤；热毒结于阳明，腑气不通，则大便秘结；胃失和降，则呕吐频作；热毒上炎，扰乱神明，故烦躁不安，舌边尖红，苔黄糙，脉弦数，为热毒炽盛之征。用茵陈蒿汤合黄连解毒汤化裁，清热解毒、泻火退黄。热毒消退则转为健脾益气为主佐以清热利湿。

案4　洪某，男，42岁。

初诊(1989年4月15日)

主诉及病史：身目黄色鲜明，发热，口臭，心烦欲呕，脘腹胀满，饮食减少，小便短赤，大便秘结，住某医院治疗8日，出院2日。肝功能复查：谷丙转氨酶285 U/L，谷草转氨酶125 U/L，总胆红素54 μmol/L，直接胆红素15 μmol/L，间接胆红素20 μmol/L，诊断为急性甲型病毒性肝炎。

诊查：舌红苔黄腻，脉弦数。

辨证：湿热蕴蒸，肝胆失和。

治法：清热化湿，疏泄肝胆。

方药：茵陈 30 g，炒栀子 10 g，生大黄 10 g，车前草 30 g，猪苓 10 g，泽泻 15 g，茯苓 30 g，生白术 10 g，生薏苡仁 30 g，珍珠草 30 g，田基黄 30 g，生甘草 3 g。

5 剂，水煎服。

二诊

药进 3 剂，大便畅下，每日 3 次，发热已平，诸急减轻，舌脉如前。

效机已获，守制化裁，原方去生大黄，加虎杖 30 g，续进 7 剂。

三诊

患者面目黄色已退，诸症又见好转。

原法中加入健脾和胃之品化裁调治 2 个月，肝功能复查正常而愈。

【按】 本例患者湿热蕴蒸，肝胆失和，胆汁不循常道而泛溢于肌肤，因热为阳邪，热重于湿，故身目色黄鲜明；邪热内藏，故身热口渴，湿热蕴结中焦，运化失常，故饮食减少；胃失和降，浊气上犯，则心烦欲呕；胃腑热盛，腑气不通，故见膀胱胀满，大便秘结，湿热下注，邪扰膀胱，气化不利，故小便短赤；舌红苔黄腻，脉弦数，均为热重于湿之征。初诊时用茵陈蒿汤合茵陈四苓散化裁，使湿热分消从二便而去，二诊时，患者大便畅下，邪势已挫，故减去生大黄改虎杖，加强利湿退黄之功，三诊时患者诸症好转，“见肝之病，知肝传脾”，故加入健脾和胃之品，统收全功。

案 5　成某，男，45 岁。

初诊(1990 年 10 月 22 日)

主诉及病史：身目发黄晦暗，前额双颊部黧黑 2 年，胁下胀痛扪及痞块，颈胸部皮肤见有赤纹缕缕。有乙型病毒性肝炎病史多年，中西医治疗后，肝功能有波动。

诊查：舌质紫暗，边有瘀斑，脉弦涩。

辨证：血瘀肝络，胆泄受阻。

治法：活血化瘀，疏肝利胆。

方药：桃仁 10 g，红花 10 g，熟地 10 g，炒当归 10 g，生白芍 10 g，川芎 10 g，制三棱 10 g，制莪术 10 g，制大黄 5 g，柴胡 10 g，䗪虫 10 g，金钱草 10 g。

10 剂，水煎服。

二诊

服药 10 剂，面色稍有起色。

守方治疗 3 个月，病情平稳。

【按】 本例患者黄疸日久，瘀血留着肝络，胆汁疏泄受阻，故身目发黄而晦暗，瘀血结于胁下，渐成痞块，瘀血滞络则见赤纹缕缕，舌脉均为瘀血征象。如《张氏医通・杂门》所谓：“有瘀血发黄，大便必黑，腹胁有块或胀。”说明癥瘕积聚是产生黄疸的病因之一，本证多为黄疸日久或失治演变而来，且病情虚实夹杂，临证时当随证辨治，本案用桃红四物汤化裁，活血化瘀、疏肝利胆。

案 6　莫某,男,66 岁。

初诊(1992 年 6 月 18 日)

主诉及病史：身目色黄不解半年,身热不扬,头身困重,胸脘痞闷,食欲减退,大便溏稀,排便不爽,小便短黄。

诊查：舌苔厚腻,黄白相兼,脉弦滑。

辨证：湿遏热伏,肝失疏泄。

治法：利湿化浊,清疏退黄。

方药：茵陈 30 g,茯苓 30 g,猪苓 10 g,生白术 10 g,泽泻 10 g,藿香 10 g,白豆蔻 6 g,金钱草 30 g,生薏苡仁 30 g,田基黄 30 g,制苍术 10 g,制厚朴 10 g,柴胡 10 g。

7 剂,水煎服。

二诊

药后身目黄色变淡,头身困重也稍减轻,余症同前,守方 10 剂。

三诊

身目黄色明显变淡,胸脘痞闷减轻,纳食稍有改善,后腻苔渐化。

上方加车前子 30 g,续服 10 剂而收功。

【按】 本例患者湿遏热伏、肝失疏泄,胆液不循常道,溢于肌肤而发黄疸,因湿为阴邪,湿重于热,故身目色黄而不鲜;湿淫于内,热被湿扼,不能外透,故身热不扬;湿为阴邪,故不欲饮;湿困中宫,浊邪不化,脾胃运化失常,故胸脘痞闷,食欲减退;湿热夹滞,阻于肠道,故大便溏稀,排便不爽;湿热下注膀胱,故小便短黄。舌苔厚腻,黄白相兼,脉弦滑,为湿重于热之征,治用茵陈四苓散化裁,利湿化浊、清疏退黄。

案 7　万某,女,52 岁。

初诊(1992 年 8 月 16 日)

主诉及病史：面色肌肤发黄反复 5 年,黄色较淡,小便色黄,肢软乏力,心悸气短,纳呆便溏。1986 年 10 月 15 日上海华山医院诊断为自身免疫性肝损害。

诊查：舌淡苔薄,脉濡细。

辨证：脾胃虚弱,气血不足。

治法：健脾和胃,补气养血。

方药：党参 20 g,生白术 10 g,茯苓 30 g,生甘草 3 g,生黄芪 30 g,炒当归 10 g,生白芍 10 g,熟女贞子 10 g,生薏苡仁 30 g,墨旱莲 30 g,黄精 30 g,炒山楂、炒神曲各 10 g。

10 剂,水煎服。

二诊

药进 10 剂,纳食稍增,大便仍溏,舌淡苔薄,脉濡细。

上方去熟女贞及墨旱莲,加茵陈蒿 20 g、制附子 5 g,10 剂。

三诊

肌肤黄色稍淡，纳食增加，大便渐成形。

用药守法不变，上方随症加减治疗半年症状痊愈。

【按】 本例患者脾胃虚弱，气血不足而不能营养于外，故面目肌肤发黄，肌肤不泽，肢软乏力，血虚心失所养则心悸，气不足则气短，脾胃虚弱运化无权则纳呆便溏，舌淡苔薄，脉濡细，为脾虚血亏之征。治用四君子汤，当归补血汤化裁，健脾和胃、补气养血。

案8 都某，男，58岁。

初诊(2013年10月10日)

主诉及病史：面目微黄伴畏寒发热，头重身痛5日，倦怠乏力，不知饥饿，小便色黄。

诊查：肝功能检查示谷丙转氨酶120 U/L，谷草转氨酶68 U/L，谷氨酰转肽酶80 U/L。舌质红苔薄腻，脉浮弦带数。

辨证：湿热外袭，侵犯肝胆。

治法：清热利湿，解表疏邪。

方药：炙麻黄10 g，连翘15 g，炙桑白皮30 g，苦杏仁10 g，六一散20 g(包煎)，白豆蔻6 g，藿香10 g，茵陈30 g，通草6 g，石菖蒲10 g，炒黄芩10 g，金钱草30 g，柴胡10 g，生薏苡仁30 g，赤小豆20 g。

5剂，水煎服。

二诊

服药5剂畏寒发热退，身体痛止，纳食不佳，提示表证渐减。

上方去麻黄和连翘加法半夏10 g、陈皮10 g，10剂水煎服。

三诊

诉已经知饥饿，腻苔渐化，上方续服14剂，症状痊愈。复查谷丙转氨酶40 U/L，谷草转氨酶26 U/L，谷氨酰转肽酶56 U/L。

【按】 本例患者湿热外袭，侵入肌表，气机不宣，阳气被郁，故畏寒发热；湿性重浊，阻遏清阳则头重，阻滞经络则身痛，倦怠乏力，湿热侵犯中焦，阻于脾胃则不知饥饿；湿热下注膀胱则小便色黄，因湿热初袭，肝胆复邪，胆液外溢，故面目微黄。苔薄腻，脉浮弦带数为湿热袭表之征。治用麻黄连翘赤小豆汤合甘露消毒丹化裁，清热利湿、解表疏邪。

案9 吴某，男，70岁。

初诊(2015年11月10日)

主诉及病史：面目黄染半月余。2015年4月1日因胸痛住院，明确诊断冠心病、急性心肌梗死、肺气肿，经救治缓解出院。近因面黄、不食再次入院。检查示：谷丙转氨酶162 U/L，谷草转氨酶88 U/L，总胆红素99.6 μmol/L，直接胆红素72.8 μmol/L，甲胎蛋白 315.8 mg/L，谷氨酰转肽酶 200 U/L。诊断为乙型病毒性肝炎（活动期），胆道梗阻，肝癌，医院已出病危通知。刻下患者由家人扶持而来，面目周身皮肤黄染，重病面容，神疲乏力，半个月来，汤水少进，大便秘结，一周一行。

诊查：舌深红，苔黄腻，脉滑半数。

辨证：气阴俱损，心肝懋极，湿热蕴结，三焦阻滞。

治法：恶势重笃，勉法培气养阴，通腑泄浊，清利三焦。

方药：生晒参 5 g，西洋参 5 g，麦冬 10 g，玉竹 10 g，茵陈 30 g，广郁金 10 g，炒栀子 10 g，熟大黄 8 g，白豆蔻 5 g，连翘 10 g，浙贝母 10 g，珍珠草 30 g，碧玉散 10 g（包煎），炒山楂、炒神曲各 10 g。

7 剂，水煎服。

二诊

黄染未退，纳食略增，开始进喝半流质，大便 3 日一下，脉舌如前，病危通知已撤，迫于经济，要求回家治疗。疏原方带回煎服。

三诊

按方服药半个月，证情日见减。近日胃脘疼痛引及右胁，伴有吞酸，心悸或作，但纳食较前增多，大便两日一下，黄染已不明显。舌暗红边有齿印，苔黄腻，脉弦或代。复查谷氨酰转肽酶 186 U/L，总胆红素 23.7 μmol/L，直接胆红素 12.9 μmol/L，谷丙转氨酶 77 U/L，谷草转氨酶 49 U/L，甲胎蛋白 66.93 mg/L。处方：

生晒参 5 g，珍珠草 30 g，生内金 10 g，煅海螵蛸 30 g（先煎），麦冬 10 g，制延胡索 10 g，姜黄 5 g，浙贝母 10 g，五味子 5 g，丹参 10 g，参三七 3 g，炒白芍 10 g，降香 10 g，炒神曲 15 g，生牡蛎 30 g（先煎）。

14 剂。

患者未能按时来诊，半年追访，病情基本稳定，仍在继续观察中。

【按】 本病例既患心肌梗死，又有乙型病毒性肝炎、胆道梗阻，肝脏已现癌变，且年至古稀，病情危重可知，迭经西药救治。中药用生脉饮保肺复脉，丹参饮养心通络，茵陈蒿汤退黄，再加珍珠草平肝清热，可有效降低 HBsAg 值，使中气来复，胃纳开，祛邪能力改善，但冀养病延年，一家欢聚，也是幸福。

三、积　聚

案 1　叶某，男，47 岁。

初诊（1985 年 5 月 12 日）

主诉及病史：左胁部胀满疼痛，右胁下有积块 2 年，面黯少华，倦怠乏力，低热出血，有血吸虫病史，治疗 2 次，伴肝脾肿大病史 15 年。

诊查：舌暗，苔薄，脉弦。

辨证：气滞血瘀，邪聚成积。

治法：活血化瘀，软坚消积。

方药：党参 20 g，生白术 10 g，茯苓 30 g，生甘草 3 g，柴胡 10 g，炙鳖甲 20 g(先煎)，䗪虫 10 g，制三棱 10 g，制莪术 10 g，生白芍 10 g，炒当归 10 g，炙露蜂房 10 g，熟女贞子 10 g，墨旱莲 30 g。

10 剂，水煎服。

另予鳖甲煎丸成药，每次一丸，每日 2 次，吞服。

二诊

药后倦怠乏力略减轻，守方半个月低热退。后长期鳖甲煎丸成药，每次一丸，每日 2 次，吞服。

随访 2 年病情平稳。

【按】 本例患者肝脾失和，气滞血瘀，络脉不通，故右胁胀满疼痛，左胁下积块，邪踞日久，气血两伤，故见面色少华，倦怠乏力，阴虚内热则见低热，郁火灼伤脉络，伴气不摄血，均可引起出血，治用四君子汤，逍遥丸加三棱、莪术、鳖甲、䗪虫合鳖甲煎丸复方调治，活血化瘀、软坚消积。

案 2 黄某，女，65 岁。

初诊(1988 年 4 月 6 日)

主诉及病史：胃脘胀满疼痛，脘腹部有积块半年。乏力纳差，形体逐渐消瘦，进食咽下困难，有时恶心呕吐，或见有黑便。自述有胃痛病史多年，本月 1 日胃镜检查示：贲门癌，患者不愿意手术及化疗而求助于中医治疗。

诊查：舌暗红，苔薄腻，舌面有瘀斑瘀点，脉弦。

辨证：气滞络瘀，积于胃络。

治法：理气活血，散结和络。

方药：制三棱 10 g，制莪术 10 g，炒当归 10 g，生白术 10 g，白参须 10 g，广木香 10 g，藤梨根 30 g，失笑散 10 g(包煎)，法半夏 10 g，茯苓 30 g，仙鹤草 30 g，白花蛇舌草 30 g。

7 剂，水煎服。

二诊

药后乏力略有改善，胃脘胀满疼痛如前。

上方加浙贝母 15 g、海螵蛸 30 g，10 剂，水煎服。

【按】 本例患者有胃痛病史多年，渐致脾胃亏虚，气滞血瘀，结于胃络而成，气血瘀结日久，故胃脘胀满疼痛，有积块形成，脾胃运化日差，气血化源不足，故纳差，消瘦，乏力，积块位于胃之上口，因贲门阻碍而表现为咽下困难，有时恶心呕吐，胃络受损，血随粪便而出，见黑便，舌暗红，苔薄腻，舌面有瘀斑瘀点，脉弦，为气滞血瘀征象。治用宣明三棱汤化裁，理气活血、散结和络。

案3　徐某，女，15岁。

初诊(1988年8月6日)

主诉及病史：腹胀或痛，纳呆，便秘或便溏臭秽交替发作20日，腹部见有条状聚块，按之痛甚，病由庆祝生日暴食后而发。

诊查：舌红，苔腻，脉弦滑。

辨证：食浊积滞，腑气失和。

治法：理气化浊，导滞通腑。

方药：广木香10 g，台乌药10 g，槟榔10 g，炒枳实10 g，制大黄6 g，沉香曲10 g，焦山楂10 g，炒白术10 g，炙鸡内金10 g，炒莱菔子10 g，茯苓30 g，连翘15 g。

5剂，水煎服。

【按】　六腑以通为用，本例暴食积滞胃肠，腑气不通，清气不升，浊气不降，则腹胀或痛，纳呆，大便溏结交作，食浊积滞，传化失常，则便溏臭秽，浊气聚而不行，则腹部见有条状聚块，舌红，苔腻，脉弦滑为食浊积滞之征，用六磨汤化裁，理气化浊、导滞通腑。

案4　黎某，女，72岁。

初诊(1990年7月20日)

主诉及病史：右胁部疼痛，伴有积块，局部由软渐硬，痛已2年，腹胀，纳差，倦怠乏力，日渐消瘦，或有鼻出血，牙龈出血，目黄，有身热。

诊查：舌暗，边有瘀斑瘀点，脉弦。

辨证：肝郁气滞，瘀结内停。

治法：疏肝理气，活血消积。

方药：炒当归10 g，生赤芍10 g，川芎10 g，桃仁10 g，红花10 g，牡丹皮10 g，乌药10 g，失笑散10 g(包煎)，制延胡索10 g，制香附10 g，炒枳壳10 g，柴胡10 g，炙甘草3 g，炙鳖甲20 g(先煎)，龙葵30 g。

5剂，水煎服。

二诊

药进5剂症状无改善，治疗守方半个月。

三诊

右胁疼痛稍减轻，乏力好转，纳食略增，或有鼻出血，牙龈出血，舌暗，边有瘀斑瘀点，脉弦。

上方加仙鹤草30 g，续服3个月病情平稳。

【按】　本例患者久病不愈，正气不足，邪毒流着，肝经气机郁滞，脉络瘀阻，故右胁部疼痛，伴有积块，局部由软渐硬痛，肝气郁结，木不疏土，脾胃运化失常，故纳差腹胀；日久气血生化乏源，则倦怠乏力，日渐消瘦；气血蕴结，郁久化热，则见发热，火热灼伤脉络，血液外溢故鼻出血，牙龈出血，湿热内蕴，肝胆疏泄功能失常，致胆液不循常道，外溢肌肤则目黄。舌暗,边有瘀斑瘀点,脉弦,为肝郁血瘀之征,用膈下逐瘀汤化裁,疏肝理气、活血消积。

案5 **朱某,男,46岁。**

初诊(1996年4月18日)

主诉及病史:左腹部疼痛扪及积块,大便次数增多,便中常见黏冻血液,病情反复半年,倦怠乏力,面色萎黄,形体消瘦,纤维肠镜:左结肠溃疡型癌。

诊查:舌紫暗,舌边有瘀斑瘀点,脉弦。

辨证:气滞血瘀,毒凝积肠。

治法:理气活血,解毒散结。

方药:制三棱10 g,制莪术10 g,煨木香10 g,青皮10 g,槟榔10 g,马齿苋30 g,生甘草3 g,小茴香6 g,炒枳壳10 g,白头翁10 g,败酱草30 g,炒薏苡仁30 g,党参20 g。

5剂,水煎服。

二诊

药后大便黏冻血液有改善,左腹部疼痛仍作,倦怠乏力,舌脉同前。

上方加蜈蚣2条,10剂,水煎服。

三诊

服药半个月大便黏冻血液明显改善,大便日行2次,偶有黏冻血液,右下腹部疼痛减轻,腹胀减,乏力仍明显。

原方去小茴香加生黄芪30 g以扶正补虚。调治半年,病情尚平稳。

【按】 本例患者气滞瘀毒凝聚肠道,日久滋生湿热,湿热之邪损伤肠道脉络,故便中常见黏冻血液;久病气血受损,故见倦怠乏力,面色萎黄,舌紫暗,舌边有瘀斑瘀点;脉弦为气滞血瘀,正虚邪恋之象。用《卫生宝鉴》荆蓬煎丸化裁理气活血,解毒散结。

案6 **沈某,男,76岁。**

初诊(1996年6月15日)

主诉及病史:腹中气聚攻窜胀痛,时聚时散半年,伴脘胁之间不适,每遇情绪刺激则病情发作加重。

诊查:舌淡红,苔薄,脉弦。

辨证:肝郁不达,气滞夹湿。

治法:疏肝解郁,行气消聚。

方药:广木香10 g,青皮10 g,生甘草3 g,陈皮10 g,制苍术10 g,制厚朴10 g,炒枳壳10 g,炒当归10 g,生白芍10 g,柴胡10 g,炒白术10 g,茯苓30 g,乌药10 g,生姜3片。

7剂,水煎服。

二诊

服药10日,腹中气聚攻窜胀痛好转,情绪平稳,舌脉同前。

守方10剂，水煎服。

三诊

服药半个月腹胀腹痛明显改善，情绪有时难控制，舌淡红，苔薄，脉弦。

方药：柴胡10 g，炒白术10 g，茯苓30 g，生甘草3 g，陈皮10 g，制苍术10 g，制厚朴10 g，炒枳壳10 g，炒当归10 g，生白芍10 g，乌药10 g。

调治1个月，诸证痊愈。

【按】 本例患者七情不和，肝郁不达、气滞为患则腹中气聚攻窜胀痛，时聚时散；肝木克脾，则脘胁之间不适；舌淡红，苔薄，脉弦为肝郁夹湿之象，治用木香顺气散合逍遥丸复方化裁，疏肝解郁、行气消聚。

案7 **田某，男，68岁。**

初诊(1998年10月22日)

主诉及病史：右下腹部胀满疼痛，常见活动时加重，病已2年，近可见逐渐增大之积块，大便溏稀，一日数次或大便溏薄秘结交替而作，倦怠乏力，面色少华，日渐消瘦。纤维肠镜检查：回盲部肿瘤，经某大医院评估已经无手术机会，而求助于中医，慕名找张志坚治疗。

诊查：舌淡，舌边发黯，脉弦细。

辨证：肝郁脾虚，毒瘀凝结。

治法：疏肝健脾，清化散结。

方药：党参20 g，炒白术10 g，茯苓30 g，生甘草3 g，炒当归10 g，生白芍10 g，制三棱10 g，广木香10 g，青皮10 g，制莪术10 g，炒枳壳10 g，小茴香6 g，半枝莲30 g，白花蛇舌草30 g。

5剂，水煎服。

二诊

药后右下腹部胀满疼痛略有改善，仍倦怠乏力，舌脉同前。

上方加白参须10 g，续服半个月。

三诊

服药1个月右下腹部疼痛减轻，腹胀略减。

原方去小茴香加醋鳖甲30 g(先煎)，以软坚化瘀。

调治半年，病情平稳。

【按】 本例患者肝郁脾虚，痰、毒、气血凝聚肠道，气血运行不畅，右下腹胀满疼痛，积块亦随气血痰毒的瘀结日久而逐渐增大，脾虚运化失职，肠道传化失常，则引起腹泻或便秘交替出现；日久水谷精微不充，气血生化乏源，则见倦怠乏力，面色少华，日见消瘦。舌淡，舌边发黯，脉弦细为肝郁脾虚之象，用归芍六君和(《卫生宝鉴》)荆蓬煎丸复方调治，疏肝健脾、清化散结。

四、鼓　胀

案1　戴某，女，38岁。

初诊(1980年5月13日)

主诉及病史：腹部胀大3个多月，病由工作劳累引起，开始两下肢水肿，继而腹部胀满，纳食不香，神疲乏力，口干少饮，大便易溏，经某医院诊断为肝硬化腹水。住院治疗3个月，症状不减。刻下两目轻度黄染，腹部饱满，青筋暴露，足部踝部凹陷性水肿。

诊查：B超示肝区呈弥漫性光点，有液暗区。舌红少苔，脉细带数。

辨证：脾虚肝阴不足，湿热水瘀阻络。

治法：健脾柔肝，活血利水。

方药：党参10 g，生黄芪15 g，炒白术10 g，猪苓、茯苓各15 g，楮实子12 g，泽兰10 g，泽泻10 g，黑稽豆20 g，路路通15 g，茵陈12 g，制厚朴10 g，桂枝5 g，炒白芍10 g，炙蟾皮5 g，腹水草15 g。

7剂，水煎服。

二诊

服药后下肢水肿减轻，腹胀见松，纳食转香。

效不更方，原方续进半个月。

三诊

腹胀缓解，下肢肿退，目睛、皮肤黄染消失。舌淡红，苔薄黄，脉象濡数。

治守原意。原方去炙蟾皮，腹水草减量为10 g，药进30剂，水煎服，以资巩固。

【按】 本例病机为肝脾两伤，气血郁滞，肝脾瘀积发为臌胀。湿热郁蒸一身发黄。宗治肝当先实脾、退黄必须祛瘀，故方用黄芪、党参益气健脾，茯苓、白术健脾利水，猪苓、泽泻淡渗利水，茵陈清利湿热，蟾皮、泽兰、腹水草利水化瘀消肿，楮实子、黑稽豆、白芍养肝利水缓急，桂枝温阳化气，厚朴行气消胀。组方旨在健脾柔肝、缓急扶正为本，清热行气活血利水为标。标本合治，虚实兼顾，而使腹水消退。复查腹水阴性。

案2　刘某，男，45岁。

初诊(1986年4月25日)

主诉及病史：腹大胀满，按之如囊裹水，逐渐加重半个月，胸腹胀闷，得热则舒，头身困重，畏寒肢肿，喜暖，小便短少，大便溏薄，每日3次，有乙型病毒性肝炎病史20余年，已经于外院住院治疗疗效不显而求治于中医。

诊查：彩超检查示肝炎后肝硬化，腹腔积液。舌淡，苔白腻而滑，脉濡缓。

辨证：中阳不足，寒湿困脾。

治法：温阳散寒，健脾利水。

方药：制厚朴 10 g，炒白术 10 g，木瓜 10 g，草果 10 g，大腹皮 30 g，制附片 6 g(先煎)，茯苓 30 g，煨木香 10 g，干姜 6 g，党参 20 g，生甘草 3 g，葫芦壳 30 g。

10 剂，水煎服。

二诊

药后尿量略增，腹胀似乎有减，舌脉同前。

守方半个月。

三诊

腹胀减轻，畏寒好转，下肢水肿。

上方加泽兰 10 g，泽泻 10 g。续服 1 个月，症状减轻。

【按】 本例患者鼓胀乃寒湿停聚阻滞中阳，水蓄不行，故腹大胀满，按之如囊裹水，寒水相搏，中阳不运，故胸腹胀闷；因属寒湿故得热稍舒，湿性重浊，寒湿上逆困阻经络，故头身困重；寒湿内阻，阳气不布，故畏寒；寒湿伤脾伤肾阳，气湿温运，水湿不得外泄，故肢肿、尿少便溏，舌淡，苔白腻而滑，脉濡缓为中阳不足、寒湿困脾征象，用实脾饮化裁温阳散寒、健脾利水。

案 3　钱某，女，48 岁。

初诊(1988 年 4 月 16 日)

主诉及病史：腹大坚满，按之不陷而硬，逐渐加重半年，腹部青筋暴绽，胁腹攻痛，面色暗黑，头颈胸部红点赤缕，唇色紫褐，大便色黑。

诊查：舌紫暗，边有瘀斑，脉细涩。

辨证：肝脾血瘀，水气内结。

治法：活血化瘀，行气利水。

方药：炒当归 10 g，生赤芍 10 g，熟地 10 g，川芎 10 g，桃仁 10 g，红花 10 g，牡丹皮 10 g，生白术 10 g，泽泻 10 g，青皮 10 g，腹水草 30 g，生牡蛎 30 g。

5 剂，水煎服。

二诊

服药 5 剂后大便量多色黑不成形，日行 2～3 次，腹胀略松，舌脉同前。

上方去桃仁、青皮，加丹参 15 g、煨木香 10 g，续服半个月。

三诊

患者腹大坚满明显减轻，胁腹攻痛好转，面色有光泽，大便色黄，日行 1～2 次。

守方随证加减治疗半年，病情平稳。

【按】 本例患者病机为肝脾血瘀，络脉不通，水气内结所致。瘀血阻于肝脾，致水气内聚而腹大坚满，按之不陷而硬，胁腹攻痛，腹部青筋暴绽；瘀血不行，病邪日深，则面色黑暗；瘀血阻滞于孙络，则头颈胸部红点赤缕；络脉受损，血溢于肠道则大便色黑，唇色紫褐，舌紫暗，边有瘀斑，脉细涩均为血瘀之征，用桃红四物汤化裁，活血化瘀、行气利水。

案4 **刘某,男,48岁。**

初诊(1995年7月20日)

主诉及病史:腹部胀满1年多。曾住某医院,诊断为肝硬化腹水,屡服氢氯噻嗪、螺内酯、保肝药等治疗,症状不减。刻诊面色晦滞,精神萎靡,肢软无力,由家属扶持来诊。腹部胀大如鼓,撑胀难忍,纳差,尿少,大便成形而频,下肢水肿。

诊查:肝功能检查为白蛋白26 g/L,球蛋白63 g/L,谷丙转氨酶80 U/L。腹部移动性浊音(+)。舌淡暗红苔厚腻,脉细濡。

辨证:肝脾两伤,气滞络瘀,水湿停浊。

治法:健脾疏肝,理气化瘀。

方药:党参15 g,白术10 g,茯苓30 g,砂仁3 g,制香附10 g,杜赤豆30 g,泽泻10 g,炙紫苏子12 g,陈皮10 g,全当归10 g,桂枝3 g,败酱草30 g,泽兰10 g。

10剂,水煎服。

【按】 本例肝硬化腹水,病机属肝脾两伤,气虚血弱,气机阻滞而血瘀水停者。腹水属标,正虚属本。宗治肝当先实脾意,药用党参、白术补脾益气以益生化之源,茯苓、泽泻淡渗利水,佐桂枝通阳利水,全当归补血活血,陈皮、砂仁行气调中醒胃,香附、紫苏子降气解郁宽胸,败酱草、泽兰行血化瘀消胀,以冀标本合治,消退腹水,同时拟单方:给蛤蟆1只,洗净,令饥饿3日,取砂仁15 g、莱菔子15 g二味捣成粗末,纳蛤蟆口内缚好,外裹黄泥,炭火烧泥红透,待冷,去泥,研为细末,和匀,分为8服,早晚各服1次。患者自主连续吞服单方三料(均未服中药),呕吐大量涎沫,腹大如鼓而精神稍振,纳食特香,体力日渐改善,自此大腹渐小,竟能从事正常活动,随访4年,腹水未再出现。蟾蜍有小毒,炙烫存性治腹水,古籍早有记载,民间传有单方。个人治疗经历,录此以供参考。

案5 **钱某,女,68岁。**

初诊(1996年4月8日)

主诉及病史:腹大坚满半年,脐上腹青筋暴露,形体消瘦,面色黧黑,唇紫口燥,心烦失眠,五心烦热,齿鼻或有出血,小便短赤。有血吸虫病2次治疗史,伴肝脾肿大多年。

诊查:舌红绛少津,脉弦而数。

辨证:肝肾阴虚,水瘀停聚。

治法:滋养肝肾,化瘀行水。

方药:北沙参15 g,麦冬10 g,生地15 g,枸杞子10 g,炒当归10 g,柴胡10 g,制三棱10 g,制莪术10 g,党参20 g,茯苓30 g,炙鳖甲30 g(先煎),生牡蛎30 g,猪苓20 g,大蓟30 g。

5剂,水煎服。

【按】 本例患者鼓胀晚期，久病不愈，肝脾而伤，久而及肾，以制水气停而不化，瘀血留驻，故腹大坚满，脐上青筋暴露；气血亏耗，不能荣养肌肤，故形体消瘦；气血不能上荣而瘀阻，故面色黧黑，口唇发紫；阴津不能上承则口燥，阴虚则内热，虚热扰心则心烦失眠，五心烦热，阴虚火旺，血热妄行，故齿鼻出血；阴虚津少则小便短赤，舌红绛少津，脉弦而数为肝肾阴虚、热扰营血之象，用一贯煎合消瘀散化裁，滋养肝肾、化瘀行水。

案6 **吴某，男，65岁。**

初诊(1996年7月15日)

主诉及病史：腹部胀满，反复数月，伴胁下痞块，有时疼痛，纳食减少，食后胀甚，嗳气，小便短少，大便不爽或屎气夹杂。

诊查：舌淡红，苔白腻，脉弦。

辨证：肝郁气滞，脾虚湿阻。

治法：疏肝理气，除湿消胀。

方药：柴胡10g，生白芍10g，炒枳壳10，生甘草3g，陈皮10g，制香附10g，川芎10g，制苍术10g，制厚朴10g，炒车前子30g，炒薏苡仁30g，广木香10g。

5剂，水煎服。

二诊

服上方10剂，腹胀稍减轻，嗳气减少，纳食不佳，舌脉同前。

上方加鸡内金10g、炒山楂10g、泽泻10g。10剂。

三诊

药后腹胀好转，纳食增加，大便爽，尿量增加。

守方续服2个月病情明显好转。

【按】 本例腹胀属臌胀初起，主要与气机阻滞兼有少量水湿，肝胆不和，气滞湿阻升降失司，故腹大胀满，胀而不坚；肝失条达，浊气痹阻，则胁下胀痛，气滞于中，脾胃运化失职，故纳食减少；食后气滞加剧，故饭后胀甚；胃失和降，气机上逆，故嗳气，气壅湿阻，水道不利，故小便短少；大肠传导失司，故大便不爽，舌淡红，苔白腻，脉弦为肝郁气滞，脾虚湿阻之象，用柴胡疏肝散合平胃散化裁，疏肝理气、除湿消胀。

案7 **沈某，男，46岁。**

初诊(1996年8月15日)

主诉及病史：腹大坚满半年，腹部拒按，按之如鼓，腹部皮肤绷急，外坚内痛，烦热口苦，面目色黄，小便短涩，大便溏结不爽。

诊查：舌边尖红，苔黄腻边苔黑灰，脉弦数。

辨证：湿热蕴结，水液停聚。

治法：清热利湿，逐水下攻。

方药：制厚朴10g，炒枳实10g，炒黄芩10g，黄连6g，知母10g，法半夏10g，党参 20 g,生甘草 3 g,陈皮 10 g,茯苓 30 g,泽泻 10 g,砂仁 3 g,片姜黄 10 g,生白术 10 g,白干姜 6 g,葫芦壳 30 g。

5 剂,水煎服。

【按】 本例患者鼓胀为水湿内蓄从热化,湿热互结,水浊停聚,故腹大坚满,腹部皮肤绷急,外坚内痛;湿阻内蒸迫胆气上逆,故烦热口苦,湿热壅滞肝胆,胆液外溢于肌肤,故见面目色黄;湿热下行,气机不利,故小便短涩;湿热交结胃肠,故大便溏结不爽,舌边尖红苔黄腻边苔黑灰,脉弦数是湿热蕴结,水液停聚征象,用中满分消丸化裁,清热利湿、逐水下攻。

案 8 **贡某,女,55 岁。**

初诊(1998 年 7 月 12 日)

主诉及病史:腹部胀满反复半年,逐渐加重 2 个月伴肠鸣,便溏,面色萎黄,神疲肢软乏力,少气懒言。

诊查:舌淡胖,边有齿痕,脉沉弱。

辨证:脾虚气弱,水湿停聚。

治法:补脾益气,化湿行水。

方药:党参 20 g,炒白术 10 g,茯苓 30 g,炒薏苡仁 30 g,炒白芍 10 g,橘红 10 g,煨木香 10 g,生甘草 3 g,生黄芪 30 g,川连 6 g,沉香曲 10 g,炮姜 6 g。

5 剂,水煎服。

二诊

药后腹部胀满减轻,肠鸣次数减少,大便仍溏,神疲肢软乏力如前,舌淡胖,边有齿痕,脉沉弱。

上方加草豆蔻 10 g,续进 10 剂。

三诊

药后症状明显减轻,大便基本成形。

守方治疗 2 个月,病情痊愈。

【按】 脾居中焦,主运化水湿,本例患者脾虚运化失职,水湿不能泄利,故腹部胀满;水湿内困,水走肠间故肠鸣,升降失常,清浊不分则便溏;脾虚气血化源不足,血不能上荣则面色萎黄;阳气不足,形体失于充养,则少气懒言,肢软乏力;舌淡胖,边有齿痕,脉沉弱为水湿内停,脾虚气弱之征,用《顾松园医镜》加味异功散化裁,补脾益气、化湿行水。

案 9 **成某,男,48 岁。**

初诊(1999 年 12 月 10 日)

主诉及病史:腹部胀满数月,入暮转甚,脘闷,纳呆,神疲怯寒,肢冷水肿,小便短少,面色萎黄。

诊查：舌紫暗，边有瘀斑，脉细沉。

辨证：脾肾阳虚，水湿内蓄。

治法：健脾温肾，化气行水。

方药：制附子 6 g(先煎)，炮姜 5 g，党参 20 g，炙甘草 3 g，炒白术 10 g，桂枝 10 g，茯苓 30 g，猪苓 20 g，泽泻 10 g，炒车前子 30 g，生黄芪 30 g，炒薏苡仁 30 g，葫芦壳 30 g，沉香曲 10 g。

10 剂，水煎服。

二诊

服药半个月腹胀略减，余证同前无好转，舌脉同前。

守方续进半个月。

三诊

药后腹胀减轻，尿量增加，纳食略增，仍觉怕冷。

上方加淫羊藿 10 g、仙茅 10 g 调治月余症状明显减轻。

【按】 本例患者脾肾阳虚，水湿内蓄之证，脾肾阳气亏虚，寒水停聚，故腹部胀满，入暮转甚；脾阳虚不能运化水谷，故脘闷，纳呆；肾阳虚气化不利，故小便短少；阳气不能温煦则形寒肢冷，水湿下注则下肢水肿，舌紫暗，边有瘀斑，脉细沉均属于脾肾阳虚之象。治用附子理中汤合五苓散复方化裁，健脾温肾、化气行水。

五、头　　痛

案 1　王某，女，78 岁。

初诊(1968 年 9 月 30 日)

主诉及病史：偏右头痛月余，止痛片初服有小效，再服就无用。针刺治疗亦无效。作封闭疗法，痛轻 2 日，后又加重。外科诊属“三叉神经痛”，拟作截断神经手术，因近 80 高龄，身体瘦弱，未敢进行。患者生平不爱服药，因头痛不得入睡，痛剧如锥刺，如刀剖，日夜呻吟，每日喝少量稀粥度日，进普食咀嚼、吞咽就会引起剧痛，并致昏厥。整日卧床，形神委顿。其媳为张志坚工友，要张志坚代疏一单方。

诊查：因代诊未见。

辨证：无法辨证。

治法：祛邪止痛。

方药：荞麦粉 120 g、胆矾末 30 g 白酒适量加冷水调成厚饼，敷贴痛处。

此料敷上 0.5 h，痛势就减，越 2 日疼痛竟止，又一旬二平复如初。

【按】 三叉神经痛类似中医的偏头痛，痛势剧烈，治疗棘手。本例属高龄患者，常法治疗没有效果，改用单方而痛止获效。提示：内科医生在立法处方汤药治疗的同时，别遗忘了内病外治这一有效的给药途径。查《本草纲目》铜绿(胆矾)性平有毒，治风痰、恶疮、顽藓。荞麦：甘凉无毒，外治汤火烧、鸡眼，“消热肿痛，脾积泄泻，白浊白带”。《食物中药与便方》(叶橘泉编)载：“偏正头痛，荞麦子、蔓荆子等分研末，以烧酒调敷患部。”

案2　任某，女，35岁。

初诊(1981年8月8日)

主诉及病史：头痛且晕，八月于兹。1981年1月上旬患病毒性脑炎，经住院治疗，热虽退而后遗头痛，送服中西药物，效果欠佳。证见：表情苦恼，头额痛晕，后脑尤甚，肩如鸡啄，时时泛恶，目涩且胀，两耳如窒，颈项不舒，傍晚每形寒恶风，有时鼻塞，轻咳，神疲乏力，口干少饮。

诊查：舌淡红，苔薄，脉细寸浮带数。

辨证：余邪留恋，肺气不宣，清阳少升。

治法：辛凉宣散余邪，补气升清醒脑。

方药：菊花10 g，桑叶10 g，桔梗10 g，鸡苏散10 g(包煎)，连翘15 g，蔓荆子10 g，葛根15 g，柴胡10 g，炙黄芪15 g，佛手10 g，炒神曲10 g。

5剂，水煎，饭后服。

二诊

药进3剂，头项晕痛见松，症情次第减轻，继进10剂，头痛竟平，耳目清爽，唯感乏力，续用补中益气汤化裁，调治半个月而愈。

【按】《素问·阴阳应象大论》云“清阳出上窍”“气伤痛”。本例头痛，虽历时8个月，但余邪内郁，盘踞清窍，清阳不能出上窍，肺家经气失宣之机仍然存在，故仍予辛凉宣散，开肺疏邪。用桑菊饮化裁，加入升麻、柴胡、黄芪、葛根之属，以助散邪之力，促使清阳复位而头痛乃止。

案3　施某，女，30岁。

初诊(1988年3月15日)

主诉及病史：头痛发胀，甚至疼痛如裂，发热恶风3日，面红目赤，口渴喜饮，大便不畅或便秘数日一下，小便黄赤。

诊查：舌红苔黄，脉浮数。

辨证：风热外袭，上扰清窍。

治法：辛凉散邪，祛风清热。

方药：川芎10 g，白芷10 g，玉泉散30 g，白菊花10 g，羌活10 g，金银花10 g，连翘15 g，藁本10 g，炒黄芩10 g，炒栀子10 g，僵蚕10 g，制大黄5 g。

7剂，水煎服。

二诊

药进4剂发热则退，药进7剂，头痛头胀明显减轻但未痊愈，大便顺畅。

上方去制大黄，续进10剂痊愈。

【按】 本例风热外袭，上扰清窍，热为阳邪，其性属火，风性轻扬，风热上变，故头痛而胀，甚则如裂，面红目赤；风热郁于肌表，则发热息风，热耗津液故口渴欲饮，便秘、尿黄。舌红苔黄，脉浮数为风热邪藏之象，用芎芷石膏汤化裁，辛凉散邪，祛风清热。

案4 **闻某，男，28岁。**

初诊(1988年12月10日)

主诉及病史：头痛连及项背5日，伴恶风畏寒，常喜戴帽裹头，5日前曾沐浴后当风变冷而头痛乃起。

诊查：舌淡，苔薄白，脉浮紧。

辨证：风寒外袭，卫阳被遏。

治法：疏散风寒，祛邪止痛。

方药：川芎10 g，荆芥10 g，薄荷6 g，细辛3 g，白芷10 g，甘草3 g，防风10 g，羌活10 g，绿茶3 g，葛根30 g，藁本10 g，吴茱萸3 g，葫芦壳30 g，沉香曲10 g。

7剂，水煎服。

二诊

药后头痛畏风好转，守方续进半个月痊愈。

【按】 本例太阳经主一身之表，足太阳膀胱经循项背上行巅顶，风寒外袭，邪犯太阳经脉，循经上犯，故头痛连及项背，风寒束于肌表，卫阳被遏，故恶风畏寒，寒为阴邪，得温则减，故常喜戴帽裹头，舌淡，苔薄白，脉浮紧为风寒外来之征，用川芎茶调散化裁，疏散风寒、祛邪止痛。

案5 **瞿某，女，52岁。**

初诊(1990年3月20日)

主诉及病史：头痛目眩近发5日，伴双颞跳动阵发，心烦易怒，面红口苦，夜烦不宁，有时胁痛，有高血压病史8年，已经服用3种降压药血压仍然控制不理想。

诊查：血压168/106 mmHg。舌红苔薄黄，脉弦带数。

辨证：肝阳上亢，虚风动扰。

治法：平肝潜阳，养阴柔息。

方药：天麻10 g，钩藤30 g(后下)，石决明30 g(先煎)，牛膝10 g，桑寄生20 g，杜仲20 g，炒栀子10 g，炒黄芩10 g，益母草30 g，茯神30 g，夜交藤30 g，生地15 g，夏枯草30 g，生白芍10 g，生甘草3 g。

7剂，水煎服。

二诊

药后头痛目眩减轻，心烦好转，血压150/90 mmHg，守方半个月症状痊愈。

【按】 《内经》云："诸风掉眩，皆属于肝。"患者有高血压病多年，肝体不足，肝用有余，风阳循经上扰清窍，故头痛目眩，双颞跳动阵发，肝火内郁，故见胁痛；肝胆之火偏亢，则心烦易怒；面红口苦为肝胆郁火内织之征，舌红苔薄黄，脉弦带数为肝火偏亢伴阴虚之象，用天麻钩藤饮化裁，平肝潜阳、养阴柔息。

案 6　章某，女，48 岁。

初诊(1990 年 3 月 20 日)

主诉及病史：头痛昏蒙半个月，胸脘闷，纳呆，呕恶，或喉中有痰，形体肥胖多年，伴混合性血脂偏高。

诊查：舌苔白腻，脉弦滑。

辨证：痰浊上蒙，脾失健运。

治法：化痰降浊，健脾和胃。

方药：法半夏 10 g，炒白术 10 g，天麻 15 g，陈皮 10 g，蔓荆子 10 g，厚朴 10 g，茯苓 30 g，生甘草 3 g，紫苏梗 10 g，炒枳壳 10 g，僵蚕 10 g，莱菔子 10 g，绞股蓝 30 g。

10 剂，水煎服。

二诊

药后胸闷纳呆好转，守方 1 个月，并嘱改变生活方式，控制饮食，增加运动。

三诊

体重减轻 5 kg，诸证均明显减轻，上方再进 1 个月，继续控制饮食，增加运动。

随访半年诸证痊愈。

【按】 本例患者形体肥胖乃痰湿之体，且脾失健运，聚湿生痰，痰浊中阻，清阳不得舒展，浊痰上蒙则头痛昏蒙，痰阻胸膈则胸脘闷，纳呆，痰浊上逆则呕恶，舌苔白腻，脉弦滑为痰湿内停之象。用半夏白术天麻汤化裁，化痰降浊、健脾和胃。

案 7　吕某，男，58 岁。

初诊(1992 年 10 月 25 日)

主诉及病史：头痛反复数月，痛势绵绵，遇劳加剧，倦怠乏力，畏寒少气，口苦乏味，胃纳欠佳，颈项不适，大便溏薄，每日 3 次。

诊查：CT 显示颈椎病。舌淡红苔薄，脉大无力。

辨证：中气不足，清阳少升。

治法：补中益气，升清柔息。

方药：蔓荆子 10 g，升麻 10 g，葛根 30 g，党参 20 g，生黄芪 30 g，炒白芍 10 g，生甘草 3 g，天麻 15 g，红景天 30 g，细辛 3 g，陈皮 10 g，炒山楂、炒神曲各 10 g。

10 剂，水煎服。

二诊

乏力改善，头痛减轻，大便溏，上方去党参换炒党参 20 g，续进 10 剂。

三诊

颈部不适好转，头痛偶作，纳食增加，大便仍溏，日行1～2次，舌淡红苔薄。处方：

蔓荆子10 g，升麻10 g，葛根30 g，炒党参20 g，生黄芪30 g，炒白芍10 g，生甘草3 g，天麻15 g，红景天30 g，陈皮10 g，炒山药30 g，炒薏苡仁30 g。

20剂，痊愈。

【按】 本例患者头痛反复发作，乃脾虚生化无力，中气不足，清阳不升，浊阴不降，清窍不利，故头痛绵绵，劳则气耗，故遇劳易发，病势加剧，中气不足，阳气不布，运化失司则神疲乏力，畏寒少气，口苦纳呆。舌淡红苔薄，脉大无力之征。用益气聪明汤化裁，补中益气、升清柔息。

案8　叶某，男，50岁。

初诊(1995年6月20日)

主诉及病史：头痛如裹5日，伴肢体困重，胸闷纳呆，小便不利，大便溏薄。5日前曾冒雨劳作，全身淋湿，继则头痛乃起。

诊查：舌淡红苔白腻，脉濡缓。

辨证：风湿外袭，脾阳受困。

治法：祛风胜湿，行气健脾。

方药：羌活10 g，川芎10 g，生甘草3 g，独活10 g，防风10 g，蔓荆子10 g，藁本10 g，藿香10 g，炒薏苡仁30 g，茯苓30 g，葛根30 g，炒楂曲各10 g，煨木香10 g。

7剂，水煎服。

二诊

药后头痛减轻，仍觉肢体困重，胸闷纳呆，舌淡红苔白腻，脉濡缓。

中药上方加炒白术10 g，10剂收功。

【按】 湿为阴霾之邪，其性重浊，本例患者冒雨淋湿，外感风湿，上蒙轻窍，故头痛如裹；脾司运化而主四肢，脾为湿困，故肢体困重；湿浊中阻故见胸闷纳食减少；"湿胜则濡泻"，故大便溏薄；湿浊内蕴，阳气不通则小便不利，舌淡红苔白腻，脉濡缓为湿邪偏胜之像，用羌活胜湿汤化裁，祛风胜湿、行气健脾。

案9　吴某，男，26岁。

初诊(1996年5月22日)

主诉及病史：头痛有空虚感，每兼眩晕反复数月，伴畏寒肢冷，耳鸣，腰膝酸软，遗精频作，甚则每周3次。有自慰史6年。

诊查：舌淡红，苔薄，脉细无力。

辨证：肾精失固，髓海不足。

治法：补肾固精，扶正添髓。

方药：党参20 g，生山药30 g，杜仲20 g，熟地15 g，枸杞子20 g，当归10 g，山茱萸10 g,炙甘草3 g,芡实30 g,金樱子20 g,煅龙骨、煅牡蛎各30 g。

10剂,水煎服。

二诊

药后症状稍有缓解,守方2个月,并同时服用金锁固精丸,每次10丸,每日3次。

并嘱改变生活方式,不可恣意过度。

随访半年头痛未作。

【按】 肾主藏精,生髓。本例患者自慰史多年,髓海空虚,故头痛有空虚感,眩晕目眩,腰为肾之府,肾虚故腰膝酸软,肾虚精关不固,故遗精频作,肾阳虚弱则畏寒肢冷,舌淡红、苔薄,脉细无力为肾虚之象,用大补元煎化裁,补肾固精、扶正添髓。

案10 钱某,女,28岁。

初诊(1996年7月15日)

主诉及病史:头痛而晕,面黄少华,心悸怔忡,反复半年,每于经行症状加重,有功能失调性子宫出血伴贫血史半年。

诊查:舌质淡,苔薄,脉细。

辨证:阴血不足,虚风内动。

治法:滋阴养血,扶正柔息。

方药:生地15 g,炒当归10 g,生白芍10 g,川芎10 g,蔓荆子10 g,炒黄芩10 g,菊花10 g,炙甘草3 g,生黄芪30 g,女贞子20 g,墨旱莲30 g,党参20 g。

10剂,水煎服。

二诊

服药10剂,头痛头晕好转,面色转华,心慌减轻,月经将至,舌质淡,苔薄,脉细。

上方加丹皮炭10 g、茜草炭30 g、贯众炭30 g。7剂。

三诊

诉此次月经量较前减少,头晕乏力未加重,舌质淡红,苔薄黄,脉细。处方:

熟地15 g,炒当归10 g,生白芍10 g,川芎10 g,炒黄芩10 g,菊花10 g,炙甘草3 g,生黄芪30 g,女贞子20 g,墨旱莲30 g,党参20 g。

20剂,水煎服。

嘱月经来潮前复诊。

四诊

头晕心慌不显,乏力不显,月经将至,舌质红,苔薄黄,脉细。

上方加仙鹤草30 g、茜草炭30 g、贯众炭30 g,续服7剂。

随访半年未再发作。

【按】 本例患者有贫血史,血虚而脑髓失养,故头痛而晕,血不能荣于面,面黄少华,血虚心悸怔忡,经行时头痛加重血虚所致。舌质淡,苔薄,脉细为血虚之象,治用加味四物汤合二至丸复方治疗,滋阴养血、扶正柔息。本案血虚因失血引起,故在月经期间加用牡丹皮炭、茜草炭、贯众炭以止血，坚持治疗而获效。

案11　许某，男，45岁。

初诊(1996年10月25日)

主诉及病史：头痛经久不愈2年，痛处固定不移，如锥如刺，自述1994年10月20日遇车祸昏迷3日，诊断为脑挫裂伤。

诊查：舌有瘀斑，脉弦细。

辨证：瘀血停着，痹阻络脉。

治法：活血化瘀，蠲痹通络。

方药：桃仁10 g，红花10 g，赤芍10 g，川芎10 g，地龙10 g，桂枝10 g，细辛3 g，天麻15 g，生黄芪30 g，炒当归10 g，牛膝20 g，参三七5 g。

7剂，水煎服。

二诊

服药7剂后头疼改善不明显，纳食可，夜寐宁，舌质红，苔薄有瘀斑，脉弦细。

中药上方加丹参15 g加强化瘀之功，续进10剂，头疼减轻。守方3个月症状痊愈。

【按】　本例患者头痛因车祸而后起，头痛经久不愈，久病血瘀痹阻络脉故，痛处固定不移，如锥如刺，舌有瘀斑，脉弦细为瘀血停着之象，用通窍活血汤化裁，活血化瘀、蠲痹通络。

案12　方某，女，46岁。

初诊(2011年10月9日)

主诉及病史：左侧额颞疼痛2个多月。病起于6月下旬人流后，平素经行量多。喜静恶动，稍劳则痛，甚则头脑空痛，外院诊断为血管性疼痛，治疗多次，效果欠佳。刻诊咽干，口微苦，胸胁不舒，少寐多梦，面色少华。

诊查：舌淡嫩红，苔薄白，脉细。

辨证：阴血亏正气损，邪风郁热内扰。

治法：养血疏肝，补气清敛。

方药：炒当归10 g，白芍10 g，熟地10 g，柴胡10 g，合欢花10 g，茯神10 g，郁金10 g，陈皮10 g，炒枳壳6 g，佛手片6 g，白芷6 g，生栀子6 g，刺蒺藜30 g，党参15 g。

7剂，水煎服。

二诊

头痛已平，每夜可以入睡6 h，梦已少，口苦去。唯见头晕目涩。

仍予原方去白芷、陈皮、郁金、栀子，刺蒺藜减半量，另加杭白菊、枸杞子，白术各10 g，继服。前后服药20余剂，诸恙告痊。

【按】　患者经量素多，又加人流，血虚不能上营清窍而疼痛，且有口苦，胸闷郁热之象，故方中白蒺藜加重用量，伍入白芷以增散风止痛，恐其燥血乃加熟地养血润燥，久病血弱无不累气，故添党参益气以生血，复诊时停白芷，白蒺藜减为半量。守制巩固治疗，此后逐步康复。

六、眩　晕

案1　戴某，女，60岁。

初诊(1982年6月21日)

主诉及病史：眩晕、耳鸣1周。左肩臂酸痛麻木，颈项不适，反复15年，痛时夜不安，晕甚泛恶呕吐，活动后痛晕加重，平卧时症状减轻，耳如鸣蝉，纳食欠香。曾多处治疗，医院检诊为神经根型颈椎病。

诊查：舌淡红，苔白腻，脉象细软。

辨证：上气不足，清阳少升，脉道瘀滞。

治法：补气升提，活血散滞，缓急止痛。

方药：黄芪 20 g，党参 15 g，蔓荆子 10 g，粉葛根 30 g，升麻 10 g，白芍 10 g，炙甘草 30 g，鹿衔草 30 g，炒酸枣仁 15 g，合欢皮 15 g，钩藤 10 g(后下)。

7剂，水煎服。

二诊

药后眩晕，呕吐消失。

原方续进，3周后左肩臂麻木酸痛显著减轻，寐纳均可，自行停药。8月20日上述症状又作，再用原方处理，5剂后症状好转，连服1个月，症状消失。

随访1年未复发。

【按】 颈椎病属于中医痹证、眩晕范围。笔者发现该病多发于50岁以上，审其病机当以中塞气阳少升，血弱脉道愆行为多。故方选益气聪明汤化裁，药用党参、黄芪、甘草补中益气、温养脾胃，葛根、升麻、蔓荆子鼓舞清阳上升头目，以白芍敛养阴血，加大剂量鹿衔草益肾而除筋骨风湿、活血通络，添酸枣仁、钩藤、合欢皮以安神宁心。全方补中有散，升中寓降，益气兼顾养血，养血不忘活血，能使中焦元气盛旺，中气既足，上气必充，清阳自升，则九窍通利，头项痛晕、耳鸣全无，自然解除。

案2　胡某，男，58岁。

初诊(1988年12月20日)

主诉及病史：眩晕2个月，精神萎靡，腰膝酸软或有遗精，耳鸣，落发增多，牙齿松动。

诊查：舌嫩红，苔少根剥，脉细数。

辨证：肾精不足，脑髓失充。

治法：补益肾精，充养脑髓。

方药：紫河车 10 g，党参 20 g，熟地 10 g，杜仲 20 g，天冬 10 g，黄柏 10 g，麦冬 10 g，茯

苓 30 g，牛膝 20 g，炙龟板 20 g(先煎)，芡实 30 g，白莲须 10 g。

10 剂，水煎服。

二诊

眩晕好转，精神好转，腰膝酸软好转，余症同前，舌脉同前。

上方续进 30 剂。

三诊

诸证明显减轻，舌质转淡红，苔薄，脉细。

上方去黄柏加生地 10 g、桑椹子 10 g，30 剂。

【按】 本例病机为肾精不足无以生髓，脑髓失养，故眩晕精神萎靡。肾主骨，腰为肾之府，齿为骨之余，肾精亏损，故牙齿松动，腰膝酸软，肾虚封藏固摄失职，故遗精，肾精虚少，耳失充养故耳鸣，肾其华在发，肾精不足则落发增多。舌嫩红苔少根剥，脉细数，均为肾精不足之象，用河车大造丸化裁，补益肾精、充养脑髓。

案 3 苏某，女，45 岁。

初诊(1996 年 8 月 12 日)

主诉及病史：眩晕动则加剧，劳累即发半年，神疲懒言，气短声低，面色少华，心悸失眠，纳食减少，经闭半年，有贫血史多年。

诊查：舌淡胖嫩，边有齿印，苔薄白，脉细。

辨证：气血不足，气血两虚。

治法：补益气血，润养心脾。

方药：党参 20 g，生白术 10 g，茯神 30 g，生甘草 3 g，熟地 10 g，当归 10 g，生白芍 10 g，川芎 10 g，生黄芪 30 g，桂枝 10 g，炒酸枣仁 20 g，炒山楂、炒神曲各 10 g。

10 剂，水煎服。

二诊

药后症状减轻，舌脉同前，守方 30 剂。

三诊

前后服药近 2 个月，患者精神大增，面色红润，已经可以胜任一般的体力劳动，睡眠好转，稍觉燥热，舌质淡红，苔薄黄，脉细。

中药上方去桂枝，续服 30 剂而收功，随访半年未复发。

【按】 本例患者病机为气血不足，脑失所养，故眩晕动则加剧，劳累后易发，气血不足，则神疲懒言，气短声低，面色少华，心脾两虚故心悸失眠，纳食减少。舌淡胖嫩，边有齿印，苔薄白，脉细，为气血不足之象，用十全大补汤化裁，培补气血充养脑络。

案 4 鲍某，男，50 岁。

初诊(1998 年 4 月 16 日)

主诉及病史：眩晕头晕 2 个月，伴有健忘失眠，心悸，精神不振，面颊口唇紫暗。2 个月前遇车祸有脑震荡史。

诊查：舌有紫斑瘀点，脉弦涩。

辨证：瘀血阻络，脑失所养。

治法：祛瘀生新，通络养脑。

方药：炒当归 10 g，生地 15 g，桃仁 10 g，红花 10 g，炒赤芍 10 g，川芎 10 g，柴胡 10 g，炒枳壳 10 g，牛膝 20 g，桔梗 10 g，生黄芪 30 g，生甘草 3 g。

10 剂，水煎服。

二诊

药后眩晕好转，睡眠稍不佳，精神略佳，舌脉同前。

上方加木灵芝 30 g，20 剂。

三诊

睡眠明显好转，眩晕基本未作，面颊口唇紫色变淡，舌质淡紫，苔薄黄，脉弦。

上方加白芍 10 g，续服 10 剂而收功。

【按】 本例为车祸后致眩晕，乃瘀血阻络，气血不得正常流布，脑失所养，故眩晕而作，面颊口唇紫暗，舌有紫斑瘀点，脉弦涩为瘀血阻络之征，瘀血不去，新血不生，心神失养，故见健忘失眠，心悸精神不振。用血府逐瘀汤化裁，祛瘀生新，通络养脑。

案 5　姚某，男，36 岁。

初诊(1998 年 9 月 12 日)

主诉及病史：眩晕颈项痛反复数月，近加重 1 周，伴头痛，目花，耳鸣，神疲乏力，手指发麻或左或右，纳差，便溏，日行 2～3 次，有颈椎病史 2 年。

诊查：舌淡苔薄腻，脉细弱。

辨证：上气不足，清阳少升。

治法：补中益气，健脾升清。

方药：蔓荆子 10 g，升麻 10 g，葛根 30 g，党参 20 g，生黄芪 30 g，炒白芍 10 g，炒白术 10 g，生甘草 3 g，茯苓 30 g，薏苡仁 30 g，天麻 15 g，老鹳草 30 g，炒山楂、炒神曲各 10 g，煨木香 10 g。

7 剂，水煎服。

二诊

服药 5 剂头晕明显减轻，服药 7 剂，头晕基本未作，纳食增加，然耳鸣仍作，手麻、便溏，舌脉同前。

上方去炒楂曲，加丹参 15 g、桑枝 30 g，10 剂水煎服。

随访症状痊愈。

【按】 本例患者上气不足，脑失所养，故眩晕，颈项痛，神疲乏力，目花，耳鸣；脾虚，清阳不升，故纳差，便溏，舌淡苔薄腻，脉细弱为脾虚之征。用益气聪明汤化裁，补中益气，健脾升清。

案 6 **高某,女,48 岁。**

初诊(1999 年 6 月 20 日)

主诉及病史：眩晕反复数月,倦怠,头重如裹,胸闷有时泛吐痰涎,纳少多寐,或心慌,头目作胀,形体肥胖半年。

诊查：舌胖,苔白厚腻,脉滑。

辨证：痰浊内蕴,脾胃虚弱。

治法：燥湿化痰,健脾和胃。

方药：法半夏 10 g,生白术 10 g,天麻 15 g,茯苓 30 g,陈皮 10 g,生甘草 3 g,丹参 10 g,降香片 10 g,制苍术 10 g,红景天 30 g,炒山楂、炒神曲各 10 g,瓜蒌皮 10 g。

10 剂,水煎服。

二诊

眩晕稍减,仍觉头重如裹,胸闷有时泛吐痰涎,纳少多寐,或心慌,头目作胀,舌胖,苔白厚腻,脉滑。调整用药。

方药：法半夏 15 g,生白术 20 g,天麻 15 g,茯苓 30 g,陈皮 10 g,生甘草 3 g,丹参 10 g,降香片 10 g,制苍术 10 g,红景天 30 g,藿香 10 g,佩兰 10 g,炒楂曲各 10 g,瓜蒌皮 10 g。

14 剂,水煎服。并嘱患者饮食清淡,忌食生冷,控制体重。

三诊

眩晕基本好转,头重明显好转,舌质红,腻苔渐化。

治疗效不更法,上方去炒楂曲续进 14 剂,并嘱控制饮食,忌食生冷,增加运动。

【按】 本例患者形体肥胖多年,痰湿之体,痰浊中阻,上蒙清窍,故眩晕,痰为湿聚,湿性重浊,阻遏清阳,故倦怠,头重如裹,痰浊中阻,气机不利,则胸闷,胃气上逆,故有时泛吐痰涎,脾阳为痰湿阻遏而不振,故纳少多寐,痰阻胸阳,故有时心慌。舌胖,苔白厚腻,脉滑为痰浊内蕴之征,用半夏白术天麻汤化裁,燥湿化痰,健脾和胃为宜。

附 耳鸣耳聋

案 1 **于某,男,10 岁。**

初诊(1982 年 6 月 2 日)

主诉及病史：听觉障碍 3 月有余,恙起新感之后,开始左耳鸣响,继而两耳失聪。经某医院检：鼓膜曲线平坦,电测示双耳对研 250～4 000 Hz,平均在 80～85 dB。诊断为：实发性耳聋。经反复治疗未愈。不得已而辍学至今。纳食欠香,大便 2 日 1 行。面色少华。皮肤瘖瘖瘙痒,右大于左。

诊查：舌淡红,苔薄黄,脉细数,指压耳屏反增堵胀不适。

辨证：风邪留恋肝经，风热束于肌肤，气机失调，龙葱闭塞。

治法：宣肺以开上窍，疏邪而畅气机。

方药：蝉蜕 10 g，白僵蚕 10 g，薄荷叶 5 g(后下)，连翘 15 g，桔梗 10 g，荆芥穗 10 g，牛蒡子 10 g，杏仁 10 g，瓜蒌仁 10 g，谷芽 10 g，葛根 12 g。

15 剂，水煎服。

二诊

药后皮疹消退，胃纳增加，大便通畅，听力完全恢复。继以归芍六君子汤化裁，再调治疗一旬而愈。

半年后追访，已经上学，病未复发。

【按】 清王士雄话："坎为耳，故耳为肾水之外候，然肺经之络穴在耳中，名曰龙葱，专主乎听。"风邪病毒外袭，肺经经气阻滞，清窍被蒙，龙葱失司，每致耳鸣耳聋。本例虽历时百日，但余邪内郁，金机不宣依然存在，故仍予轻宣平淡之法，使邪透肺达，龙葱复响而复安。倘系温热暑疫，火燥耳聋，胆热僭扰，自以审证清源为得当，他如上气不足，肾亏精衰，阴虚阳浮之重听，俱非轻浮肺药可效。

七、中　风

案 1　董某，男，68 岁。

初诊(1986 年 10 月 8 日)

主诉及病史：突然昏倒 3 h，不省人事，牙关紧闭，口噤不开，两手握固，便秘数日，身热面赤，肢体阵发抽搐，燥扰不宁，气粗口臭，有高血压病史多年，近因暴怒而发病。

诊查：血压为 182/110 mmHg。舌苔黄腻，脉弦滑数。

辨证：风阳暴亢，上蒙清窍。

治法：清肝息风，辛凉开窍。

方药：羚羊角粉 0.6 g(冲服)，生龟甲 30 g(先煎)，生地 15 g，牡丹皮 10 g，生地 15 g，柴胡 10 g，薄荷 5 g，菊花 10 g，夏枯草 30 g，制大黄 5 g，石决明 30 g(先煎)，钩藤 30 g(后下)。

5 剂，水煎服。

另予氨氯地平 5 mg，每日 1 次，降压。

二诊

药进 3 剂，解大便 3 次后身热退，烦躁减。药进 5 剂，神志有好转，呼之能睁眼，血压：160/90 mmHg。舌脉同前，续进 5 剂。

三诊

服药 10 剂，神志好转，呼之能睁眼，大便正常，肢体抽搐未作。继续服药 10 剂巩固疗效。

【按】 本例患者有高血压病史，平素脾气急躁，此次因暴怒而发病，系肝阳上亢，阳亢风动，夹热上扰经络，致不省人事，牙关紧闭，口噤不开，两手握固，便秘数日，身热面赤，肢体阵发抽搐，燥扰不宁，气粗口臭，舌苔黄腻，脉弦滑为肝风夹有热征象，用羚角钩藤汤化裁，清肝息风，辛凉开窍。

案2 **仲某，男，68岁。**

初诊(1988年12月10日)

主诉及病史：突然半身不遂半日，左手足麻木，口眼歪斜，大便干结，头晕痰多，舌强语謇，平素喜进食油腻，贪食。

诊查：舌苔黄腻，脉弦滑。

辨证：痰热腑实，风阳上扰。

治法：化痰通腑，息风清窍。

方药：胆南星10 g，全瓜蒌10 g，生大黄5 g，玄明粉10 g(冲服)，生地15 g，玄参20 g，麦冬10 g，北沙参15 g，丹参10 g，赤芍10 g，茯苓30 g，钩藤30 g(后下)。

5剂，水煎服。

二诊

药进2剂，则大便通畅；进3剂半身不遂好转；药进5剂说话如病前，症状基本痊愈。续进5剂巩固疗效。

【按】 本例患者平素喜进食油腻，贪食，导致聚湿生痰，痰郁化热，风阳夹痰上扰经络，致半身不遂，左手足麻木，口舌歪斜，痰热夹滞，阻于中焦，传导功能失司，升清降浊失常，下则腑气不通而便秘，上则清阳不升而头晕，风痰阻于舌本，则舌强语謇，舌苔黄腻，脉弦滑为肝风夹有痰热征象，用星蒌承气汤化裁，化痰通腑，息风清窍。

案3 **都某，男，72岁。**

初诊(1992年11月25日)

主诉及病史：脑溢血后2个月，左半身不遂，偏右肢体发麻，右手足肌肉抽搐阵发，口舌歪斜，有时头昏，健忘，神疲乏力。

诊查：舌淡红，舌尖紫暗有瘀点，苔薄白腻，脉弦滑。

辨证：风痰瘀血，痹阻血脉。

治法：益气活血，祛痰通络。

方药：生黄芪30 g，炒当归10 g，生赤芍10 g，川芎10 g，红花10 g，地龙10 g，桃仁10 g，怀牛膝20 g，嫩桑枝30 g，石菖蒲10 g，水蛭10 g，生甘草3 g。

10剂，水煎服。嘱加强功能锻炼。

二诊

药后右侧肢体发麻改善，左侧下肢体肌力改善，左上肢肌力如前，纳食可，寐欠宁，大便偏干，舌脉同前。

治疗上效不更法，桃仁加量为20 g，生黄芪50 g，刺蒺藜15 g，续服1个月。继续加强患肢功能锻炼。

【按】 本例中风后遗症乃风痰瘀血流窜，血脉痹阻，经络不通，气不能行，血不能濡，故肢体废而不能用成半身不遂，偏右肢体发麻等气血涩滞。舌淡红，舌尖紫暗有瘀点，苔薄白腻，脉弦滑为瘀血阻络之象，用补阳还五汤化裁，益气活血，祛痰通络。

案4 钱某，男，62岁。

初诊(1996年8月10日)

主诉及病史：手足麻木，肌肤不仁半年余，口舌歪斜，言语不利，口角流涎，左半身不遂2周。平素体弱，有高血压病史多年，外院住院诊断为脑梗死，刻下左半身不遂，口舌歪斜，言语不利，口角流涎。轮椅推入诊室。

诊查：舌苔薄白，脉浮弦细。

辨证：脉络空虚，风邪入中。

治法：祛风通络，养血柔肝。

方药：生地10 g，生白芍10 g，炒当归10 g，川芎10 g，羌活10 g，独活10 g，秦艽10 g，防风10 g，黄芩10 g，白芷10 g，玉泉散20 g(包煎)，天麻15 g。

10剂，水煎服。

二诊

药后左半身不遂稍减轻，左下肢肌力Ⅱ级，左上肢肌力Ⅰ级，吐词渐清楚，口角流涎略减，舌质淡红，苔薄白，脉弦。

中药守上方10剂，并嘱咐加强锻炼，建议配合针灸治疗。

三诊

左下肢已经能移步，肌力Ⅲ～Ⅳ级，左上肢肌力稍增，口齿清晰，口角流涎好转，舌质淡红，苔薄白，脉弦。

上方去玉泉散加生黄芪30 g、地龙10 g，续进30剂而收功。

【按】 本例患者素体血虚，因卫外不固，络脉空虚，风邪乘虚入中于络，气血痹阻，运行不畅，筋脉失于濡养，则见手足麻木，肌肤不仁，口舌歪斜，言语不利，口角流涎，左半身不遂，舌苔薄白，脉浮弦细为表邪入中之征，用《保命集》大秦艽汤化裁，祛风通络、养血柔肝。

案5 朱某，男，72岁。

初诊(1996年9月12日)

主诉及病史：右半身不遂2个月，口舌歪斜，言语不利，头晕目眩，痰多而黏，进食易呛，右半身麻木。

诊查：舌质暗红，苔薄白腻，脉浮滑。

辨证：风痰瘀血，痹阻脉络。

治法：息风化痰，活血通络。

方药：法半夏 10 g，生白术 10 g，胆南星 10 g，天麻 15 g，丹参 10 g，制香附 10 g，桃仁 10 g，红花 10 g，赤芍 10 g，地龙 10 g，茯苓 30 g，钩藤 30 g(后下)。

10 剂，水煎服。并嘱咐患者加强肢体功能锻炼。

二诊

服药 10 剂右半身不遂稍有改善，头晕目眩明显好转，痰多而黏，进食易呛，右半身麻木，舌质暗红，苔薄白腻，脉浮滑。

上方法半夏加量至 15 g，14 剂，水煎服，并嘱咐继续加强肢体功能锻炼。

三诊

症状好转明显，中药治疗以上方为主调治 3 个多月而痊愈。

【按】 本例患者肝风夹痰上扰清窍，流窜经络，滞留脑络，导致脑脉瘀阻，神明不用，故半身不遂，口舌歪斜，言语不利，风痰扰动清阳，故见头晕目眩，痰浊内蕴故痰多而黏，舌质暗红，苔薄白腻，脉浮滑为肝风夹痰瘀征象，息风化痰，活血通络。

案 6 叶某，女，80 岁。

初诊(1998 年 8 月 25 日)

主诉及病史：有房颤病史 5 年，患多发性腔隙性脑梗死半年，现言语不利，或舌痿不语，伸舌偏歪不灵活，左手足活动不利。

诊查：舌淡红，边有瘀点，苔薄腻，脉弦滑，结代频作。

辨证：风痰血瘀，阻滞络脉。

治法：祛风除痰，开窍通络。

方药：白附子 6 g(先煎)，石菖蒲 10 g，远志 10 g，天麻 15 g，生黄芪 30 g，全蝎 3 g，羌活 10 g，胆南星 10 g，生甘草 3 g，茯苓 30 g，半夏 10 g，陈皮 10 g，丹参 10 g。

5 剂，水煎服。

二诊

药进半个月，言语渐渐清晰，左手活动明显改善，舌淡红，边有瘀点，苔薄腻，脉弦滑，脉结代。

治疗上守方月余，吐词清楚，活动自如。

【按】 本例患者因中风而不语，其言语不清，舌痿不语为风痰血瘀，阻滞络脉所致，舌淡红，边有瘀点，苔薄腻脉弦滑，结代频作为湿痰风邪伤脾，心气不足之征，用解语丹化裁，祛风除痰、开窍通络。

案 7 赵某，女，72 岁。

初诊(1998 年 11 月 20 日)

主诉及病史：平素头晕头痛，耳鸣目眩，呵欠喜梦，腰膝酸软，突起右手足沉重麻木，口舌歪斜，右侧下肢乏力，舌强语謇。

诊查：舌质红，苔薄白，脉浮滑。

辨证：肝肾阴虚，风阳上扰。

治法：滋养肝肾，平息内风。

方药：怀牛膝 20 g，代赭石 30 g(先煎)，生龙骨、生牡蛎各 30 g(先煎)，生龟板(先煎)20 g，天冬 10 g，玄参 20 g，生白芍 10 g，生甘草 3 g，茵陈 30 g，炒川楝子 10 g，生麦芽 30 g，钩藤 30 g(后下)。

5 剂，水煎服。

二诊

药服 3 剂后右侧下肢乏力明显改善，右手足沉重麻木略减，舌脉同前。

中药守方 10 剂。

三诊

服药近 20 日症状大减，右下肢乏力基本恢复如前，言词清晰，口舌歪斜已经不明显，仍有耳鸣，呵欠思睡，舌质红，苔薄黄，脉弦。处方：

生地 15 g，牡丹皮 10 g，山药 30 g，山茱萸 10 g，茯苓 30 g，泽泻 10 g，怀牛膝 20 g，代赭石 30 g(先煎)，生龙骨、生牡蛎各 30 g(先煎)，生龟板 20 g(先煎)，天冬 10 g，玄参 20 g，生白芍 10 g，丹参 15 g，生甘草 3 g。

7 剂，水煎服。

【按】 本例患者水亏木旺，肝阳偏亢，形成上盛下虚，故头晕头痛，耳鸣目眩，呵欠喜梦，腰膝酸软。肝阳亢盛化风，肝风挟痰上扰，风痰流窜经络，故突然口舌歪斜，半身不遂，舌强语謇。舌质红，苔薄白，脉浮滑为肝风挟痰征象，用镇肝息风汤化裁，滋养肝肾，平息内风。内风渐除，转以滋补肝肾为主而巩固疗效。

案 8　张某，男，84 岁。

初诊(2017 年 6 月 7 日)

主诉及病史：头晕欲跌 1 日，晕甚呕吐，全身大汗出，急诊入院，刻下重病面容，神疲乏力，怕光，恶声响，纳呆，懒言，嗜静睡，无五官意念的感知和表达。

诊查：头颅 MRI 示右侧小脑半球急性脑梗死，多发性腔隙性脑梗死。颈椎 MRI 示 C_3～C_7 椎间盘中央型突出，颈椎退行性改变。舌淡红，苔白腻，脉细弦滑。

辨证：肝风夹痰，清阳少升。

治法：息风化痰，补升清阳。

方药：法半夏 10 g，生白术 10 g，天麻 15 g，茯苓 30 g，陈皮 10 g，生甘草 3 g，党参 20 g，生黄芪 30 g，白参须 10 g，葛根 30 g，浙贝母 10 g，炒山楂、炒神曲各 10 g。

3 剂，水煎服。配合甘露醇脱水。

二诊

头晕轻，恶心减，仍饮食减少，且少有恶寒。

诊查：测体温 37.6℃，舌脉无明显变化。

辨证：痰湿交蕴，少阳失和。

治法：和解少阳，益气祛邪。

方药：白参10 g，半夏10 g，生甘草3 g，炒黄芩10 g，柴胡10 g，生赤芍10 g，全瓜蒌20 g，天麻15 g，葛根30 g，生姜3片，红枣5枚。

5剂，水煎服。

停用甘露醇，不再脱水。

三诊

5日后，寒热平，呕吐止，大便畅下，但见神疲乏力动则出汗，头晕目眩，纳食欠香，饮水易呛。血脂稍偏高，停药观察2日出院。

头颅MRI：右侧小脑半球脑梗死显著吸收。舌淡暗红，脉细软。

中医辨证：中气不足，清阳少升，血滞湿聚。

治法：补气升清，扶正化瘀。

方药：生黄芪30 g，党参20 g，白参10 g，生白术10 g，生甘草3 g，葛根30 g，枸杞子10 g，蔓荆子10 g，天麻15 g，何首乌30 g，红景天30 g，丹参10 g，参三七5 g，浙贝母10 g，炒枳壳10 g，炒山楂、炒神曲各10 g。

守方服药1个月。

进食转香，饮水不呛，起坐时头昏，首如戴草帽，余情尚可，效法不更，守制出入。继续治疗3个月，神疲乏力改善，能单独行走十步，但还有晃动、失衡感。看书提笔后症状加重，乃停药，配合轻便肢体锻炼。

【按】 治疗脑梗死要始终注意保护性治疗，营造“静、定、暗”的治疗环境。本例表现：高年，力气衰，头晕汗出，一派正气不足之象，故要培补气血，固正元以拔邪气，用和剂缓用才是，若祛风攻痰、搜剔化瘀之品过用，是不治其本反治标，要想有效很难。

八、瘿　病

案1　王某，女，43岁。

初诊(1978年6月7日)

主诉及病史：结喉左旁肿块，胀痛已经半载。由某医院检诊为“甲状腺腺瘤”。颈项疼痛，转侧板紧不利，吞咽不爽，胸闷欠舒。

诊查：甲状腺结节大如拇指。舌苔薄白，脉弦带滑。

辨证：肝郁气滞，痰湿凝聚。

治法：调气和营，消痰散结。

方药：海藻15 g，昆布15 g，浙贝母10 g，当归10 g，白芍10 g，川芎3 g，青皮10 g，制香附10 g，独活5 g，连翘12 g，猫爪草30 g，甘草3 g，制半夏10 g。

7剂，水煎服。

二诊

服药后，虽胸闷略舒，颈项掣痛减轻，但肠中鸣响，便溏每日两行。脾运弱则湿易聚，欲湿之化，必健其运。

原方去当归、连翘、昆布之滑利，加炒白术10 g、生薏苡仁30 g、广木香10 g以培土，续进7剂。

三诊

肠鸣已，便溏止，结块缩小，颈项痛平。

由于症情稳定，处方无甚变化。治疗2个月，结节消失，疾竟痊愈。

【按】 海藻玉壶汤是治疗痰凝湿聚，肝郁气滞，瘀阻蕴热引致肿块的有效方剂，辨证无误，疗效可靠。方中：海藻、昆布、海带软坚消痰；浙贝母、制半夏化痰降气，开结散郁；又当归、川芎养血活血，以散营中之滞；合青皮、陈皮除痰消痞，而疏气分之郁；加上连翘之清热毒、疏蕴结；独活之通经隧，祛伏风；甘草之护胃气，调药性。且妙在一方之中，数法并备。用川芎之升并，与半夏之沉降；既有当归、川芎之走血，复有青皮、陈皮之行气；用海藻、昆布、海带之寒，配青、陈、芎、归之温；又甘草、海藻虽负反夺相忌之名，却有攻坚解凝之实。通过寒温合施，升降既济，气血并调，达到相反相成、邪去正安的目的。张志坚认为，方内独活基于祛风，胜湿以消痰浊，通络以蠲痹着，宣气道而行血分，达上下而通周身，对消痰核、湿肿、散瘀凝坚积，功效卓著。又猫爪草辛甘无毒，习用于消治瘰疬，取其化痰散结，解毒止痛，泛治囊肿、瘿病、痰核，对加遮消弭核块，亦颇有效。所例海带，因我地药肆不备，且功能和海藻、昆布类同，故略而不用，实践证明，其效应未尝减色。张志坚体会，应用此方须掌握以下三点：① 病变浅表，半入脏腑，肿块柔软而半破溃，或质地虽硬而可推动。② 口淡不渴，或渴不多饮。饮食尚可，或纳虽减而未至厌食。③ 舌质淡或淡红，苔白腻或薄白；脉象滑或脉细而弦。倘若结块坚硬如石，推之不移，或破溃渗水；以及潮热、盗汗、口渴、舌绛、阴虚火旺者，便非本方所能适应。况本方泻多于补，养弱于攻，久服耗伤正气，故因证化裁，适时而止，还是应该斟酌的。

服药期间，医嘱戒恼怒，忌浓茶，远辛辣、肥甘，纠平素饮食所偏，以杜痰湿之孳生，而畅气血之流动，亦属正本清源之图。

案2 **贡某，女，45岁。**

初诊(1998年5月10日)

主诉及病史：颈部结块肿大，弥漫对称半年多，肿块边缘光滑柔软，按之如囊如袋，可扪及结节，有时胸闷，患者长期情绪抑郁。

诊查：舌淡红，苔薄，脉弦滑细，彩超示：双侧甲状腺囊肿。

辨证：肝郁气滞，痰瘀壅结。

治法：疏肝理气，化痰散结。

方药：昆布30 g，海藻30 g，通草6 g，海蛤壳30 g，陈皮10 g，柴胡10 g，生白芍10 g，炒枳壳10 g，郁金10 g，香附10 g，僵蚕10 g，夏枯草30 g。

7剂,水煎服。

二诊

患者药后精神好转,情绪稳定,胸闷未作,纳食可,大便偏干,舌淡红,苔薄黄,脉弦滑细。

上方去通草加牡丹皮10 g、栀子5 g,10剂,水煎服。

三诊

服药半个月患者情绪稳定,心情舒畅,胸闷未作,纳食可,大便调,日行一次,舌淡红,苔薄,脉弦滑细。治疗药物调整为:

昆布30 g,海藻30 g,海蛤壳30 g,陈皮10 g,柴胡10 g,生白芍10 g,炒枳壳10 g,郁金10 g,香附10 g,僵蚕10 g,玄参10 g。

服药月余,病情平稳。

【按】 本例患者长期情绪抑郁,肝气郁结,痰瘀壅结项前所致,因气、痰、瘀三者互结故致瘿肿伴有结节,舌淡红,苔薄,脉弦滑细为肝郁气滞、痰瘀壅结之征,用昆布丸合四海舒郁丸化裁,疏肝理气、化痰散结。

案3　赵某,女,38岁。

初诊(1998年6月8日)

主诉及病史:颈前部肿大按之柔软,光滑无结节,无根,可吞咽动作而活动,伴有烦热,心悸,夜睡失眠,自汗,急躁易怒,眼球突出乏力,手指颤抖,多食易饥,形体逐渐消瘦,月经量少,病前有七情刺激史。

诊查:舌红,苔少,脉弦细数。

辨证:肝郁阴虚,痰气壅结。

治法:养阴清疏,化痰散结。

方药:天冬30 g,麦冬30 g,北沙参15 g,天花粉10 g,黄芩10 g,知母10 g,荷叶10 g,生甘草3 g,夏枯草30 g,生地15 g,炒酸枣仁10 g,珍珠母30 g。

7剂,水煎服。

二诊

患者药后烦热及心悸减轻,急躁易怒略减,夜寐不宁,乏力如前,舌红,苔少,脉弦细数。中药调整为:

天冬30 g,麦冬30 g,北沙参15 g,天花粉10 g,黄芩10 g,知母10 g,荷叶10 g,生甘草3 g,夏枯草30 g,生地15 g,炒酸枣仁10 g,珍珠母30 g,煅龙骨30 g,煅牡蛎30 g。

14剂,水煎服。

三诊

服药后乏力稍改善,其余诸证明显好转但未痊愈。

上方加太子参20 g续服40剂,症状痊愈。

【按】 本例因七情刺激忧思郁怒,情志内伤,痰气郁结,肝郁化火,火旺伤阴是瘿病的主要病机，心火亢盛，心阴亏虚则烦热，心悸，失眠，自汗，舌红。肝火旺，风阳内藏则急躁易怒，眼球突出，手指颤抖，胃热消谷则多食易饥，火热耗伤精血，日久精血亏虚，故见消瘦，乏力，月经量少，脉弦细数，为肝郁气滞，阴虚火旺之象，用二冬丸化裁，养阴清火，化痰散结。

案4 **刘某，女，55岁。**

初诊(2014年9月6日)

主诉及病史：左颈前肿块多枚，大如核桃，小如银杏，按之质硬，表面高低不平，肿块可随吞咽动作而上下，按之微痛，推之不移，病已3个月，渐见增大。

诊查：舌淡红，苔腻，脉弦细。

辨证：气机郁滞，痰瘀壅结。

治法：理气化瘀，消痰散结。

方药：海藻30 g，昆布30 g，海带30 g，青皮10 g，陈皮10 g，半夏10 g，浙贝母10 g，连翘15 g，炒当归10 g，川芎10 g，独活10 g，制莪术10 g，黄药子10 g，生甘草3 g。

5剂，水煎服。

【按】 本例属于中医学瘿瘤范畴，因气滞痰瘀壅结颈前为主要病机，故见按之质硬，表面高低不平，推之不移，用海藻玉壶汤化裁理气化瘀、消痰散结。因此类肿块增大迅速，故及时告知患者建议积极治疗。

九、疟　疾

案1 **张某，男，12岁。**

初诊(1986年7月8日)

主诉及病史：初起肢体酸楚，乏力，继则畏寒战栗，寒罢则发热，头痛，面赤，口渴，心烦，数小时后汗出淋沥，寒热休止，诸证消失，唯觉头晕神疲，病情间日一发已7日。

诊查：舌淡，苔薄，脉弦。

辨证：疟邪侵入，少阳失和。

治法：和解少阳，解表达邪。

方药：柴胡10 g，法半夏10 g，党参10 g，生甘草3 g，炒黄芩10 g，厚朴10 g，常山10 g，草果10 g，知母10 g，生白芍10 g，槟榔10 g。

5剂，水煎服。畏寒发热2 h前口服头煎。

【按】 本例其邪半表半里，出入营卫之间，初起邪气始于阳，阳气被遏，营卫亏虚，故肢体酸楚，乏力。继则邪气与阴相争，则畏寒战栗，邪出与阳相争，则壮热烦渴，热迫津液而邪外泄，则汗出淋沥，正邪相离，不与营卫相争，则寒热休止，脉弦为疟之主脉，用小柴胡汤合达原饮化裁，和解少阳，解表达邪。

案2　叶某，男，65岁。

初诊(1986年7月15日)

主诉及病史：头痛，手足发热，骨节烦热，微寒高热，大汗后热退，反复数日，热甚时伴恶心呕吐，谵妄，口渴引饮，患者平素体健喜饮。

诊查：舌红，苔黄，脉弦数。

辨证：邪踞少阳，湿热交蒸。

治法：和解少阳，清热达邪。

方药：柴胡10 g，法半夏10 g，北沙参15 g，生甘草3 g，炒黄芩10 g，石膏30 g(先煎)，知母10 g，青蒿30 g，茵陈30 g，炒栀子10 g，炒枳实10 g，竹茹10 g。

5剂，水煎服。

另予安宫牛黄丸1粒，发病前2 h化服。

【按】　本例临床表现属温病范畴，患者平素阳盛，适值暑邪内蕴，热盛伤气，阳盛则手足热，热盛伤胃阴，胃失和降故恶心呕吐，头痛骨节烦痛，口渴引饮，舌红脉数，均为邪热炽盛之象，热毒内陷心包，扰乱神明，故见谵妄之症。用小柴胡汤和白虎汤化裁和解少阳，清热达邪，加青蒿退热截疟，安宫牛黄丸醒脑开窍。

案3　卢某，男，25岁。

初诊(1986年7月18日)

主诉及病史：畏寒发热反复数月，或瘥后复发，或劳累即发，面色㿠白，神情委顿，倦怠乏力，头晕目眩，左胁下痞块触之可及。

诊查：舌质淡胖，脉细弦。

辨证：正气虚弱，疟邪留恋。

治法：补中益气，祛邪截疟。

方药：生黄芪30 g，生白术10 g，陈皮10 g，炙升麻10 g，柴胡10 g，党参20 g，炒当归10 g，生甘草3 g，何首乌10 g，熟地10 g，青蒿30 g，炙鳖甲30 g(先煎)。

5剂，水煎服。

【按】　本例疟邪久恋，耗伤气血，营卫失和，故畏寒发热反复数月，久疟不愈，脾胃受伤，生化之源不足，故见面白神萎，头晕乏力，舌淡脉细之征。日久痰湿凝聚，气血瘀滞，结于胁下，而成瘕块。用补中益气汤合何人饮化裁，补中益气，祛邪截疟。

第五章　肾系病证

一、水　肿

案1　徐某，女，44岁。

初诊(1978年3月7日)

主诉及病史：双下肢水肿反复3年。腰酸，头昏，胸闷板滞，纳差，乏力，下肢微肿，两足不温，有慢性肾炎病史3年，久治无效。

诊查：尿检示蛋白(+++)，白细胞少，红细胞少。舌质淡红，苔薄，脉细软。

辨证：脾肾阳虚，久延伤阴。

治法：温养脾肾，开降肺气。

方药：淡附片5 g(先煎)，怀山药15 g，黄芪15 g，党参15 g，熟地12 g，桂枝5 g，淫羊藿15 g，巴戟天10 g，前胡10 g，炒枳壳10 g，桔梗10 g，石韦30 g。

7剂，水煎服。

二诊

服药心情平静，守方医治2个月，自觉症状稍减，查尿结果如前。近因胃受风邪，鼻塞头胀，肢节酸楚，咽红不适，咳嗽无痰，脉象浮数，舌苔薄白，宗经旨“急则治其标”，拟法辛凉轻散，宣肺解表，处方：

冬桑叶10 g，杭菊花10 g，蝉蜕10 g，僵蚕10 g，连翘15 g，荆芥10 g，薄荷5 g(后下)，杏仁10 g，生紫菀10 g，生甘草3 g，牛蒡子10 g，陈皮10 g。

治疗1周。

三诊

外邪解，咳止肿消，尿检竟得阴性。

效机始获，不宜更张。原方去薄荷、桑叶、荆芥、牛蒡子，加太子参、怀山药、熟黄精、熟女贞子，继进半个月，遂瘥。

随访半年，未见复发。

【按】　本例病机为脾肾阳虚，水湿不化，久病正虚，阳伤及阴，初投温阳益气，健脾利水，配桔梗、枳壳、前胡开宣肺气，寓泻于补，服药虽有松象，未中肯綮，盖补多宣少，药力受掣。又因新邪外束，肺系症状明显，乃改用辛凉宣肺、疏风解表之品，乘其势而利导之，宣畅肺气，而使脏气调和，精微敛摄，故能应手取效。最终加太子参、怀山药、黄精、女贞子益气养阴，疏中兼养以为巩固。

案2　莫某，男，28岁。

初诊(1978年4月5日)

主诉及病史：慢性肾炎1年余，反复发作。头晕、腰酸，肢软乏力，咽红或痛，纳食一般，鼻塞易于感冒。

诊查：尿检示蛋白(＋＋＋＋)，白细胞2～5，红细胞0～1，颗粒管型(＋)，血压130/90 mmHg。舌红少苔，脉虚数。

辨证：脾肾气阴两虚，肺郁失宣。

治法：补脾滋肾，轻清宣气。

方药：蝉蜕10 g，桔梗10 g，枇杷叶10 g(包煎)，连翘15 g，生甘草3 g，薄荷5 g(后下)，防风10 g，黄芪15 g，生白术10 g，生地15 g，玄参10 g，制何首乌15 g，熟女贞子10 g，白花蛇舌草30 g。

7剂，水煎服。

二诊

药后头晕、腰酸见轻，尿蛋白(＋＋)，已减轻。药已中的，效方续服。因劳动后尿中蛋白增加，是气虚不摄精微之征。

乃去薄荷、玄参、连翘之清散凉泄，加党参15 g、升麻10 g以补气升清，守制出入，医治3个月，诸症消失。尿检阴性。

随访1年，情况良好，已全日工作。

【按】 本例肺气虚而藩篱不固，肾阴亏而藏精失司，以致上焦宣降不利，蕴热稽而不散，肺肾两虚为因，气痹邪热为果，且前者又可使肺金愈虚。临床以感冒缠绵，咽喉红痛，腰酸，舌红为辨证要点。因果不顾，证候难痊。故方用生地、何首乌、女贞子、玄参滋养肾阴，黄芪、白术、防风益气固卫，合蝉蜕、桔梗、枇杷叶、薄荷升降肺气，连翘、白花蛇舌草清解蕴热，一则理正虚之因，一则祛邪热之果。鉴于尿蛋白静则隐消，动则显现，故属清阳不振。方减阴柔清散药物，增重补气温升之品，脾肾阴充则表卫固，治节展而复，终于金水相生，邪去正安。

案3　杨某，女，15岁。

初诊(1979年6月5日)

主诉及病史：面目水肿或有发热月余。2个月前上额、耳下脓疮数个，破流脂水，自用青黛散麻油调搽而愈。越一旬而面目水肿，身热，口干少饮，食少，脘痞，便秘。曾用抗生素，并内服多剂越婢加术汤，治疗无效，面肿更甚。

诊查：体温 37.8℃，尿检示尿蛋白(+++)，白细胞(+)，红细胞(+)，颗粒管型(+)。舌红苔薄黄腻，脉数。

辨证：疮毒内郁，肺热气壅。

治法：宣肺调升降，清热达邪气。

方药：蝉蜕 10 g，僵蚕 10 g，郁金 10 g，路路通 15 g，金银花 15 g，蒲公英 15 g，紫花地丁 15 g，紫背天葵 10 g，野菊花 10 g，鲜蒡根 30 g，生甘草 3 g。

5 剂，水煎服。

二诊

药后，遍体微汗，热退，尿多，面浮见轻，胃纳稍启，大便畅下，腻苔化，脉象细。

效方续投 5 剂，尿检正常，诸症悉除，乃停药观察。

2 年后随访，病未复发。

【按】 病由皮肤感染，疮毒内侵肺系而起。所用越婢加术汤，开肺不力，清气无用，反成碍气遏热、邪郁不泄之势。治非宣其肺气，清其蕴热不可。故方以蝉蜕、僵蚕、金银花轻清宣透，舒展肺气；合地丁草、天葵子、蒲公英、生甘草以清火解毒，散其蕴热，更加郁金、路路通行气血以利水湿，鲜蒡根利小便凉血止血，使肺郁开而地道通，气机畅而郁热解，故前后 10 剂，病告痊愈。

案 4 刘某，女，7 岁。

初诊(1979 年 10 月 28 日)

主诉及病史：眼睑、全身水肿 3 日。旬前气候骤冷，咽喉肿痛，咳嗽，哮鸣，口干少饮，小有寒热，延后服药，寒热解而咳未平，气短厌食，水肿先见眼睑，继则遍及全身，尿溲黄少。

诊查：体温 37.8℃，扁桃体肿大Ⅱ°，血压 130/90 mmHg，尿检：蛋白(+++)，红细胞(+)，白细胞少，颗粒管型(+)。苔薄淡黄，脉细常数。

辨证：咽热未清，寒邪外袭，风窒水泛。

治法：宣肺解表，利水清咽。

方药：麻黄 5 g，杏仁 9 g，甘草 3 g，荆芥穗 6 g，桔梗 9 g，生紫菀 9 g，炒枳壳 6 g，陈皮 6 g，射干 6 g，连翘 10 g。

3 剂，水煎服。

二诊

服药后水肿消退、咽痛缓解，诸恙告愈。尿检阴，未再复发。

【按】 本例先病乳蛾，感寒咳吼，继发水肿。病机为咽热未清，寒邪骤袭，肺气失于宣化，水道升降不利。投五拗汤以温肺宣发，加紫菀、枳壳助肺气升降，加连翘、射干以轻清利咽，是“求北风，开南牖”之义。终于取得上窍开则下窍自通，肺气宣则水湿自化的效果。

案5 王某,女,45岁。

初诊(1980年4月7日)

主诉及病史:轻度眼睑水肿,每遇感冒易发,最近受寒,眼睑水肿加重,小便量少色赤。有肾炎病史多年。刻下面部眼睑水肿,下肢凹陷伴水肿,轻咳咽痛,大便干,小便短赤。

诊查:尿检示尿蛋白(+++),红细胞(++),颗粒管型(+)。舌苔薄白,脉细。

辨证:风热犯肺,风激水起,热伤血络。

治法:宣肺祛风,凉血利水。

方药:金银花15 g,菊花10 g,荆芥10 g,蝉蜕10 g,僵蚕10 g,制大黄6 g,生甘草3 g,广郁金10 g,白花蛇舌草15 g,白毛夏枯草15 g,石韦15 g,炒槐花10 g,炒牡丹皮10 g,生地15 g。

5剂,水煎服。

二诊

尿量增多,尿色转淡,面睑水肿消退。尿检示尿蛋白(±),红细胞(±)。

上方既合,仍守原方,加小蓟15 g,7剂。

三诊

小便增多,下肢肿亦消。

原方去生地、小蓟,加熟女贞10 g、墨旱莲10 g。

上方服用月余,风邪祛,水肿退,热泄血络宁。尿蛋白(±),管型(±),红细胞(少)。

继服1个月后,尿检正常,改方六味地黄汤合玉屏风汤巩固治疗。

随访1年,病情稳定。

【按】 由于风邪,血热干扰,风激水起,阴络受伤致肾炎复发。故方用五花升降汤化裁,药以蝉蜕、僵蚕、郁金、制大黄,轻清盈透,升清降浊。生地、牡丹皮滋阴清热,凉血止血。白花蛇舌草、白毛夏枯草、石韦、槐花清化风热,凉血行水。诸药共奏,祛风清热,宣肺滋阴,调升降理气血之功,卒能达邪去正安,血守络和的目的。

案6 时某,男,28岁。

初诊(1986年10月25日)

主诉及病史:初起咽喉肿痛,咳嗽,恶寒发热,继则颜面四肢水肿10日,小便不利,尿液浑浊,有泡沫。

诊查:尿常规检查示尿蛋白(+++),隐血(+++)。舌淡红,苔薄白,脉浮。

辨证:风邪遏肺,水湿停聚。

治法:疏风解表,宣肺行水。

方药:炙麻黄10 g,生石膏30 g(先煎),生甘草3 g,牛蒡子10 g,生白术10 g,玄参20 g,射干15 g,蝉蜕10 g,黄芩10 g,金银花10 g,连翘15 g,淡竹叶10 g。

5剂，水煎服。嘱低盐饮食。

二诊

恶寒发热已平，咽喉肿痛、咳嗽好转，面肢水肿见退，小便仍有泡沫，舌脉如前，尿常规复查，尿蛋白(+)，尿隐血(++)，尿红细胞36个，前方获效，守方化裁。

原方去生石膏、生甘草，加六一散30 g(包煎)、白茅根30 g、平地木30 g，7剂水煎服。

三诊

患者诸症已平，水肿全消，尿蛋白转阴，潜血转阴，给予益肾清化、扶正固正方，方药：

生黄芪30 g，石韦30 g，牛蒡子10 g，金银花15 g，生地15 g，牡丹皮10 g，山药30 g，山茱萸10 g，茯苓30 g，泽泻10 g，白茅根30 g，芦根30 g。

治疗3个月，多次尿检正常。

【按】 本例患者因风邪犯肺，阻遏正气，故恶寒发热，咽痛咳嗽，风邪外袭，肺气失宣，风水相搏，水郁气结。源不清则流不洁，不能通调水道，下输膀胱，故小便不利，面肢水肿，舌淡苔薄白，脉浮均为风邪外袭之症。初诊时用越婢加术汤合银翘散化裁，疏风解表，宣肺行水。因药证合拍，二诊时，出现转机，尿检蛋白减，因效机已获，故守方化裁，但尿隐血检查示红细胞仍偏多，故加入白茅根、平地木凉血止血。三诊时，诸症已平，故改法益肾清化，扶正固正，继续调养而收全功。

案7 吴某，男，62岁。

初诊(1988年3月20日)

主诉及病史：全身水肿半月，伴胁肋满痛，脘腹痞闷，纳食减少，嗳气时作，面色爪甲，洁白无华，小便短少。

诊查：舌淡，苔薄，脉弦。

辨证：肝郁脾虚，气滞水停。

治法：疏肝健脾，理气行水。

方药：柴胡10 g，陈皮10 g，生甘草3 g，白芍10 g，炒枳壳10 g，川芎10 g，炙香附10 g，炒薏苡仁30 g，郁金10 g，党参15 g，生黄芪30 g，茵陈30 g。

10剂，水煎服。

二诊

上方共进10剂复诊，诉胁肋满痛，脘腹痞闷减轻，纳食稍增。

方证相合，嘱上方增加冬瓜皮15 g、猪苓20 g以增进利水消肿之功，再进半个月。

随访诉诸症明显改善。

【按】 本例肝失疏达，则气滞水停，胁肋胀满，肝木侮土，运化呆滞，故食少嗳气，脾虚则气血化源不足，故面色爪甲，洁白无华。舌质淡，脉弦，为肝郁气滞之证，用柴胡疏肝散化裁，疏肝健脾，理气行水为宜。

案8　屠某，男，62岁。

初诊（1988年5月25日）

主诉及病史：有尿毒症病史2年，近感脘腹胀满，经血液透析后水肿虽退，但出现神情淡漠，嗜睡，不思纳食，甚则神昏，恶心欲吐，吐出清涎，头晕，胸闷肢冷，神疲乏力，面色㿠白，尿少。

诊查：舌淡苔腻，脉细弱。

辨证：浊邪上逆，胃失和降。

治法：化浊降逆，和胃利水。

方药：制附子5 g（先煎、久煎），干姜6 g，白参须10 g，制大黄5 g，淡吴茱萸3 g，红枣5枚，茯苓30 g，紫苏梗10 g，生甘草3 g，陈皮10 g，当归30 g，猫须草30 g。

5剂，水煎服。

二诊

上方5剂复诊，脘腹胀满略松，恶心欲吐改善，舌脉同前，告知患者，本病病史较久，浊毒积聚，肾气衰败，病情较重，需积极配合透析治疗。

上方维持续服半个月，随访诸症有明显好转。

【按】 本病例属中医学关格。因浊阴内藏，上扰神明，故见嗜睡不食，甚则神昏，浊阴不降，清阳不升，胃气上逆则恶心欲吐，头晕，胸闷，苔腻。阴寒内藏，阳气不能外达则见肢冷。用温脾汤化裁，化浊降逆，和胃利水。本证候多为水肿浊久不愈，浊毒积聚，肾气衰败演变而成的危急重症，临证时及早告知患者及其家属。

案9　宋某，男，15岁。

初诊（1988年7月20日）

主诉及病史：头面四肢水肿5日，咳嗽，痰黄黏稠，胸闷气促，身热口渴，小便色黄有味。

诊查：舌苔黄腻，脉滑数。

辨证：痰热壅肺，水溢肌肤。

治法：清气化痰，利尿消肿。

方药：黄芩10 g，炒栀子10 g，麦冬10 g，知母10 g，桔梗10 g，浙贝母10 g，瓜蒌仁10 g，陈皮10 g，茯苓30 g，生甘草3 g，芦根30 g，冬瓜子30 g，桃仁10 g，生薏苡仁30 g，平地木30 g。

5剂，水煎服。

二诊

患者自诉咳嗽咯痰减轻，胸闷气促有缓解，口渴轻，小便异味轻。

方证相合，拟上方再进半个月。

随访诉诸症均平。

【按】 本例患者因外邪入里化热而起，痰热壅肺，津液气化失常，不能下输膀胱，泛溢肌肤，发为水肿，痰热郁肺，窒塞胸中，故咳嗽胸闷气促，肺热内藏，故痰黄黏稠，身热口渴，小便色黄有味，舌苔黄腻，脉滑数为痰热之证。治用清金化痰的苇茎汤化裁，清气化痰，利水消肿。

案10 闻某，女，60岁。

初诊(1988年10月25日)

主诉及病史：有肺源性心脏病史多年，全身水肿，心悸怔忡，伴形寒肢冷，咳喘上逆，胸中憋闷，或时大汗淋漓。

诊查：舌质淡，苔薄，脉微欲绝，心下悸动。

辨证：心阳不振，水湿泛溢。

治法：温通心阳，化气行水。

方药：制附子6g(先煎、久煎)，茯苓30g，生白芍10g，生白术10g，生姜3g，猪苓20g，泽泻10g，桂枝10g，生黄芪30g，葶苈子30g，红枣10枚，石韦30g。

5剂，水煎服。

二诊

复诊诉水肿轻，形寒肢冷、咳喘上逆改善，上方再增加人参10g、麦冬10g以增加通阳复脉之功，再进10剂随访诸症有好转，但患者病史较久，需悉心调治，谨防各类并发症出现。

【按】 本例患者心阳不足，心脉运行受阻，气不化水，上逆则咳喘，外溢而为水肿，心阳衰微，不能温煦四肢百骸，故形寒肢冷，阴阳之气不相顺接，故胸中憋闷，大汗淋漓，脉微欲绝，用真武汤化裁温通心阳、化气行水。

案11 尤某，男，56岁。

初诊(1990年12月20日)

主诉及病史：四肢水肿半个月，气短乏力，面色苍白，形寒畏冷，咳声无力，痰质清稀。

诊查：舌淡苔白，脉虚细。

辨证：肺气虚寒，水溢肌肤。

治法：温阳散寒，宣肺行水。

方药：干姜9g，细辛3g，法半夏10g，苦杏仁10g，茯苓30g，五味子10g，生甘草3g，平地木30g，石韦30g，生薏苡仁30g，桂枝10g，生黄芪30g，生白术10g，防风10g。

5剂，水煎服。

二诊

诉乏力、形寒减轻，咳嗽咯痰缓解，舌脉基本同前。拟上方去平地木、生薏仁，增加猪苓20g、冬瓜皮15g、茯苓皮20g，以增进利水消肿之功，再进半个月，诉诸症基本改善。

【按】 肺为水之上源，肺气虚寒，不能通调水道，水液潴留，故头面四肢水肿，肺气虚寒，上不能输布津液于百脉，下不能温煦运于四肢，故气短乏力，形寒畏冷，肺气失于宣化，留而为饮，故化为清稀之痰。舌淡苔白，脉虚细均为虚寒之象，用苓甘五味姜辛汤合玉屏风化裁。温阳散寒，宣肺行水。

案12 **徐某，男，42岁。**

初诊(1992年4月18日)

主诉及病史：头面四肢水肿，病情时重时轻数月，纳食欠佳，倦怠乏力，少气懒言，面色少华，大便稀溏，日行两次。

诊查：舌淡苔少，脉缓弱。

辨证：脾胃气虚，水湿停聚。

治法：补益脾胃，利水消肿。

方药：党参 20 g，茯苓 30 g，炒白术 10 g，炒扁豆 10 g，陈皮 10 g，炒山药 30 g，砂仁 3 g，炒薏苡仁 30 g，桔梗 10 g，生甘草 3 g，石韦 30 g，煨木香 10 g。

5剂，水煎服。

二诊

上方共进 10 剂复诊，纳食略增，乏力稍轻，大便稀溏有改善。

方证相合，拟上方加炒山楂、炒神曲各 10 g，以增进补益脾胃、增进食欲之功效。

再进 1 周，随访诸症改善。

【按】 本例患者脾胃气虚，运化失常，水湿浸溢肌肤，故见头面四肢水肿，脾胃为后天之本，脾虚食少，化源不足，故倦怠乏力，少气懒言。面色少华，舌淡苔少，脉缓弱，脾虚失运，水湿下注，故大便稀溏，用参苓白术散化裁，补益脾胃利水消肿。

案13 **胡某，女，49岁。**

初诊(1992年7月25日)

主诉及病史：眼胞下肢水肿半月，脘腹胀闷，腰以下肿甚，食少便溏，小便短少，面色萎黄，神倦肢冷。

诊查：舌淡苔白滑，脉沉缓。

辨证：脾阳不足，水湿泛溢。

治法：健脾温阳，扶正行水。

方药：制厚朴 10 g，宣木瓜 10 g，煨木香 10 g，草果仁 10 g，槟榔 10 g，制附子 6 g(先煎、久煎)，炮姜 6 g，生甘草 3 g，茯苓 30 g，生黄芪 30 g，防己 10 g，石韦 30 g。

5剂，水煎服。

二诊

诉水肿略轻，纳食仍不多，便溏有改善，舌脉基本同前。

拟上方增加桂枝 10 g、泽泻 10 g 以增进膀胱气化行水之功，助小便短少的改善。

再进半个月随访诸症均明显好转，再嘱饮食起居调治而安。

【按】 本例脾虚水湿运化失司，因眼胞属脾，故眼胞先肿，脾阳虚弱，水湿停聚，故脘腹胀闷，小便短少，脾虚不能运化水谷输布精微、营养全身，故面色萎黄，神倦肢冷，食少便溏，舌淡苔白滑，脉沉缓为阳气虚弱，阴邪内藏所致，用实脾汤化裁，健脾温阳，扶正行水。

案 14 焦某，男，42 岁。

初诊（1992 年 9 月 18 日）

主诉及病史：下肢水肿反复两月，伴心悸怔忡，神疲乏力，心掣气短，胸中憋闷，患有房颤病史 2 年。

诊查：舌质淡，苔薄白，脉细弱，结代频作。

辨证：心气虚弱，水湿停聚。

治法：补益心气，利水消肿。

方药：炒白术 10 g，党参 20 g，生黄芪 30 g，炒当归 10 g，生甘草 3 g，茯神 30 g，炒酸枣仁 10 g，炙远志 10 g，广木香 10 g，猪苓 10 g，泽泻 10 g，石韦 30 g。

5 剂，水煎服。

二诊

上方共进 10 剂复诊，自觉心悸怔忡、神疲乏力减轻，舌脉同前。

猪苓加量至 20 g，增加丹参 10 g 以加强利水消肿、活血通络之功，再进 2 周。

随访症状明显改善，建议悉心调治，注意房颤的并发症。

【按】 心居膈上，心气贯于宗脉，本例患者久患房颤，心气不足，运行无力，水湿伏留而为水肿，心气虚则心脉运行不畅，故见心悸怔忡，心掣气短，胸中憋闷，舌淡，苔薄白，脉细弱。结代频作为心气不足的表现，用归脾汤化裁，补益心气利水消肿。

案 15 乔某，男，12 岁。

初诊（1998 年 7 月 23 日）

主诉及病史：暴肿气急，半月有余，某医院诊为急性肾小球肾炎，用抗生素及利尿剂效果不著，刻下全身水肿，头面独甚，枕后按之凹陷，咳嗽气促，痰稀色白，傍晚稍有高热，脘腹微胀，不渴纳呆，尿少。

诊查：尿检示蛋白（＋＋＋），红细胞（＋），白细胞（＋），颗粒管型（＋）。体温 37.6℃，血压 140/90 mmHg。舌淡，苔白，脉象浮濡。

辨证：风寒窒肺，邪水交阻。

治法：宣肺散风寒，辛温开鬼门。

方药：麻黄 5 g，紫苏叶 10 g，杏仁 10 g，紫菀 6 g，生薏苡仁 15 g，陈皮 10 g，防风 6 g，甘草 3 g，蝉蜕 5 g，连翘 10 g。

3 剂，水煎服。

二诊

药后小便畅解，水肿十减其七。

原方续服3剂，诸恙消失，尿检正常。

追诊10个月，病未复发。

【按】 急性肾炎必须以祛风宣肺为治疗原则，盖肺因风窒，水由风气，用药贵在宣散，散风以孤水势，宣肺可复升降，祛风得当，大能迅速恢复，缩短病程。

案16　朱某，男，22岁。

初诊（1998年11月26日）

主诉及病史：全身水肿，面肢为甚1周，烦渴欲饮，但水入即吐，脐下悸动，小便不利，伴有发热头痛，有慢性肾病史两年，近因感冒诱发，水肿加重。

诊查：舌淡，苔薄白，脉数。

辨证：膀胱气化失常，邪袭水聚。

治法：化气行水，扶正散邪。

方药：茯苓30 g，猪苓20 g，生白术10 g，泽泻10 g，桂枝10 g，生黄芪30 g，炒黄芩10 g，胡枝子30 g，石韦30 g，芦根30 g，紫苏梗10 g，荆芥10 g。

5剂，水煎服。

二诊

守方共服10剂，复诊诉全身水肿较前明显有消退，小便增加，发热止，头痛轻，舌脉同前。

上方再增加黄精10 g、玉竹10 g、延胡索10 g共奏健脾、养阴、和络之效，续进半个月。

随访诉烦渴欲饮轻、头痛缓解，余症亦明显好转。

【按】 本例属中医学肾水的表现，肾合膀胱，膀胱气化失常，水蓄于内，津液不能上承，故口渴欲饮，因内有停水，故水入即吐，膀胱为太阳之腑，太阳表证与膀胱停水狼狈为奸，形成外有表证，内有膀胱停水之证，治用五苓散化气行水和肾炎四味汤扶正散邪，解表行水为较佳配伍。

案17　谢某，男，68岁。

初诊（1999年12月15日）

主诉及病史：有冠心病史多年，近发现左心衰，全身水肿，下肢为甚2个月，气短或咳逆，脘腹胀闷疼痛，胁下有痞块。

诊查：舌质瘀暗，口唇指甲发绀，脉细结代。

辨证：心血瘀阻，水湿停聚。

治法：活血化瘀，扶正行水。

方药：桃红10 g，红花10 g，熟地10 g，炒当归10 g，生白芍10 g，川芎10 g，丹参10 g，降香 10 g，猪苓 30 g，泽泻 10 g，生白术 10 g，茯苓 30 g。

5 剂，水煎服。

二诊

复诊时诉水肿减轻，脘腹胀闷疼痛改善。

方证相合，拟上方续进半个月，随访诸症改善。患者冠心病多年，舌脉提示瘀阻之象，需日后调养，谨防诸多并发症出现。

【按】 本例冠心病多年，心血运行瘀阻，气化行水之功失权，故上逆而咳喘，全身水肿，脘腹胀闷疼痛等症乃见，胁下痞块，口唇指甲紫绀乃瘀血所致的征象，用桃红四物汤和四苓散化裁，活血化瘀，扶正行水。

案 18 潘某，女，26 岁。

初诊(2008 年 5 月 11 日)

主诉及病史：罹迁延性肾炎半载，用西药效果欠佳，诊时晨起脸厚，傍晚足肿，面色㿠白而唇红，腰脊酸痛并肢楚，周身乏力，小便短少，鼻塞感冒，咽红或痛。尿检：蛋白(++)，红细胞(±)，白细胞(±)。

诊查：舌淡红，苔薄，脉象虚数。

辨证：肺肾气阴两虚，余邪逗留未尽。

治法：补肺滋肾，祛风清化。

方药：生黄芪 12 g，白术 10 g，防风 10 g，生地 15 g，麦冬 10 g，玄参 10 g，桑寄生 15 g，荠菜花 30 g，蝉蜕 10 g，木蝴蝶 10 g，白茅根 30 g，徐长卿 10 g，六一散 30 g(包煎)。

7 剂，水煎服。

二诊

水肿消退，尿检好转，蛋白(+)、红细胞 0～3，腰酸如前，且增带下如水。

前方去木蝴蝶、麦冬，加生山药 10 g、鸡冠花 10 g。

效方出入，治疗 2 个月，症状次第减消，尿检持续阴性，乃改汤方为丸剂，续服 1 个月，以资巩固，至今 4 年，情况良好。

【按】 肾炎病有时日，邪不得外透，又不能里解，残风余热淹面，上损肺气，下伤肾阴，亦可因素体肺肾气阴不足，湿热风邪乘虚为患。治宜一面益气祛风，一面滋阴清热，本症病机进退幅度较大，正气自我调节未败，表现为症状时显时已，尿检倏常倏异，认真揆度肺肾，补泻合用，庶不致误。

案 19 匡某，男，45 岁。

初诊(2009 年 12 月 15 日)

主诉及病史：周身水肿，逐渐加重半个月，腰痛膝软，畏寒肢冷，小便不利，夜间尿频。已经于外院检查未明确原因，服利尿剂水肿可消，停药则肿起。

诊查：舌淡苔薄，脉细尺弱。

辨证：肾阳不足，水湿停聚。

治法：益肾温阳，化气行水。

方药：制附子 5 g(先煎、久煎)，桂枝 10 g，熟地 15 g，牡丹皮 10 g，茯苓 30 g，泽泻 10 g，山茱萸 10 g，生山药 30 g，炒车前子 30 g，怀牛膝 30 g，石韦 30 g，淫羊藿 30 g。

10 剂，水煎服。

二诊

药后水肿减轻，腰痛膝软、畏寒肢冷均明显好转，夜尿少。

方证相合，拟上方增加猪苓 20 g 以进一步加强利尿消肿之功，再进 10 剂。

随访诉诸症均基本改善，水肿未再发。

【按】 肾为水火之宅，人体的水液气化输布主要由肾阳的蒸腾推动来完成。本例肾阳虚衰，水液气化失常，故出现周身水肿，腰痛膝软，小便不力，夜间尿频等症。畏寒肢冷，舌淡，苔薄，脉细尺弱为阳虚之症，治用济生肾气丸化裁，益肾温阳、化气行水为妥。

案 20　褚某，女，38 岁。

初诊(2012 年 4 月 22 日)

主诉及病史：全身水肿，双下肢肿甚 2 周，纳呆，五心烦热，身热不扬，小便赤涩，黄浊有异味。外院诊断为特发性水肿。

诊查：舌淡红，苔薄黄腻，脉数。

辨证：下焦湿热，水液泛滥。

治法：清热除湿，利水消肿。

方药：猪苓 20 g，泽泻 10 g，生白术 10 g，茯苓 30 g，车前子 30 g，通草 6 g，茵陈 30 g，瞿麦 10 g，萆薢 30 g，生地 15 g，小蓟 30 g。

5 剂，水煎服。

二诊

上方续进 10 剂复诊，诉水肿减轻，小便改善，五心烦热缓解，纳食仍不多，舌淡红苔薄微腻，脉细。

拟上方增加炒山楂、炒神曲各 10 g，党参 10 g 以加强脾胃功能，增进食欲，嘱服半个月。

随访诸症均基本好转。

【按】 肾和膀胱相合位居下焦，下焦感受湿热，湿遏热郁，肾与膀胱开阖失司，气化不利，水液泛滥，则出现全身水肿，因湿性下注，故下肢肿甚，纳呆，五心烦热，身热不扬，尿黄浊，苔黄腻，脉数均为湿热阻滞之象，故用《世医得效方》通苓散化裁，清热除湿，利水消肿。

案 21　王某，男，38 岁。

初诊(2014 年 5 月 18 日)

主诉及病史：患慢性肾炎 1 年，经治疗水肿不减。刻下：面色㿠白，颧时潮红，神疲头晕，腰酸，耳鸣如蝉，口干少饮，小便淡黄而少。

诊查：血压 150/95 mmHg，尿检蛋白(+++)、白细胞(±)，红细胞(±)。人血清白蛋白 30 g/L。舌淡红，苔薄白，边有齿印，脉弦数重按反弱。

辨证：阴阳两伤，风湿内扰。

治法：调其阴阳，资其气化，佐以凉息。

方药：生地 30 g，淫羊藿 15 g，山茱萸 10 g，生山药 15 g，枸杞子 10 g，茯苓 30 g，制黄芪 15 g，淡附片 5 g(先煎、久煎)，白薇 10 g，熟女贞子 10 g，生牡蛎 30 g(先煎)，益母草 15 g，干地龙 10 g，路路通 15 g。

7 剂，水煎服。

另强的松 20 mg 每日 1 次，维持原剂量不变。

二诊

服上方 2 周，水肿消退，精神转佳，且有梦遗。

乃减激素量为 10 mg，每日 1 次，再上方进 14 剂。

三诊

头晕亦减。尿检：蛋白(+)、白细胞(±)，红细胞±，血压 140/90 mmHg。

嘱停服激素，效不更方，续投 30 余剂。

四诊

诸症均获改善。血压 120/80 mmHg，尿检阴性，人血清白蛋白 37 g/L。两颧潮红消退，细弱不数，肾阳已显不足。

守制增淫羊藿为 30 g，调治 2 个月而瘥。

随访 1 年，尿蛋白阴性，患者体健康。

【按】 本例系低蛋白血症，阴精明显匮乏。阴精不足易生湿、治湿不忘填精。《素问·阴阳应象大论》云："精为气。""精食气。"精气化、食互根，精耗阴虚，势必导致气化功能障碍，水液、津血输布失常，而水湿壅聚，不仅阻碍气机，更陷阴精于不足。故水湿孳生因于阴精亏损者，不可复行其水，再助其阳，以免重伤阴精，也唯益精填下、育阴化气，俾化源得资，则水湿自然消除。

案 22 周某，男，24 岁。

初诊(2015 年 6 月 12 日)

主诉及病史：肾病综合征病史 3 年余，3 次住院，激素未断。脸如满月，午后颧红，头昏腰酸，脚跟疼痛、足踝肿按之泛指，股内断纹明显，心烦易汗，夜寐不宁。血压 140/90 mmHg，尿检：蛋白(++)、白细胞(±)，红细胞(±)，24 h 尿蛋白定量 2.5 g。血清胆固醇 7.6 mmol/L，尿素氮 12.5 mmol/L，肌酐 176 μmmol/L。

诊查：舌暗红，苔黄腻，脉象弦数。

辨证：精血亏而虚风动越，化源弱而湿聚蕴热。

治法：滋肾填精为主，清化息风为佐。建议泼尼松减为 20 mg 口服。

方药：生地 15 g，枸杞子 15 g，生山药 15 g，山茱萸 10 g，桑寄生 15 g，阿胶 10 g（烊化冲服），黄芪 15 g，茺蔚子 10 g，生牡蛎 30 g（先煎），石韦 30 g，徐长卿 10 g，菊花 10 g，炒黄柏 10 g，知母 10 g。

14 剂。水煎服。

二诊

服后踝肿稍退，腰酸略松。治疗半个月水肿头昏渐止，24 h 尿蛋白定量 1.5 g，再次小减激素剂量。

原方去菊花、枸杞子、石韦，倍增生地为 30 g，加淫羊藿 30 g、六月雪 30 g。

续服 2 个月后，诸症消失，复查尿素氮 6.5 mmol/L，肌酐 86 μmmol/L。

随访 2 年，临床痊愈。

【按】 本例服激素长达 3 年，库欣综合征明显，激素助阳生热，久服有助热耗津、元阳伤阴之弊，热、亢阳都是壮火，壮火食气，其气必衰，肾阴灼伤于先，肾阳渐损于后，故激素一旦减少，其促动之元阳虽衰，体内受伤之肾阳却显。故撤减激素要有序有节，要在当用方内加大剂量生地、淫羊藿（30 g 左右），权衡阴阳所虚，或重滋阴，或重温阳，及时协调，以平为期。

二、淋　证

案 1　钱某，女，46 岁。

初诊（1982 年 4 月 23 日）

主诉及病史：1 个月前开始左侧腰痛，尿血，经某医院 X 线检查，发现左侧输尿管、相当于第 3 腰椎下缘处，有 0.8 cm×0.6 cm 结石阴影。因畏惧手术治疗，要求中药处理。刻诊右腰阵发性绞痛，小便黄赤，寐纳如常。

诊查：舌红，脉细带数，舌淡薄微黄。

辨证：下焦湿热，日久炼液成石。

治法：清利湿热，通窍排石。

方药：金钱草 30 g，生鸡内金 10 g，海金砂 10 g，广郁金 10 g，石韦 30 g，冬葵子 30 g，甘草梢 10 g，滑石块 15 g（包煎），车前子 15 g。

5 剂，水煎服。

二诊

服药 2 剂，排出结石 1 枚，大如枣核，但出血较前略多。

原方加阿胶 10 g（烊化、冲服），地榆炭 30 g，7 剂，水煎服。

药后出血停止，诸症消失而痊愈。

【按】 泌尿系结石概因下焦湿热蕴结所致。笔者常以四金汤为主方，用金钱草清利湿热、排石通淋，生鸡内金健脾胃消积滞，有助诸药化石之功，广郁金行气、解郁、破瘀，海金砂利水通淋，作为治疗石淋的基础方，临证时当分寒热，偏热者尿道灼热时加凤尾草、石韦，偏寒者或尿道不甚热时加茯苓、泽泻、阿胶养血止血而不碍清利，尿血偏热时加阿胶、小蓟；尿血偏寒时加阿胶、仙鹤草。张志坚以为石淋、尿血概用苦寒清利之品并不合适。

案2 蔡某，男，45岁。

初诊(1986年4月16日)

主诉及病史：小便混浊如米泔水，反复多年，小便放置则下见沉淀，或如絮状，上见浮游如脂，有时小便见有粉色。近两日小便时尿道热涩疼痛。

诊查：舌淡，苔薄腻，脉细无力。小便乳糜试验：阳性。

辨证：下焦湿热阻络，分清泌浊失司。

治法：清热利湿，分清泌浊。

方药：粉萆薢30 g，石菖蒲10 g，生甘草3 g，乌药10 g，益智仁10 g，茯苓30 g，炒黄柏10 g，炒车前子30 g(包煎)，土茯苓30 g，小蓟30 g，大蓟30 g，荠菜花30 g。

5剂，水煎服。

二诊

复诊时诉小便混浊减轻，未再见粉色尿液。

方证相合，拟再增加通草6 g、淡竹叶10 g以增加清心导火之效，进一步缓解尿道热涩疼痛。

再进10剂，随访诸症均好转，嘱平素注重调补脾肾，避免再发。

【按】 本例病机为下焦湿热，阻于络脉，脂液失其常道，流注膀胱，气化不利，不能分清泌浊，故尿液混浊如膏，排尿不畅。用程氏萆薢分清饮化裁，清热利湿，分清泌浊。

案3 郑某，男，28岁。

初诊(1988年7月16日)

主诉及病史：小便滞涩不畅，尿中排出砂石，反复2个月。有时排尿不能卒出，窘迫难忍，痛引少腹，或排尿中断等待，或腰腹疼痛如绞，痛引大腿内侧。

诊查：舌淡红，苔薄黄腻，脉弦。彩超检查示：双肾多发结石，伴双侧输尿管中段扩张。

辨证：湿热内蕴，砂石阻络。

治法：清利湿热，排石通淋。

方药：石韦30 g，冬葵子10 g，瞿麦10 g，滑石10 g(包煎)，车前子30 g(包煎)，金钱草30 g，海金沙30 g(包煎)，郁金10 g，生白芍10 g，生甘草3 g，虎杖30 g，制延胡索10 g。

5剂，水煎服。

二诊

复诊时自觉排尿较前顺畅。

拟再增加生鸡内金10 g、台乌药10 g、杜仲10 g、川续断10 g以增加化石、行气通淋、益肾之效。

再进半个月，随访诸症基本改善，嘱平素多饮水，可金钱草煎汤代水口服，以尽可能避免砂石再发。

【按】 本例湿热内蕴，煎熬尿液，结为砂石，瘀积水道而成石淋。砂石积于下，则膀胱气化失司，尿出不利，甚则欲出不能，窘迫难受，痛引少腹；砂石滞留于上，则影响肾脏司小便之职，郁积不得下泄，不通则痛，痛引膀胱、大腿。苔黄腻，脉弦为湿热气滞之象。用石韦散化裁，清利湿热，排石通淋。

案 4　陈某，男，28 岁。

初诊（1988 年 10 月 22 日）

主诉及病史：小便色红，或夹紫暗血块 3 h，尿频短急，灼热刺痛，滞涩不畅，甚则尿道痛引小腹。

诊查：舌红，苔薄黄腻，脉细数。彩超检查示：膀胱壁毛糙。

辨证：膀胱湿热，灼伤血络。

治法：清热通淋，凉血止血。

方药：小蓟 30 g，藕节炭 30 g，失笑散 20 g（包煎），通草 6 g，六一散 20 g（包煎），生地 15 g，炒栀子 10 g，灯心草 6 g，白茅根 30 g，茜草根 30 g，炒黄芩 10 g，怀牛膝 20 g。

5 剂，水煎服。

二诊

复诊时诉排尿色转黄，血块未见，尿灼热刺痛减轻，小腹痛缓解，舌脉基本同前。

拟上方增加仙鹤草 15 g、台乌药 10 g 以增进止血、止痛之效。

再进半个月，随访诸症基本平稳。患者膀胱壁毛糙，考虑为慢性膀胱炎症所致，嘱平素注意调养，适当多饮水，禁忌憋尿。

【按】 本例湿热下注膀胱，灼伤阴络，迫血妄行，以致小便滞涩而尿中带血，因心与小肠相表里，心火炽盛，移热于小肠，热迫膀胱，血热伤络，故血与溲俱下，血淋乃作。《证治准绳·淋》谓："心主血，气通小肠，热盛则搏于血脉，血得热则流行入胞中与溲俱下。"血结成瘀，壅塞膀胱，而现小腹疼痛。舌红苔黄，脉细数均为湿热之象，用小蓟饮子化裁清热通淋，凉血止血。

案 5　黄某，女，42 岁。

初诊（1992 年 6 月 12 日）

主诉及病史：小便频数，急迫不爽，灼热刺痛 3 日，服左氧氟沙星治疗，病情未见改善，尿液黄赤，伴有腰痛，口苦，呕恶，大便秘结，傍晚形寒。

诊查：舌淡红，苔黄腻，脉细数。

辨证：湿热毒邪，客于膀胱。

治法：清热解毒，利湿通淋。

方药：通草 6 g，炒车前子 30 g（包煎），萹蓄草 30 g，瞿麦 20 g，六一散 20 g（包煎），炒栀子 10 g，灯心草 6 g，制大黄 5 g，金银花 10 g，土茯苓 30 g，柴胡 10 g，炒黄芩 10 g，白花蛇舌草 30 g。

5 剂，水煎服。

二诊

上方共进 10 剂复诊，自觉排尿较前畅，尿色淡黄，灼热刺痛明显减轻，口苦改善。

方证相合，拟上方去六一散、炒栀子、灯心草以减轻清热之功，加淫羊藿 10 g、桑寄生 10 g、杜仲 10 g 以温肾之力，助形寒、腰痛改善，续进半个月。

随访诸症均平，后随访未再发作。

【按】 本例湿热毒邪下注，客于膀胱，气化失司，水道不利，故溲频急迫；湿热壅遏，气机不畅，故尿出灼热刺痛；湿热蕴结，故尿液黄赤；肾与膀胱相合，膀胱湿热侵犯于肾，则腰痛；邪犯少阳而现形寒，口苦，呕恶；热甚波及大肠，则大便秘结；苔黄腻，脉细数，均系湿热为病之象。用八正散化裁清热解毒，利水通淋。

案 6　孙某，女，45 岁。

初诊（1992 年 6 月 18 日）

主诉及病史：小便淋沥，数年不已，形瘦面晄，神萎气短，尿频解而不畅，日重夜轻，溺时腰尻酸痛，小腹坠胀，心悸耳鸣，劳累易发，静坐头晕稍安，小饮口干即已。曾在一医院检查为慢性尿路感染，用抗生素治疗不见好转。尿检：蛋白少量，白细胞少，红细胞少。

诊查：舌淡苔白，脉象细软。

辨证：中虚气陷，津少上承，心肾两亏，证属劳淋。

治法：益气化津，升阳举陷。

方药：黄芪 18 g，党参 15 g，知母 10 g，玄参 10 g，升麻 6 g，柴胡 5 g，桔梗 5 g，潼沙苑 10 g，五味子 10 g，桑寄生 15 g，白花蛇舌草 30 g，龙眼肉 10 g。

5 剂，水煎服。

二诊

小溲转畅，次数亦减，头晕腰酸俱轻，纳食未见增香。尿检（－）。

原方去龙眼肉、潼沙苑、五味子、桑寄生，加生白术 10 g、炒神曲 10 g、香谷芽 10 g、陈皮 10 g。续服 5 剂。

三诊

小便复常，谷食递增，精神好转，诸恙向安。仍遵《经》旨“气虚者宜掣列之”。

前方加莲子肉、菟丝子以增重补肾固元之功。

连续诊治 6 次，服药 30 多剂而愈。

【按】 本例尿频、气短、小腹坠胀，劳累活动后加重，脉数，舌淡，乃属气虚下陷之征。但又有心悸、耳鸣，腰尻酸痛，口干少饮等症，是心肾两虚、气不化滞所致。故方用升陷汤为主，首诊时加入益肾养心之品；二诊因纳食不香，加入和胃消导药物；三诊加莲肉、菟丝子以为善后，积极提其下陷之气，适当理其中宫之滞，扶其心肾之虚，终于病痊而安。

案7 王某，女，37岁。

初诊(1993年7月8日)

主诉及病史：尿道灼痛半载余。近两旬来，尿急不能自主，闻水声则溺出，内裤带湿，影响工作。面色少华，午后低热(体温37.6℃)，眼睑轻浮，下肢稍肿，纳差，胸闷，疲倦乏力，动则小便急，静则尿意止，腹无所苦。某医院诊为：慢性肾盂肾炎。选用中西药治疗，效果不佳。

诊查：尿检示蛋白少量，白细胞(+)，红细胞(+)，尿培养大肠埃希菌生长。舌淡微红，苔薄黄，脉细软。

辨证：中气下陷，正虚邪恋。

治法：补气升陷为主，清利湿热为辅。

方药：黄芪18 g，知母9 g，柴胡5 g，桔梗5 g，升麻5 g，太子参15 g，六一散10 g(包煎)，黄柏10 g，鹿衔草30 g，六月雪30 g。

5剂，水煎服。

二诊

服药后尿次减少，闻水声已不溲溺，水肿见退，身热亦衰，精神振而寐不宁，纳食增而咽微干，原法不变，增以宁神。

上方柴胡、桔梗、升麻均减量为3 g，加酸枣仁10 g，继服5剂。

三诊

低热平，尿道灼痛竟止，诸症次第缓解。唯仍感腰酸乏力，此肾水不足，中气尚弱。

效方增损，去黄柏、六月雪之苦寒，加山茱萸10 g、生山药15 g以扶肾元，续服半个月，症状消失。尿检多次正常，尿培养阴性。

随访半年，未见复发。

【按】《灵枢·口问》："中气不足，溲便为之变。"本例为气陷不固，约水无权之征。其水肿、低热、脘痞诸症乃气虚阳浮之候，故方选张锡纯升陷汤加味，培气之本，举气之陷，又因苔薄尿频、尿道灼痛加清利湿毒之品。二诊时纳馨肿退溲少，而现少寐咽干，此是少火生气之征，而非阳热作祟，故小减升提诸药剂量。三诊时排尿正常，仅见腰酸乏力，此为正元肾气尚虚，故去苦寒清利之品，加山茱萸、山药滋养肝肾以滋巩固。

案8 桑某，女，63岁。

初诊(1994年4月15日)

主诉及病史：3年来，经常腰酸痛，尿频尿急。经医院诊断为慢性肾盂肾炎，先后住院3次。用抗生素治疗有效，停药后症状复作，近来食欲不振，症状加重，经中西药物治疗效果不明显。刻诊形瘦肉削，精神萎靡，由家属扶持来诊，纳差，腹胀便溏，头晕，腰痛，尿频，踝部水肿。

诊查：经检查尿白细胞(＋＋＋)、红细胞(＋)、尿蛋白(少)。舌淡，薄白，脉象濡细。

辨证：湿热久稽，脾肾两虚。

治法：先健脾和胃，后益肾清淋。

方药：党参 10 g，白术 10 g，茯苓 30 g，炙甘草 3 g，陈皮 10 g，制半夏 10 g，生黄芪 10 g，炒山楂、炒神曲各 10 g，炙鸡内金 10 g，防已 10 g，煨木香 10 g，生姜 3 g。

7 剂，水煎服。

二诊

服药 1 周，脘痞松，食知纳香，水肿消失，唯尿频不减，胃气方苏。

效不更方，原方加猫须草 30 g。

三诊

治疗半个月，食欲增进，精神好转，改法解毒通淋，佐以滋肾，处方：

通草 3 g，萹蓄 10 g，车前子 30 g(包煎)，瞿麦 5 g，六一散 20 g(包煎)，灯心草 3 g，白花蛇舌草 30 g，虎杖 20 g，炒栀子 10 g，生地 15 g，土茯苓 30 g，炒枳壳 10 g。

服药 3 个月后，症状显著减轻，多次尿常规检查均正常。

历时半年，病告痊愈。

【按】 本例的病机为脾肾虚损，湿热稽留。前诊因脾胃虚弱，运化无权，治法着眼于健脾醒胃，振奋中气。治疗后胃气振奋，脾运复健，遂改法解毒、消炎、通淋，佐以益肾。虚实夹杂，标本互陈的疾病，应分清标本轻重、虚实多少，予以不同阶段、不同补泻的治疗，方能获效。

案 9 田某，女，48 岁。

初诊(1995 年 8 月 16 日)

主诉及病史：小便艰涩疼痛，淋漓不畅，余沥难尽反复多年，伴少腹胀满，甚则胀痛。有七情抑郁病史多年。

诊查：舌淡，苔薄白，脉沉弦。

辨证：肝郁气滞，湿热下注。

治法：疏肝理气，清化通淋。

方药：炒栀子 10 g，牡丹皮 10 g，炒当归 10 g，生白芍 10 g，柴胡 10 g，茯苓 30 g，生白术 10 g，生甘草 3 g，石韦 30 g，冬葵子 10 g，王不留行 10 g，沉香曲 10 g。

5 剂，水煎服。

二诊

复诊诉排尿畅，小腹胀满稍减，因患者抑郁症病史多年。

拟上方增加川楝子 10 g、广郁金 10 g 以增进疏肝理气之效。

再进 2 周，随访症状基本消失。嘱积极调养、顺畅情志。

【按】 肝主疏泄，其脉循少腹，络阴器。本例患者有七情抑郁病史多年。肝郁气滞，郁久化火，气火郁于下焦，伴湿热侵袭膀胱，壅遏不能宣通，故少腹胀满，甚则疼痛。小便涩痛，淋沥。脉沉弦为肝郁气滞之象。用丹栀逍遥合沉香散化裁，疏肝理气，清化通淋。

案10　蒋某,女,45岁。

初诊(2009年7月25日)

主诉及病史：小便频数,时轻时重反复多年,遇劳病情加重,或易诱发。尿液赤涩不甚,但淋沥不已,略有尿痛。腰膝酸软,神疲乏力。

诊查：舌淡苔薄腻,脉虚弱。

辨证：中气不足,肾亏湿热。

治法：补中益气,滋肾清化。

方药：生黄芪30 g,生白术10 g,陈皮10 g,炙升麻10 g,柴胡10 g,党参20 g,炒当归10 g,生甘草3 g,生地15 g,怀山药30 g,益智仁10 g,乌药10 g,炒车前子30 g(包煎),白花蛇舌草30 g。

5剂,水煎服。

二诊

上方共进10剂复诊,诉腰膝酸软、神疲乏力减轻,排尿较前畅快。

方证相合,守方化裁,增加芡实10 g、菟丝子10 g以加强益肾固摄之力,再进10剂而安。

随访数月未再发作。

【按】 患者患淋证日久,病情反复,邪恋伤正,转为劳淋,此所谓:"中气不足,溲便为之变。"久病肾虚,小便失其所主。脾虚气陷,小便难以摄纳。膀胱失约,湿热留恋下焦,劳淋诸证由之而作。用补中益气汤合缩泉丸复方化裁,补中益气,滋肾清化,扶正缩泉。

案11　陈某,女,47岁。

初诊(2012年4月2日)

主诉及病史：尿频不畅2年,曾两次住院,诊断为"肾盂肾炎",迭用抗生素及中药治疗,能暂控制,但反复发作。近因操劳过度,尿感又犯。腰部酸痛,形体消瘦,神疲乏力,脘痞纳少,尿频不畅,足胫微肿,有时便溏。

诊查：舌质暗,苔厚腻,脉细软。尿检：白细胞(++),红细胞少许,蛋白(+)。尿培养：大肠埃希菌生长。

辨证：脾肾两虚,湿热留恋。

治疗：健脾和胃,益肾利湿。

方药：党参10 g,炒白术10 g,茯苓15 g,炙甘草3 g,砂仁5 g(后下),广木香10 g　炒山楂、炒神曲各10 g,桑寄生15 g,生薏苡仁15 g,车前子10 g(包煎),制半夏10 g,鹿衔草15 g。

10剂,水煎服。

二诊

药后纳食香,脘痞松,下肢肿退,乏力改善。左腰痛甚,痛点固定,舌暗边有青紫瘀斑,此久病多瘀之征。

前方去车前子、鹿衔草，加大蓟 15 g、泽兰 10 g，失笑散 15 g(包煎)，再进 10 剂水煎服。

三诊

饮食如常，精神欠爽，腰酸轻而未已。近日小溲不利，大便溏薄，口干黏不欲饮，舌暗红，苔白腻，脉象濡细。尿检白细胞(＋＋＋)，红细胞(＋)，蛋白(＋)。一派下焦湿重热轻、热处湿中之象。法当淡渗利湿、辛香化浊。处方：

赤茯苓 10 g，猪苓 10 g，泽泻 10 g，滑石 15 g，通草 6 g，薏苡仁 15 g，淡竹叶 6 g，白豆蔻 6 g(后下)，制苍术 10 g，陈皮 10 g，制半夏 10 g，失笑散 10 g(包煎)，蜀羊泉 30 g。

10 剂，水煎服。

四诊

上方连续服 30 剂，自觉正常，尿检正常，尿培养阴性。效法不更，稍参培补脾肾之品，以资巩固，15 剂。

随访 1 年，未见复发。

【按】 病经 2 年，证属劳淋无疑。形神俱衰，纳差，腹胀便溏，中气损伤可知，故初诊用香砂六君加味，急养脾中之气。久病多瘀，腰疼固定，舌质青紫，二诊时待纳食已香，正气来复，攻瘀有力时，乃于方中加大蓟、泽兰、失笑散，祛瘀行血，寓清于散。三诊小溲不利，尿检明显异常，转思患者病初曾用多种消炎、抑菌、消炎解毒。前贤曾云："治湿不利小便非其治也。"本病机属于湿重热轻，若只投苦泄而不除湿，必致热伏湿内，邪有所依而不得外达，遂轻投三仁汤化裁，宣上、畅中、渗下，稍佐祛瘀运脾清解之品，卒因用药中的而扭转僵局，最后应用缪仲淳脾肾双补丸化裁，缓图收功。

三、癃　闭

案 1　钱某，男，58 岁。

初诊(1979 年 11 月 8 日)

主诉及病史：经年会阴灼痛，排尿不畅，旬前小便点滴不通，腹胀难受，以急症住某医院，检诊为：前列腺肥大伴有感染、尿潴留。先予保留导尿，继做膀胱造瘘，术后 3 日，纳呆、恶心，血压 170/108 mmHg；尿检：蛋白(＋＋)，红细胞(＋)，白细胞(＋＋＋)；血生化：尿素氮 22.8 mmol/L，肌酐 424.3 μmol/L，二氧化碳结合力 16 mEq/L。按尿毒症治疗 1 周，病情日趋重危。症见患者面色淡白，神萎形寒，泛恶、呕吐清涎，不思纳食，胸膈痞满，口干少饮，尿量 24 h 约 400 mL。

诊查：舌质暗，苔薄白腻，脉象沉细。

辨证：肾气亏虚，寒瘀互结。

治法：温阳化气，补气降逆。

方药：红参10 g(另煎兑入)，淡吴茱萸9 g，生姜片10 g，红枣5枚(擘)，黄连3 g，制半夏10 g，紫苏10 g，茯苓15 g，败酱草30 g。

浓煎，分次小呷(停用西药)。

药后6 h，呕恶见减，1剂而胸次渐宽，2剂而吐逆得平，小溲由赤转淡，唯口渴欲饮，舌苔中剥。此中阳未复，阴液受伤之象，原方加麦冬15 g、生地12 g、石斛10 g以滋阴养胃，再服5剂。

二诊

患者食欲增加，精神改善，尿量每日约1 000 mL。守方损益，治疗1周，诸恙稳定，血压正常。复查血生化：尿素氮10.0 mmol/L，肌酐141.4 μmol/L，二氧化碳结合力20 mgEq/L。尿检：蛋白少许，白细胞(＋)，乃改投肾气丸加败酱草30 g以巩固疗效。观察3年，病情基本缓解。

【按】 本例病原癃闭，继发关格。其闭来自高年肾气虚弱，湿热夹瘀交阻；其格因于浊邪寒冱，升降逆乱，手术重其虚，亦乱气血。方中吴茱萸汤补元气而降逆，温中阳以散寒；合紫苏叶、黄连宣通肺卫以启上，反佐苦降以开格。药后格开呕止，幸而中的，为扭转危局奠定基础。重用败酱草取其活血通癃，清毒散结功效，促进前列腺肥大炎变的松解与消散，以利肾功能的改善。

案2 **钱某，男，58岁。**

初诊(1986年6月20日)

主诉及病史：小便短赤灼热，排尿点滴不畅2日，小腹胀满，口苦发黏，虽口干不欲饮水，大便不畅。

诊查：舌质红，根苔黄腻，脉数。

辨证：湿热下注，膀胱不利。

治法：清热化湿，通利膀胱。

方药：通草6 g，车前子30 g(包煎)，萹蓄30 g，瞿麦20 g，六一散20 g(包煎)，炒栀子10 g，灯心草6 g，虎杖30 g，生地15 g，炒黄柏10 g，知母10 g，肉桂3 g(后下)。

5剂，水煎服。

二诊

复诊诉排尿较前畅，小便短赤灼热明显改善。

原方有效，守方化裁，拟增加制苍术10 g、牛膝10 g以增进滋肾化湿之效，再续10剂，随访诸症均有好转。

【按】 本例湿热蕴积于膀胱，故小便不利，点滴不畅，短赤灼热；湿热互结，膀胱气化不利，故小腹胀满；湿热内盛，故口苦发黏，津液不布，故口干不欲饮水；舌红，根苔黄腻，脉数，均为下焦湿热所致。治用八正散合滋肾通关散化裁，清热化湿，通利膀胱。方中用少量肉桂温通，以助气化。实践证明，治疗癃闭，通常较单纯清利湿热疗效更好。

案3 仲某,女,35岁。

初诊(1989年4月15日)

主诉及病史:突发小便不通2日,伴胁腹胀痛,心烦易怒,情志抑郁。病因夫妻口角而发。

诊查:舌红,苔薄黄,脉弦。

辨证:肝郁气滞,水道不利。

治法:疏肝调气,通利水道。

方药:石韦30 g,六一散20 g(包煎),炒当归10 g,生白芍10 g,冬葵子10 g,陈皮10 g,王不留行10 g,沉香曲10 g,柴胡10 g,茯苓30 g,生白术10 g,炒车前子30 g(包煎)。

5剂,水煎服。

二诊

上方共进10剂复诊,诉情志明显改善,排尿较前畅。方证相合,原方有效,嘱上方维持半个月,随访诸症均安。

【按】 本例七情内伤,气机郁滞,肝气失于疏泄,水液排出受阻,故突发小便不通;胁腹胀痛,为肝郁气滞所致;脉弦,心烦易怒,是肝旺之象;苔薄黄,舌红,乃肝郁有化火之势。治用沉香散合逍遥散化裁,疏肝调气,通利水道为宜。

案4 程某,男,36岁。

初诊(1989年8月6日)

主诉及病史:时欲小便而排尿不下,咽干,心烦,手足心热,腰膝酸软,耳鸣,病情反复半年。

诊查:舌光红,少津,脉细数。

辨证:肾阴亏耗,水道不利。

治法:滋肾养阴,化气通关。

方药:生地15 g,牡丹皮10 g,茯苓30 g,泽泻10 g,山茱萸10 g,生山药30 g,炒黄柏10 g,知母10 g,肉桂3 g(后下),猪苓10 g,炒车前子30 g(包煎),阿胶10 g(烊)。

5剂,水煎服。

二诊

复诊诉咽干、手足心热减轻,排尿较前畅。

原方有效,效不更方,予上方再进半个月。

随访诸症好转,建议后续可六味地黄丸口服以资巩固。

【按】 本例由于肾阴亏耗,无阴则阳无以化,故时欲小便而排尿不下;阴虚生内热,故咽干,心烦,手足心热;舌光红,少津,脉细数均为阴虚之象。用六味地黄汤合猪苓汤化裁,伍入滋肾通关散,诸药合力,共奏滋肾养阴、化气通关之功。

案5　都某，女，58岁。

初诊（1990年12月20日）

主诉及病史：小便不通或点滴不爽，排尿无力反复半年，面色㿠白，神气怯弱，易有恐惧感，畏寒，腰膝畏冷，酸软无力。

诊查：舌质淡，苔薄白，脉沉细尺弱。

辨证：肾阳衰惫，气化不利。

治法：益肾温阳，化气行水。

方药：熟地10 g，牡丹皮10 g，茯苓30 g，泽泻10 g，山茱萸10 g，生山药30 g，制附子5 g（先煎），桂枝10 g，炒车前子30 g（包煎），怀牛膝20 g，淫羊藿30 g，石韦30 g。

5剂，水煎服。

二诊

复诊诉排尿有力，精神好转，乏力改善，畏寒、腰膝畏冷轻。

守方化裁，去牡丹皮，增加菟丝子15 g、炒当归10 g以增进温肾阳之力，再续10剂。

随访诸症均好转，后嘱继进半个月巩固。

【按】 本例命门火衰，气化不及州都，故小便不通或点滴不爽，排尿无力；面色㿠白，神气怯弱，易恐，是肾亏元气衰惫之征；畏寒，腰膝酸软无力，舌淡苔白，脉沉细尺弱，都是肾阳不足之象。用济生肾气丸化裁，温阳益肾，化气行水为宜。

案6　虞某，男，68岁。

初诊（1992年5月15日）

主诉及病史：小便点滴而下，或尿如细线，甚则阻塞不通，小腹胀满疼痛，病情反复2个月。

诊查：舌质紫暗，边有瘀点，脉涩。彩超检查示：前列腺增生Ⅲ°。

辨证：瘀血阻络，水道不通。

治法：行瘀散结，通利水道。

方药：桃仁10 g，红花10 g，生地15 g，炒当归10 g，生赤芍10 g，川芎10 g，怀牛膝20 g，王不留行20 g，虎杖30 g，金钱草30 g，冬葵子10 g，六一散20 g（包煎）。

5剂，水煎服。

二诊

复诊诉小腹胀满疼痛减轻，排尿较前畅。原方有效，守方化裁。

上方增加炮甲片5 g、桂枝10 g以助活血化瘀、膀胱气化之力，再进7剂，随访诸症明显好转。患者前列腺增生严重，不排除病情反复，嘱患者加强调治。

【按】 本例瘀血败精停聚，阻塞于膀胱尿道之间，故小便点滴而下，或尿如细线，甚则阻塞不通；小腹胀满疼痛，舌紫暗，边有瘀点，脉涩，均为瘀阻气滞之象。用桃红四物汤加味，行瘀散结，通利水道为宜。

案7 姚某，男，62岁。

初诊(1992年12月20日)

主诉及病史：小便涓滴不通，或点滴不爽2日，咽干，烦渴欲饮，呼吸短促，咳嗽时作。有慢性支气管炎伴肺气肿病史。

诊查：舌红，苔薄黄腻，脉数。

辨证：肺热壅盛，膀胱不利。

治法：清泄肺热，通利水道。

方药：茯苓30 g，炒黄芩10 g，炙桑白皮30 g，麦冬10 g，车前子30 g(包煎)，炒栀子10 g，通草6 g，泽泻10 g，淡竹叶10 g，苦杏仁10 g，虎杖30 g，桔梗10 g。

5剂，水煎服。

二诊

复诊时诉呼吸短促、咳嗽减轻，排尿较前稍畅。

原方有效，守方化裁，拟上方加猪苓20 g、鱼腥草20 g以加强清肺热、利小便之功，再进半个月，随访诸症均明显好转。

【按】 本例患者有慢性支气管炎肺气肿病史，因肺热壅盛，失于肃降，不能通调水道，下输膀胱，上下闭阻，故小便涓滴不通；肺热上壅，气道不降，故呼吸短促，咳嗽时作；咽干，烦渴，苔黄腻，脉数均为里热内郁之征。治用清肺饮化裁，清泄肺热，通利水道。方中加入桔梗，此效“下病治上”“提壶揭盖”之法。

案8 哈某，女，65岁。

初诊(1996年5月20日)

主诉及病史：小腹坠胀，时欲小便而排尿不出，或尿少而不畅，反复半年，精神疲乏，食欲不振，动则气短，语声低弱。

诊查：舌淡，苔薄，脉细弱。

辨证：中气下陷，膀胱不利。

治法：补中益气，升清浚癃。

方药：生黄芪30 g，生白术10 g，陈皮10 g，炙升麻10 g，柴胡10 g，党参20 g，炒当归10 g，生甘草3 g，桂枝10 g，猪苓30 g，茯苓30 g，泽泻10 g，炒枳壳10 g，炒车前子30 g(包煎)，炒山楂、炒神曲各10 g。

5剂，水煎服。

二诊

复诊诉精神好转，乏力减轻，纳食有增，排尿较前畅。

方证相合，效不更方。原方再进10剂，并予人参冲泡代茶饮以增加益气健脾之效。

随访诉诸症均基本改善。

【按】 本例中气下陷，清气不升，则浊阴不降，故小便不利；中气不足故气短，语低；

中气下陷，升提无力，故小腹坠胀；脾虚气弱则运化无力，精神疲乏，食欲不振。舌淡，苔薄，脉细弱均为中气不足之象。用补中益气汤合春泽汤化裁，补中益气，春回泽满，升清浚癃。

案9　顾某，男，58岁。

初诊(2011年7月3日)

主诉及病史：排尿困难5日。平素嗜美食，上周酒风入睡，醒来鼻塞，咽痛，未加在意，翌日小便不畅，且频且急，自服左氧氟沙星症状不减，小便滴沥难下而短少，咽红微痛，口干少饮，不思纳食，大便黏滞不畅。

诊查：舌红，苔薄白腻，脉细带数，扁桃体轻肿。

辨证：痰湿蕴热于中，风邪侵袭于外。

治法：宣开肺气，和中除湿。

方药：杏仁10 g，白豆蔻6 g(后下)，桔梗6 g，葛花10 g，神曲10 g，冬桑叶10 g，淡豆豉10 g，黑栀子10 g，陈皮10 g，淡竹叶6 g，生薏苡仁15 g，生紫菀10 g。

2剂水煎服。嘱限酒勿醉，饮食清淡。

二诊

服2剂后，小便即畅利，续服3剂而瘥。

【按】 癃闭一证，多见于病后，老人及妇女胎前产后，与肝脾肾关系甚大。本例先于酒后冒风之际及外邪阻窒肺气，湿热壅滞中焦，气化不及州都所致，亟宜开肺以濬上源，故用三仁汤辛开肺气于上，甘淡渗湿于下，芳香化浊于中，酌加栀子、豆豉以清热和胃，佐以葛花、神曲以解酒化湿，添桔梗、紫菀、桑叶开启上闸。卒能上窍开疏，下窍通利。

案10　郑某，男，59岁，韩国人。

初诊(2014年3月23日)

主诉及病史：尿频，排尿无力3年。昨日因饮酒后，尿潴留而在某医院以导尿管导尿，经B超检查诊断为前列腺增生症。刻下尿频不畅，点滴不爽，尿分叉，会阴胀痛，畏寒肢冷，腰膝乏力。

诊查：舌淡，苔白腻，脉沉细。

辨证：肾阳不足，寒湿内盛，气血瘀滞。

治法：温补肾阳，利湿化瘀。

方药：熟地10 g，山茱萸10 g，肉桂3 g(后下)，桑寄生15 g，粉萆薢20 g，石菖蒲6 g，益智仁10 g，乌药10 g，王不留行子20 g，生黄芪10 g，生甘草3 g，失笑散15 g(包煎)，制莪术10 g，海藻10 g。

10剂，水煎服，早晚分2次服用。

二诊

溲时较前通畅，尿频乏力改善，畏寒肢冷除。

守方加淫羊藿 30 g 增温肾壮阳之效，继进 14 剂巩固疗效。

【按】 年逾六旬而体衰，肾阳不足，精气亏耗，命门火衰，阳虚生寒则凝血，血流不畅而瘀滞，故气化不及州都，小便不畅，会阴胀痛，治以右归丸化裁温补肾阳；萆薢分清饮温暖下元，利湿化浊；失笑散活血祛瘀；右归丸中肉桂温阳散寒，山茱萸、桑寄生补益肝肾；熟地滋补肾阴使阴中求阳。萆薢分清饮中，萆薢利湿祛浊，石菖蒲开窍化湿祛寒，益智仁温肾缩尿，佐乌药温肾寒，暖膀胱，增入生黄芪升阳补气，助膀胱气化；失笑散配王不留行，制莪术行瘀止痛散结，海藻利水软坚以通水道，甘草调和诸药。本案例肾阳虚是本，血瘀是标，如此标本兼治，因而疗效甚佳。

四、阳　痿

案 1　高某，男，42 岁。

初诊(2004 年 7 月 20 日)

主诉及病史：阴茎痿软半年，伴阴囊潮湿，臊臭，下肢酸困，小便黄赤，自诉平素嗜酒。

诊查：舌红，苔黄腻，脉濡数。

辨证：湿热下注，宗筋弛纵。

治法：清化湿热，滋肾降火。

方药：龙胆草 10 g，黄芩 10 g，炒栀子 10 g，柴胡 10 g，生地 15 g，车前子 30 g(包煎)，通草 6 g，泽泻 10 g，炒当归 10 g，生甘草 3 g，炒黄柏 10 g，松柏子 20 g。

5 剂，水煎服。

二诊

复诊诉阴囊潮湿减轻、下肢酸困改善，排尿色淡黄，患者嗜酒，湿热内蕴日久。

故守方化裁，增加苦参 10 g、熟地 15 g、菟丝子 15 g 以加强燥湿、益肾之力。再进半个月，随访阴茎痿软改善，余症基本平稳。

嘱平素可冲服葛根粉以护肝解酒为治。

【按】 本例患者平素嗜酒，湿热内蕴，浸淫肝经。下注宗筋，宗筋弛纵，故阴茎痿软；湿热下注，故见小便黄赤，阴囊臊臭。舌苔黄腻，脉濡数，均为湿热内阻之征。用龙胆泻肝汤化裁，加入炒黄柏、松柏子清化湿热、滋肾降火，葛根解酒为宜。

案 2　钱某，男，28 岁。

初诊(2008 年 12 月 10 日)

主诉及病史：阳事不举半年，精薄清冷，头晕耳鸣，面色㿠白，精神萎靡，腰膝酸软，畏寒肢冷,有自慰病史多年。

诊查:舌淡苔白,脉沉细。

辨证:命门火衰,精气虚弱。

治法:温补下元,阴阳相济。

方药:制附子 5 g(先煎、久煎),桂枝 10 g,山茱萸 10 g,杜仲 20 g,熟地 10 g,炒山药 30 g,枸杞子 10 g,菟丝子 20 g,淫羊藿 30 g,肉苁蓉 30 g,巴戟天 20 g,蛇床子 10 g。

5 剂,水煎服。

二诊

复诊诉腰膝酸软、畏寒肢冷减轻。

原方有效,守方化裁。上方增加党参 10 g、炒白术 10 g、炒当归 10 g 以增进健脾养血之力,再进 10 剂。

随访诸症均明显改善。鉴于患者自慰过度,精气虚损过度,建议上方再进 1 个月巩固。

【按】 本例年少无知,自慰过度,以致精气虚损,命门火衰,引起阳事不举。《诸病源候论·虚劳阳痿候》说:"劳伤于肾,肾虚不能荣于阴器,故痿弱也。"肾精亏耗,髓海空虚,故见头晕耳鸣,精薄清冷;五脏之精气不能上荣于面,故见面色㿠白;腰为肾之府,精气亏虚,故见腰膝酸软,畏寒肢冷。舌淡苔白,脉沉细均为命门火衰之象。用右归丸化裁,温补下元,阴阳相济为宜。

案 3　许某,男,58 岁。

初诊(2013 年 12 月 10 日)

主诉及病史:阳痿不举半年,面色黧黑,阴茎色泽紫暗发凉,左侧睾丸刺痛,病由半年前骑车跌倒,伴左睾肿胀后而起。

诊查:舌紫暗,边有瘀斑,舌下青筋紫暗,脉涩。

辨证:血脉瘀滞,宗筋失养。

治法:活血化瘀,扶正通络。

方药:蜈蚣 3 g,怀牛膝 20 g,柴胡 10 g,生黄芪 30 g,炒当归 10 g,川芎 10 g,丹参 10 g,赤芍 10 g,水蛭 6 g,九香虫 6 g,白僵蚕 10 g,淫羊藿 30 g,紫霄花 6 g。

5 剂,水煎服,分 2 次服。

二诊

复诊诉睾丸刺痛减轻,阴茎发凉改善,本病瘀血日久,现方证相合,效果显著,守方再进 1 个月,随访诉症状明显好转,建议可再进 1 个月巩固。

【按】 本例骑车跌倒,损伤经络,气血运行不畅,瘀血阻滞阴茎脉络,不能充盈宗筋,宗筋失其润养而难振,瘀血阻于睾丸则阳痿伴睾丸刺痛。舌紫暗,有瘀点,脉涩,是瘀血阻络典型征象,用蜈蚣达络汤化裁,活血化瘀,扶正通络。

案4　叶某,男,45岁。

初诊(2015年11月20日)

主诉及病史:阳事不举半年,面色少华,纳少腹胀,食后更甚,少气懒言,有慢性胃炎病史多年。

诊查:舌淡苔白,脉缓弱。

辨证:阳明衰损,宗筋失调。

治法:健脾益胃,温润宗筋。

方药:党参20 g,生白术10 g,茯苓30 g,生甘草3 g,九香虫10 g,炙露蜂房10 g,黄芪30 g,桂枝10 g,生白芍10 g,炒山药30 g,泽泻10 g,淫羊藿30 g。

5剂,水煎服。

二诊

复诊诉纳食增,腹胀松,舌脉基本同前。

拟上方增加炒当归10 g,广木香10 g以加强补气血、理气之效,续进30剂。

随访诉诸症好转,阳事举。

【按】《素问·痿论》曰:"阳明者,五脏六腑之海,主润宗筋。"阳明主胃,胃为水谷之海,主化营卫而润宗筋。本案有胃病多年,气血生化衰损,宗筋失调,故"阳明外衰"。脾主运化,运化失调则纳少腹胀,食后更甚;脾虚精微无以敷布,则面色少华。舌淡苔白,脉缓弱,均为脾胃气虚之象。用九香长春丸化裁,健脾益胃,温润宗筋为佳。

案5　马某,男,45岁。

初诊(2017年5月12日)

主诉及病史:阳痿伴见胸胁胀满,或胁部窜痛,善太息,情志抑郁,咽部如物梗阻,病由半年前经营不善,七情刺激而起。

诊查:舌淡,苔少,脉弦。

辨证:抑郁伤肝,气机紊乱。

治法:疏肝解郁,调畅气机。

方药:炒当归10 g,生白芍10 g,柴胡10 g,茯苓30 g,生白术10 g,生甘草3 g,炒川楝子10 g,制延胡索10 g,薄荷6 g(后下),刺蒺藜30 g,仙茅20 g,淫羊藿30 g。

5剂,水煎服。

二诊

上方共进10剂复诊,诉情绪好转,胸胁胀满改善,效不更方,上方续半个月。

随访症状基本改善,阳事可举。嘱平素需懂得解压、顺畅情志。

【按】情志不畅,所愿不得,以致肝气郁结,肝失调达,气血不畅,宗筋失充,以致阳痿不举。肝为刚脏,其性躁烈,肝气郁结,气机紊乱则胸胁窜痛胀满;气机不畅,阻于咽部则咽部如有梗阻感。舌淡苔少,脉弦均为肝郁气滞之候。治用逍遥散化裁,加入仙茅、淫羊藿、金铃子散,诸药合用,共奏疏肝解郁,调气益肾,治疗阳痿之功。

五、遗　精

案 1　**杨某,男,58 岁。**

初诊(1978 年 6 月 5 日)

主诉及病史:因贪食好多毛笋引致大量胃出血,经治疗出血停止,遗尿不歇,已治 1 周,刻下仅进半流饮食。

诊查:面色苍白,精神疲倦,气短音低,排尿量不能控制,昼夜床褥洇湿,舌淡白苔薄,脉沉细弱。

辨证:失血气脱,固摄无权。

治法:培补元气,固涩止遗。

方药:别直参 30 g,煎浓汁 100 ml,少量频饮,一日内服完。

二诊

次日遗尿次数减少,溺出前已有感觉。效不更法,原法续进。

三诊

说话有力,精神改善,能进软食,白天已不尿床,夜遗亦仅 2 次,方选固脬汤化裁。处方:

熟地 10 g,山药 15 g,山茱萸 10 g,益智仁 10 g,五味子 5 g,桑螵蛸 10 g,炙黄芪 30 g,生晒参 15 g,桔梗 10 g,升麻 10 g,潼沙苑 10 g,炒当归 10 g。

5 剂,以补肾固涩。加一味当归补血以利气。

四诊

夜间已不遗尿,前方再进 7 剂。以接服丸剂缓图。早服补中益气丸 9 g(水化),晚服肾气丸 9 g(水化开),调理收功。

【按】　林佩琴《类证治裁》说:"夫膀胱仅主藏溺,主出溺者,三焦之气化耳。"本例因大出血引致的排尿失控。血脱者必须益气,所谓有形之血不能速生,无形之气所当急固,故先用生晒参频饮,幸能扭转危局。接进固脬汤化裁,益肾固涩下焦。最后以补中益气丸扶脾气以益血之源,用肾气丸补肾气而少火生气。

案 2　**费某,男,24 岁。**

初诊(1987 年 11 月 20 日)

主诉及病史:遗精频作,遇劳则甚 2 个月,或有滑精,精液清稀,伴食少便溏,少气懒言,面色少华,神倦乏力。

诊查:舌淡,苔薄白,脉虚无力。

辨证:中气不足,精失固摄。

治疗：补中益气，健脾摄精。

方药：生黄芪 30 g，炒白术 10 g，陈皮 10 g，炙升麻 10 g，柴胡 10 g，党参 20 g，炒当归 10 g，生甘草 3 g，净芡实 30 g，金樱子 20 g，败酱草 30 g，煨木香 10 g。

7 剂，水煎服。

二诊

复诊诉乏力、少气懒言减轻，便溏改善。

方证相合，效不更方，续拟上方再进 2 周，唯觉滑精仍稍作，增加生山药 30 g、沙苑子 10 g 以增进益精摄精之力，再续 2 周，症状改善，后补中益气丸调服 1 个月而收功。

随访半年未发。

【按】 本例脾虚中气不足，精失固摄，而见遗精频作，劳则更伤中气，气虚不摄，精关失固，则见滑精；频繁遗精，故精液清稀；脾虚气血化源不足，故气短，面色少华；脾虚气陷，无力升举，故食少便溏，少气懒言；舌淡，苔薄白，脉虚无力，均为脾虚中气不足之象；用补中益气汤合水陆二仙丹化裁，补中益气，健脾摄精。

案 3　葛某，男，22 岁。

初诊(1992 年 5 月 7 日)

主诉及病史：遗精频作，甚则一周数次，病史半年。头晕目眩，耳鸣腰酸，神疲乏力，形体瘦弱，有自慰史多年。

诊查：舌红，少津，脉弦细带数。

辨证：肾阴亏虚，精关失固。

治法：滋肾养阴，清化固精。

方药：知母 10 g，炒黄柏 10 g，生地 15 g，牡丹皮 10 g，茯苓 30 g，泽泻 10 g，山茱萸 10 g，生山药 30 g，净芡实 30 g，莲须 10 g，沙苑子 30 g，金樱子 20 g，煅龙骨、煅牡蛎各 30 g(先煎)。

5 剂，水煎服。

二诊

复诊诉腰酸乏力改善。

原方有效，守方化裁，增加杜仲 10 g、菟丝子 15 g 以增进补肾益精之效，阿胶 6 g(烊化)以增进滋养肾阴之力，再续 10 剂。

随访诸症改善，遗精减少。嘱可炼成丸药口服 3 个月以资巩固。

【按】 本例年少无知，自慰多年，恣情纵欲，耗伤肾阴，肾阴虚则相火妄动，干扰精室，致使封藏失职，逼精泄出，肾虚于下，真阴暗耗，则精气营血不足，不能上承充脑，故见头昏目眩，不能润养肌肉则形体瘦弱，神疲乏力；腰为肾之府，肾虚则腰酸；肾开窍于耳，肾亏则耳鸣；舌红少津，脉细带数，均为阴虚内热之象；知柏地黄合金锁固精丸化裁，滋肾养阴，清化固精。

案 4　姚某,男,32岁。

初诊(1992年8月16日)

主诉及病史:阳强易举,梦中遗精反复2个月,伴烦躁易怒,胸胁不舒,面红目赤,口苦咽干,小便短赤。

诊查:舌红苔黄,脉弦数。

辨证:肝火亢盛,扰动精舍。

治疗:清肝泻火,滋肾固精。

方药:龙胆草10g,炒栀子10g,炒黄芩10g,柴胡10g,生地15g,炒车前子30g(包煎),泽泻10g,通草6g,生甘草3g,炒当归10g,净芡实30g,金樱子20g。

5剂,水煎服。

二诊

时诉情绪稳定,烦躁易怒、胸胁不舒、面红目赤均改善,排尿色黄。

效不更方,续进2周。

随访诸症均有改善,建议上方增加桔梗6g、玄参10g以增进养阴利咽之效,续服半个月以资巩固。

【按】 本例肝失条达,气郁化火,扰动精舍,引起遗精。肝火亢盛则烦躁易怒,阳强易举,胸胁不舒;肝火上逆则面红目赤,口苦咽干;小便短赤,舌红苔黄,脉弦数均为肝火偏盛之征;用龙胆泻肝汤合水陆二仙丹化裁,清肝泻火,滋肾固精。

案 5　过某,男,38岁。

初诊(1996年10月26日)

主诉及病史:滑精频作1年,面白少华,精神萎靡,畏寒肢冷,有前列腺炎病史多年。

诊查:舌质红,苔白,脉沉细而弱。

辨证:肾阳不足,精关失固。

治疗:补肾温阳,扶正固精。

方药:制附子5g(先煎、久煎),桂枝10g,熟地10g,牡丹皮10g,茯苓30g,泽泻10g,山茱萸10g,生山药30g,菟丝子20g,补骨脂10g,鹿角胶10g(烊化),败酱草30g,净芡实30g,金樱子20g。

7剂,水煎服。

二诊

复诊诉畏寒肢冷减轻,精神好转。

方证相合,拟上方增加炒当归10g、炒白芍10g、川芎10g以增进补气生血之力,再进10剂。

随访滑精减少,余症均明显好转,建议后续可制成丸药续服2个月以资巩固。

【按】 本例滑精病久不愈,阴精内涸,阴损及阳,以致下元虚惫、精关不固,故滑精频作;因真阳亏损,元阳虚衰,五脏之精华不能上荣于面,则面白少华,精神萎靡,畏寒肢冷;舌红苔白,脉沉细而弱,均为元阳亏虚,气血不足之征,用《金匮》肾气丸合斑龙丸化裁,补肾温阳,扶正固精。

案6 **哈某,男,26岁。**

初诊(1996年12月18日)

主诉及病史:遗精频作1个月,胸闷脘胀,口苦痰多,小便热赤不爽,少腹及阴部作胀。

诊查:苔黄腻,脉滑数。

辨证:痰火内蕴,扰动精舍。

治疗:化痰理气,清火固精。

方药:猪苓20 g,法半夏10 g,陈皮10 g,茯苓30 g,生甘草3 g,炒黄柏10 g,败酱草30 g,生赤芍10 g,制牡丹皮10 g,制远志10 g,虎杖30 g,净芡实30 g,金樱子20 g。

7剂,水煎服。

二诊

诉口苦轻,排尿较前畅。

拟上方增加桔梗6 g、柴胡10 g、栀子10 g以增进化痰、理气、清火之力,再服2周。

随访遗精明显减少,少腹及阴部作胀松,余症均改善。

【按】 本例痰火扰动精舍,故见遗精频作,痰火郁结中焦,故见胸闷脘胀,口苦痰多,痰火互结下焦,故见小便热赤不爽,少腹阴部作胀;苔黄腻,脉滑数,均为痰火内蕴之征;用猪苓丸合二陈汤化裁化痰理气,清火固精。

案7 **唐某,男,42岁。**

初诊(1997年4月12日)

主诉及病史:遗精频作半个月,伴小便热赤,或排尿夹有白色精液,有前列腺炎病史多年,经常口苦口渴。

诊查:舌红,苔黄腻,脉濡数。

辨证:湿热下注,扰动精舍。

治疗:清化湿热,通淋固精。

方药:炒车前子30 g(包煎),通草6 g,萹蓄草30 g,制大黄5 g,六一散20 g(包煎),瞿麦10 g,炒栀子10 g,灯心草6 g,苦参10 g,败酱草30 g,土茯苓30 g,木馒头30 g。

5剂,水煎服。

二诊

时诉遗精有减轻,排尿热赤基本改善,口苦口渴缓解。

守方化裁,去制大黄、六一散,增加生白术10 g、升麻10 g以健脾、升清化湿之效,再进10剂,随访诸症均安。

【按】 本例湿热下注，扰动精室，故遗精频作，甚则尿中夹精；湿热内蕴上蒸则口苦口渴，湿热下注膀胱则小便热赤；苔黄腻，脉濡数，均为湿热之象；用八正散加土茯苓、苦参、败酱草，清化湿热，通淋固精。

案 8 上官某，男，28 岁。

初诊(2013 年 9 月 12 日)

主诉及病史：夜睡多梦，梦中遗精频作 2 年，晨起头昏头晕，心悸，精神不振，体倦乏力，小便短黄，排尿有热感。

诊查：舌质红，脉细数。

辨证：心肾不交，精关失调。

治法：交通心肾，安神固精。

方药：党参 15 g，天冬 10 g，生地 15 g，炒黄柏 10 g，砂仁 3 g(后下)，生甘草 3 g，川连 6 g，肉桂 3 g，茯神 30 g，净芡实 30 g，金樱子 20 g，煅龙骨、煅牡蛎各 30 g(先煎)。

5 剂，水煎服。

二诊

复诊诉精神振作，乏力减轻，舌脉同前。

守方化裁。增加炒栀子 10 g、石菖蒲 10 g、炒酸枣仁 15 g 以增进清心火、安神之效，再进 2 周。

随访症状明显改善，嘱上方巩固 1 周，随访未诉梦中遗精发生，方证相合，疗效确切。

【按】 本例君火亢盛，心阴暗耗，心火不能下交于肾，肾元不能上济于心，水亏火旺，扰动精室，精液走泄；心火偏亢，火热耗伤心营，营虚不能养心则心悸；营血不能充养肌体则体倦乏力，精神不振，上不能奉养于脑则头昏且晕；小便短黄，排尿有热感，乃属心火下移小肠，热入膀胱之征；舌红，脉细数均为心营被耗，阴血不足之象；用三才封髓丹合交泰丸、水陆二仙丹复方化裁，交通心肾，安神固精。

第六章　气血津液病证

一、郁　证

案1　**周某,女,45岁。**

初诊(1981年3月11日)

主诉及病史:肢软乏力,情绪不畅,纳食不香,口苦,右上腹隐痛,有时头痛,病已半月,情志波动则便溏。

诊查:咽红,舌红苔厚,脉弦。

辨证:脾虚肝郁,气郁化火。

治法:健脾疏肝,理气清化。

方药:太子参15 g,生白术10 g,茯苓10 g,炙甘草3 g,生白芍10 g,柴胡10 g,炒山楂、炒神曲各10 g,当归5 g,炒枳壳10 g,防风10 g,陈皮10 g,蒲公英15 g,连翘10 g。

7剂,水煎服。

二诊

药后纳食稍馨,口苦亦减。乏力见轻。唯右上腹隐痛未已。

效机已获,不必更张。原方酌加轻疏清肝之品,加制延胡索10 g、牡丹皮10 g,续服10剂而愈。

【按】　朱丹溪云:血气冲和,百病不生,一有怫郁,诸病生焉。患者情志怫郁,木横侮土则腹痛便溏,气郁化火则舌红,口苦,脉弦。火性炎上则头痛,故方用四逆散疏肝理气,入君子汤健脾和中,加当归则寓有逍遥之意,加蒲公英、连翘清上焦火热,延胡索理气止痛,牡丹皮清肝泻火。使脾运健,肝郁疏。郁火清,诸证自能解除,建议移情易性,快乐生活每一天,其作用药力正好。

案2　**周某,女,58岁。**

初诊(1986年3月14日)

主诉及病史:精神抑郁,情绪不宁,胸部满闷,胁肋胀痛,痛无定处,脘痞嗳气,不思纳食，大便不调，病情反复 2 年，常因情绪波动时病情加重。

诊查：舌淡红，苔薄腻，脉弦。

辨证：肝气郁结，横逆犯胃。

治法：疏肝解郁，调气和胃。

方药：柴胡 10 g，生白芍 10 g，炒枳壳 10 g，生甘草 3 g，川芎 10 g，制香附 10 g，陈皮 10 g，广郁金 10 g，蒲公英 30 g，佛手片 10 g，法半夏 10 g，紫苏梗 10 g。

7 剂，水煎服。

二诊

患者仍诉胸闷，胁胀痛改善，嗳气有时。

原方加旋覆花 10 g、代赭石 30 g、炒鸡内金 20 g、六神曲 20 g，以和胃降逆。

又服 10 剂，患者胸闷嗳气好转，胃纳转香。

【按】 肝主疏泄，性喜条达，其经脉布胁肋、贯膈。本例肝气郁结，疏泄功能失常，经脉气机不畅，故见精神抑郁，情绪不宁，胸部满闷，胁肋胀痛，痛无定处等症；肝气郁结，横逆犯胃，则见脘痞嗳气，不思纳食，大便失调等症。舌淡红，苔薄腻，脉弦，为肝郁之症。用柴胡疏肝散化裁，疏肝解郁，调气和胃为宜。

案 3　戴某，男，76 岁。

初诊(1987 年 3 月 26 日)

主诉及病史：性情急躁易怒半个月，胸胁胀满，口苦而干，有时头痛，目赤耳鸣，或有嘈杂吞酸，大便秘结。

诊查：舌红苔黄，脉弦数。

辨证：肝郁化火，犯胃上逆。

治法：疏肝解郁，降逆和胃。

方药：牡丹皮 12 g，炒栀子 10 g，炒当归 10 g，生白芍 10 g，柴胡 10 g，茯苓 30 g，生白术 10 g，生甘草 3 g，钩藤 30 g(后下)，夏枯草 30 g，川连 6 g，淡吴茱萸 3 g，炒枳实 10 g，浙贝母 10 g，煅海螵蛸 30 g(先煎)。

7 剂，水煎服。

二诊

目赤头痛有改善，口苦便秘较前减轻。

原方加大黄 5 g、龙胆草 10 g 泻肝火通腑泄热，服用 10 剂。

目赤头痛愈，目赤除，口苦愈，易怒改善。

【按】 本例肝气郁结以致胸胁胀满疼痛，肝郁化火，故致性情急躁易怒，口苦而干，舌红，苔黄，脉弦数；肝火上炎故见头痛、目赤、耳鸣；肝火犯胃则嘈杂吞酸，治用丹栀逍遥散合左金丸，乌贝散复方化裁，疏肝解郁，降逆和胃。

案4 **王某,女,50岁。**

初诊(1987年4月18日)

主诉及病史:精神抑郁,性情急躁反复半年,头痛,失眠,健忘,病情时重时轻,胸胁疼痛,或自觉身体局部发冷发热,有长期精神压抑病史。

诊查:舌质紫暗,边有瘀点,苔薄腻,脉弦。

辨证:肝郁气滞,血瘀阻络。

治法:活血化瘀,理气解郁。

方药:桃仁10g,红花10g,炒当归10g,生地15g,生赤芍10g,怀牛膝10g,川芎10g,柴胡10g,炒枳壳10g,生甘草3g,桔梗10g,制延胡索10g。

7剂,水煎服。

二诊

头痛、胸胁胀痛减轻,但仍觉身体局部寒热异样,舌质紫暗,边有瘀点,苔薄腻,脉弦。

原方加丹参、降香、姜黄以加强活血化瘀之力。

服药1个月,抑郁改善,诸症消。

【按】 本例长期精神压抑,情志不舒,肝郁气滞,故见精神抑郁,性情急躁;气病及血,血行郁滞,瘀阻不通,而致头疼,胸胁疼痛;心血瘀滞,心神失于濡养,故失眠、健忘;瘀血阻于身体局部,使局部组织失于温煦濡养则发冷,而瘀久化热则又会自觉局部发热,舌紫暗,边有瘀点,脉弦,均为血行郁滞之象,用血府逐瘀汤化裁,活血化瘀,理气解郁。

案5 **符某,女,33岁。**

初诊(1987年5月25日)

主诉及病史:心悸健忘,失眠多梦反复半年。伴五心烦热、盗汗、口咽干燥,平素多思虑,常感烦躁抑郁。

诊查:舌红,少津,脉细数。

辨证:心阴亏虚,心神失养。

治法:滋阴养血,补心安神。

方药:天冬10g,麦冬10g,玄参10g,党参15g,茯神30g,五味子10g,炒当归10g,炒酸枣仁20g,制远志10g,丹参10g,桔梗10g,生地15g,柏子仁10g,生甘草3g。

10剂,水煎服。

二诊

服药后睡眠改善,口干减轻,盗汗仍作,五心烦热。

原方加黄连6g、知母10g、肉桂3g滋阴泄热,交通心肾。

续服半个月,心烦改善,烦热得除。

【按】 本例患者平素思虑太过,心阴耗伤,心失所养,故心悸健忘;神不守舍则失眠多梦;心阴不足,虚火内生,故五心烦热,烦热盗汗,口咽干燥。舌红,少津,脉细数,均为阴虚有热之象，用天王补心丹化裁，滋阴养血，补心安神。

案6　阮某，女，28岁。

初诊(1988年3月27日)

主诉及病史：精神抑郁，胸部闷塞反复2年，胁肋胀痛，咽部如有物梗阻，吞之不下，咯之不出，有梅核气病史多年。

诊查：舌淡红，苔白腻，脉弦滑。

辨证：肝郁脾虚，痰气郁结。

治法：疏肝健脾，化痰散结。

方药：制厚朴10 g，紫苏梗10 g，法半夏10 g，茯苓30 g，党参15 g，生白术10 g，生甘草3 g，陈皮10 g，川连6 g，瓜蒌皮10 g，制苍术10 g，制香附10 g。

7剂，水煎服。

二诊

咽部异物感减轻，晨起刷牙干呕少作，饭后嗳气有时。

原方加佛手片10 g、竹茹10 g增加理气清热化痰之功。

续服半个月，咽部异物感基本消除。

【按】　本例肝郁脾虚，聚湿生痰，气滞津停凝痰，痰气交阻于胸膈之上，故见胸部闷痛，胁肋胀痛；痰气交阻于咽喉，则咽部如有梗阻，有痰吞不下，咯之不出等症。苔白腻，脉弦滑，为痰气郁结之征，用半夏厚朴汤、六君子汤复方化裁，疏肝健脾，化痰散结。

案7　史某，男，28岁。

初诊(1988年4月2日)

主诉及病史：眩晕阵发数月，耳鸣，双眼发干，畏光，视物昏花，有时头痛发胀，面红目赤，急躁易怒，或感肢体麻木，筋惕肉瞤。

诊查：舌红，苔少而干，脉弦细数。

辨证：肝肾阴亏，虚风内动。

治法：滋肾养阴，柔肝息风。

方药：杭菊花10 g，枸杞子10 g，生地15 g，牡丹皮10 g，茯苓30 g，泽泻10 g，山茱萸10 g，生山药30 g，钩藤30 g(后下)，刺蒺藜30 g，生石决明30 g(先煎)。

7剂，水煎服。

二诊

面红目赤改善、头痛易怒少作，自觉口干口苦明显。

原方加麦冬10 g、熟地10 g以滋阴。

服药半个月，耳鸣眼干改善。

【按】　肝开窍于目，肝阴不足，阴精不能上承于目，目失濡养，故双目发干，畏光，视物昏花；肝主筋，筋脉失于濡养则肢体发麻，筋惕肉瞤；肾主水藏精，开窍于耳，肝肾乙癸同源，肾阴亏于下，以致肝阳亢于上，肝火上炎，冲扰清室，则引起眩晕，耳鸣，头胀痛，面红目赤，急躁易怒等症。此所谓“诸风掉眩，皆属于肝”。舌红，苔少而干，脉弦而数，均为肝肾阴虚之象，用杞菊地黄汤化裁，滋肾养阴，柔肝息风。

案8　杨某，女，52岁。

初诊(1988年4月23日)

主诉及病史：平素多思善疑，头晕神疲，心悸胆怯，失眠健忘，纳差，面黄少华，绝经2年。

诊查：舌质淡，苔薄白，脉细。

辨证：心脾两虚，气血不足。

治法：调养心脾，补气益血。

方药：生白术10 g，党参15 g，生黄芪30 g，炒当归10 g，生甘草3 g，茯神30 g，炒酸枣仁20 g，制远志10 g，广木香10 g，佛手片10 g，生龙骨30 g(先煎)，炒山楂、炒神曲各10 g。

7剂，水煎服。

二诊

夜寐改善，乏力减轻。

效机已获，守方调治3个月，症状痊愈。

【按】　患者多思善疑，久则损伤心脾，乃使气血生化不足，心失所养，则致心悸、胆怯失眠、健忘；脾失健运，气血不充，故见纳差，头晕，神疲，面黄少华，舌淡，脉细等症。治用归脾汤化裁，调养心脾，补气益血。

案9　艾某，女，58岁。

初诊(1990年5月30日)

主诉及病史：精神恍惚反复半年，心神不宁，夜睡失眠，多疑易惊，喜怒无常，悲忧喜哭，时时欠伸，或手舞足蹈，骂詈叫号，不能自控。自述青年时曾失恋，中年丧偶，长期压抑。

诊查：心肝不和，神魂惑乱。

治法：养心安神，柔肝缓急。

方药：炙甘草10 g，红枣5枚(擘)，淮小麦30 g，茯神30 g，炒酸枣仁20 g，柏子仁10 g，合欢花20 g，夜交藤30 g，生地15 g，干百合30 g，乌药10 g，生龙齿30 g(先煎)。

7剂，水煎服。

二诊

服药后心神不宁较前改善，经甘润缓急养心安神治疗后效已出，仍觉伤心想哭。

原方加珍珠母30 g、钩藤15 g、当归10 g、制何首乌10 g养血息风。

服药半个月，诸症轻，无情绪刺激情况下能正常活动家务。

后予逍遥丸调理3个月，随访3个月病情未复发。

【按】　患者长期郁怒忧思，情志过度，使肝气郁结，心气耗伤，营血不足，以致心神失养,故见精神恍惚,心神不宁,多疑易惊;心主神明,肝寄阳魂,抑郁伤肝,神魂惑乱,则见喜怒无常,悲忧善哭,甚手舞足蹈,骂詈叫号。舌淡,脉弦为肝郁血虚之象。治用甘麦大枣汤加味养心安神,柔肝缓急,此案遵"肝苦急,急食甘以缓之"之意。

二、血　证

(一) 咳血

案1　郑某,男,28岁。

初诊(1990年9月25日)

主诉及病史:咳嗽、痰少,口干咽燥,痰中带血或咳鲜血,反复2个月,颧红,午后潮热,盗汗,有时耳鸣,腰膝酸软。有支气管扩张病史2年。

诊查:舌质红,少苔,脉细数。

辨证:阴虚火旺,肺络受损。

治法:养阴清热,凉血止血。

方药:生地10 g,熟地10 g,怀山药30 g,百合30 g,麦冬10 g,玄参10 g,生甘草,浙贝母10 g,生白芍10 g,地骨皮10 g,炒当归10 g,平地木30 g。

7剂,水煎服。

二诊

咳嗽咽干明显改善,午后潮热少作,盗汗已止,痰中仍见血丝。

原方加藕节炭15 g、茜草炭10 g加强止血之功。

续服10剂,诸症愈。

【按】 本例患者阴虚、肺燥火盛,失于清肃,故咳嗽痰少、口干咽燥;虚火灼伤肺络,则致痰中带血或反复咳血;水亏不能济火,火热扰动,逼津外泄,易为盗汗;阴虚生内热,阳气郁于外,故致颧红、午后潮热;肾开窍于耳,腰为肾之府,肾阴亏虚,不能滋养窍络则出现耳鸣、腰酸等症。舌红、少苔、脉细数为阴虚火旺之象。用百合固金汤化裁,养阴清热,凉血止血。

案2　时某,男,38岁。

初诊(1993年4月12日)

主诉及病史:因七情刺激、大怒后而咳嗽,痰中带血,曾咳吐满口鲜血2日,血色鲜红,胸胁疼痛,伴头痛、眩晕,烦躁易怒,口苦且干,有高血压病史多年。

诊查:舌质红,苔薄黄,脉弦数,测血压168/110 mmHg。

辨证:肝火犯肺,灼伤血络。

治法:泻肺清肝,凉血止血。

方药:炙桑白皮30 g,地骨皮20 g,生甘草3 g,粳米15 g,黛蛤散30 g(包煎),钩藤 30 g(后下),夏枯草 30 g,藕节炭 30 g,白茅根 30 g,生地 15 g,牡丹皮炭 10 g,参三七粉 6 g(分 2 次吞服)。

5 剂,水煎服。嘱畅情志。

二诊

咳嗽好转,痰中带血减少,仍感心烦,口苦稍轻,考虑清热止血治法已起效。

原方加炒栀子 10 g、大蓟 10 g、小蓟 10 g,加三七粉冲服清肝凉血泄热。服用 10 日后,咳嗽咳痰止,头痛易怒不显,原剂量服用血压药物,复测血压 140/90 mmHg 左右。

随访 1 个月咳嗽咳血未发。

【按】 本例七情刺激,大怒伤肝,肝火炽盛上炎犯肺,灼伤血络,则致咳嗽、咳血,热势较甚,故咳吐满口鲜血;胸胁为肝之分野,肝火内盛,肝络失和,故见胸胁疼痛;肝火上扰清窍,则头痛眩晕,上扰心神则烦躁易怒;口干苦、舌质红、苔薄黄、脉弦数,均为肝火内盛之征,用泻白散加味泻肺清肝,凉血止血。

案 3 曹某,男,42 岁。

初诊(1994 年 12 月 22 日)

主诉及病史:咳嗽,痰中夹血,血量不多,色暗,初起恶寒、发热、头痛、鼻塞,咳嗽有稀痰,病已 5 日。

诊查:舌淡红,苔白,脉浮缓。

辨证:风寒犯肺,损伤血络。

治法:疏风散寒,肃肺止血。

方药:金沸草 15 g,前胡 10 g,荆芥 10 g,细辛 3 g,茯苓 10 g,法半夏 10 g,生甘草 3 g,浙贝母 10 g,平地木 30 g,仙鹤草 30 g,生姜 3 片,红枣 5 枚(擘)。

5 剂,水煎服。

二诊

恶寒发热已止,咳嗽好转,痰中夹血较前减少。

原方加茜草炭 10 g、荆芥炭 10 g 止血。

再服 5 日,诸症痊愈。

【按】 本例病初风寒袭表,卫阳被遏,故恶寒发热、头痛;风寒表闭,肺气不宣,故咳嗽鼻塞;咳嗽不止,损伤肺络,则痰中夹血;舌淡红、苔白、脉浮缓为风寒之邪侵犯肺卫之征。用金沸草散化裁疏风散寒、肃肺止血为宜。

案 4 程某,女,45 岁。

初诊(2002 年 10 月 28 日)

主诉及病史:恶寒发热,咳嗽,痰黄,痰中夹血,血色鲜红 3 日,口渴,咽痛,伴头痛。

诊查:舌淡红,苔薄黄,脉浮数。

辨证:风热犯表,肺络受损。

治法：清宣肺热，凉血止血。

方药：金银花 10 g，连翘 15 g，淡竹叶 10 g，荆芥 10 g，牛蒡子 10 g，薄荷 6 g(后下)，玄参 15 g，生甘草 3 g，浙贝母 10 g，平地木 30 g，生紫菀 10 g，鱼腥草 30 g，鲜芦根 30 g。

5 剂，水煎服。

二诊

恶寒发热止，咳嗽少作，痰黄夹血，考虑痰热伤肺。

原方加桑白皮 10 g、黄芩 10 g、炒栀子 10 g 清肺化痰凉血止血，服药 7 剂，症状痊愈。

【按】 本例风热袭表，表卫失和，故见恶寒发热；风热犯肺，肺失清肃，故而咳嗽痰黄；热伤阳络，血溢于肺，随痰而出，则见咳血；热邪耗津，以致口渴；舌淡红，苔薄黄，脉浮数均为风热之邪犯表之象。用银翘散化裁，原方中桔梗宣散开提，不宜用于咳血；加入玄参、平地木、生紫菀、鱼腥草、浙贝母、鲜芦根，清喉利咽，止咳化痰，凉血止血。

案 5　段某，男，32 岁。

初诊(2013 年 10 月 23 日)

主诉及病史：身热咳嗽，痰量不多，咳痰不爽，痰中夹血 5 日，咽喉干燥，鼻孔干燥，心烦口渴，大便干结。

诊查：苔薄白而燥，脉浮数。

辨证：燥邪犯表，肺络受损。

治法：清肺润燥，宁嗽止血。

方药：南沙参 15 g，玉泉散 20 g(包煎)，苦杏仁 10 g，火麻仁 30 g，麦冬 10 g，炙枇杷叶 30 g(包煎)，熟女贞子 10 g，墨旱莲 30 g，浙贝母 10 g，平地木 30 g，玄参 20 g，阿胶珠 10 g(煅)。

5 剂，水煎服。

二诊

咳嗽减轻，咽干鼻燥仍作，大便干结。

原方加炒栀子 10 g、天花粉 10 g 凉血润燥，续服 10 剂，口干鼻燥不显，咳嗽止，二便调。

【按】 本例患者因燥邪犯肺，肺失清润，肺气上逆，故见身热、咳嗽、痰少等症；燥邪损伤肺络，而致咳血；燥热上灼气道、肺窍则致鼻燥咽干；燥热耗津伤液，故见口渴、大便干结；苔薄白而燥，脉浮数为燥热之邪伤及肺卫之象。治用清燥救肺汤化裁，清肺润燥，宁嗽止血。

(二) 齿衄

案 1　陈某，男，57 岁。

初诊(1985 年 7 月 15 日)

主诉及病史：牙缝出血反复 2 个月。自觉牙齿动摇上浮，牙龈无红肿，伴有头晕目眩、耳鸣，腰背酸楚。

诊查：舌红，脉细数。

辨证：肾阴不足，虚火灼络。

治法：滋阴降火，凉血止血。

方药：生地 15 g，牡丹皮 15 g，茯苓 30 g，泽泻 10 g，山茱萸 10 g，生山药 30 g，茜草根 30 g，炒黄芩 10 g，侧柏叶 30 g，墨旱莲 30 g，生甘草 3 g，阿胶 10 g(烊化)。

7 剂，水煎服。

二诊

药后耳鸣、腰酸已减大半，牙龈出血明显改善，但觉夜间手足心热。

原方加熟地 10 g、知母 10 g、地骨皮 10 g 增加滋肾阴清虚热之力，加牛膝 10 g 引热下行。

续服 10 剂，牙龈出血止，诸症除。

随访 3 个月，齿衄未发。

【按】 肾主骨，齿为骨之余，肾虚则齿不固而动摇。肾火上炎，血随火动，从齿缝渗出以致齿衄；肝肾乙癸同源，肾阴亏虚。水不涵木，相火上扰，所以头晕目眩，耳鸣；腰为肾之府，肾虚则腰背酸楚；舌红脉细数为阴虚火旺之征。治用六味地黄汤合茜根散复方化裁，合力滋阴降火，凉血止血。

案 2 哈某，女，18 岁。

初诊(1987 年 6 月 25 日)

主诉及病史：初起恶寒发热，经治汗出热仍未退，见有牙龈出血，鼻衄，血色鲜红，阵发 1 周，伴烦躁气急，口干欲饮，骨节烦痛，纳呆，便秘，口臭。

诊查：舌红苔黄，脉数。

辨证：热毒内蕴，血络受损。

治法：泻火解毒，凉血止血。

方药：黄连 6 g，炒黄芩 10 g，炒栀子 10 g，炒黄柏 10 g，玄参 20 g，生地 15 g，麦冬 10 g，天花粉 30 g，白茅根 30 g，熟女贞子 20 g，墨旱莲 30 g，制大黄 5 g。

5 剂，水煎服。

二诊

药后身热已退，口臭便秘改善，牙龈出血、鼻出血较前减少。

原方加石膏 30 g 加强清泻肺胃热毒之力，加知母 10 g、泽泻 10 g，续服 10 剂，诸症除。

【按】 本例热毒内蕴，破血妄行，龈络受损故见衄血，鼻衄，血色鲜红，热扰神明则烦躁，热毒伤津则口干欲饮，大便秘结；热毒内炽上冲则口臭；舌红苔黄脉数，均为热毒实热之象。治用黄连解毒汤化裁，泻火解毒，凉血止血。

案 3 叶某，男，60 岁。

初诊(1988 年 4 月 12 日)

主诉及病史：齿龈红肿出血反复 1 个月，血色鲜红，口臭，口渴欲饮，大便秘结，头昏头痛，自述平素喜酒，嗜进辛辣之品。

诊查：舌红苔黄，脉滑数。

辨证：胃火内炽，龈络受损。

治法：清胃泻火，凉血止血。

方药：生地 15 g，牡丹皮 15 g，连翘 15 g，黄连 15 g，炒当归 10 g，升麻 10 g，玉泉散 20 g(包煎)，制大黄 5 g，知母 10 g，麦冬 10 g，天花粉 30 g，白茅根 30 g，仙鹤草 30 g。

7 剂，水煎服。

二诊

牙龈肿痛已消，牙龈出血明显减少。

原方加黄芩 10 g、藕节炭 30 g、大蓟 10 g 清热凉血止血。

续服 10 剂，口苦、便秘及牙龈出血止。

【按】 患者平素喜饮酒嗜辛辣，湿热蕴积阳明，久而热盛化火，火性上炎，循阳明经而入齿龈，灼伤龈络故见齿衄；火性急迫所以血色鲜红量多；胃热灼津，则口渴欲饮；阴液不足，肠道燥热故大便干结，阴液不足，肠道燥热，致大便干结；胃中秽浊之气上蒸，故而口臭，齿龈红肿；胃火上冲阳明经络，因而头痛；舌红苔黄脉滑数，均属实热之象，用《兰室秘藏》加味清胃汤化裁，清胃泻火，凉血止血。

案 4　容某，女，35 岁。

初诊(1988 年 9 月 18 日)

主诉及病史：齿衄，血色淡红，血量不多，反复数月，同时伴有鼻衄，肌肤或见紫斑，经行量多色淡，淋漓不止，面色㿠白，头昏目眩，耳鸣心悸，神疲乏力，腰胀酸软，纳差，口淡乏味。

诊查：舌淡红，脉虚细。

辨证：心脾两亏，统摄无权。

治法：调养心脾，益气摄血。

方药：生白术 10 g，党参 20 g，生黄芪 30 g，炒当归 10 g，生甘草 3 g，茯苓 30 g，炒酸枣仁 20 g，广木香 10 g，制远志 10 g，熟女贞子 20 g，墨旱莲 30 g，仙鹤草 30 g。

10 剂，水煎服。

二诊

牙龈出血减少，乏力神疲改善，补气摄血之法已起效。

原方加龙眼肉补心益脾。

续服半个月，面有血色，齿衄、鼻衄止，继续予归脾丸续服半个月，诸症愈。

【按】 本例患者心脾两亏，气虚不能摄血，血无所主，血从阳络而出，故见鼻衄、齿衄，皮肤出血；血从阴络而出故见月经量多，淋漓不尽；血虚不能外荣肌肤、诸窍，故面色不华，头昏目眩、耳鸣；心失所养则心悸不安，舌淡红，脉虚细均为气虚血亏之征。治用归脾汤加味，调养心脾，益气摄血。

(三) 吐血

案 1 **施某,男,72 岁。**

初诊(1986 年 10 月 25 日)

主诉及病史：脘腹烦闷,胀痛不舒,恶心呃逆,吐血色红,量多,伴紫黯血块反复 2 日,不思纳食,口苦,大便秘结色黑,小便色赤,平素嗜酒,近周因应酬饮酒过量而发病。

诊查：舌红苔黄腻,脉濡数。

辨证：湿热内蕴,灼伤胃络。

治法：清热化湿,凉血止血。

方药：制大黄 6 g,炒枳实 10 g,炒神曲 10 g,茯苓 30 g,生白术 10 g,泽泻 10 g,川连 6 g,炒黄芩 10 g,炒侧柏叶 30 g,炒艾叶 30 g,荷叶 30 g,生地 15 g,葛花 10 g,白及叶 10 g,仙鹤草 30 g,煅海螵蛸 30 g(先煎)。

5 剂,水煎服。

二诊

脘腹胀痛减轻,吐血已止,胃纳不香,大便黏腻。

原方加槐角、当归加强理气活血之功。

服用 10 剂,腹胀腹痛已缓解,胃纳转香,大便畅,复查大便隐血阴性。

【按】 患者平素嗜酒,近周饮酒过量而发病,因酒能助湿生热,湿热蕴结于胃,气机不利,和降失司以致胸脘烦闷,胀痛不舒,恶心呃逆;湿热之邪灼伤胃络,迫血上逆而致吐血色红量多;血郁成瘀则色黯有块;血液下渗肠道则见黑便;湿热上蒸则口苦;湿热下注故小便色赤;便秘舌红,苔黄腻脉濡数为湿热中阻之象。用枳实导滞汤合四生丸化裁,清化湿热,凉血止血。

案 2 **莫某,女,22 岁。**

初诊(1987 年 8 月 20 日)

主诉及病史：胃脘胀满,甚则疼痛,嗳气吞酸,吐血色红,夹有不消化食物,大便不爽,病发数日,有慢性胃炎、胃角溃疡病史,1 周前曾进食锅巴而发吐血。

诊查：舌红,苔厚腻,脉滑。

辨证：积滞内停,损伤胃络。

治法：消积导滞,和胃止血。

方药：焦山楂 10 g,炒神曲 10 g,炒莱菔子 10 g,法半夏 10 g,茯苓 30 g,陈皮 10 g,连翘 15 g,茜根炭 30 g,墨旱莲 30 g,藕节炭 30 g,三七粉 6 g(分 2 次吞),浙贝母 10 g,煅海螵蛸 6 g(先煎)。

5 剂,水煎服。

二诊

胃胀减轻,舌苔厚腻较前减轻,呕吐未作。

原方加炒鸡内金10 g、紫苏梗10 g行气消滞。

续服半个月，胃胀已除，呕吐未作，大便畅，吞酸止。

【按】 本例食滞中阻，脾胃运化失司，故胃脘胀满，甚则疼痛，食滞中阻，浊气上逆故嗳气吞酸；宿食内停，胃气上逆，胃络受损则吐血色红，夹有不消化食物；升降失常，故大便不畅。舌红苔厚腻，用保和丸加入茜根炭、墨旱莲、藕节炭、三七粉、乌贝散消积导滞，化瘀止血。

案3 **常某，男，62岁。**

初诊(1988年4月25日)

主诉及病史：暴怒后突然吐血色红带紫，口苦胁痛，寐少梦多，烦躁易怒，提及因何发怒，心中忿忿不平。

诊查：舌质红绛，脉弦数。

辨证：肝火横逆，损伤胃络。

治法：泻肝清胃，凉血止血。

方药：龙胆草10 g，炒黄芩10 g，炒栀子10 g，柴胡10 g，生地15 g，炒车前子30 g(包煎)，泽泻10 g，通草6 g，生甘草3 g，熟女贞子10 g，墨旱莲30 g，玉女粉6 g(分次吞)。

5剂，水煎服。

二诊

吐血已止，仍感易怒胁胀。

原方加郁金10 g、香附10 g增加疏肝泄热理气之功，加赤芍10 g加强凉血止血之效。

续服半个月，诸症基本好转。

【按】 本例暴怒伤肝，肝火横逆犯胃，损伤阴络则吐血色红带紫；肝胆之火上逆，则口苦胁痛；肝火上扰心神则出现心烦易怒，多梦少寐。舌质红绛，脉弦数为肝火上逆，耗伤胃阴之象，治用龙胆泻肝汤化裁，泻肝清胃，凉血止血。

案4 **曹某，女，46岁。**

初诊(1988年10月25日)

主诉及病史：胃脘疼痛绵绵，时作时止，痛时喜按，遇劳后更甚，吐血色红，反复数日，大便溏软色黑，神疲乏力，气短怯寒，面色㿠白，头昏，小腹时有坠感，患者自述长期操劳，饮食无定时。

诊查：舌淡苔薄，脉虚弱。

辨证：气血两亏，脾不统血。

治法：培补气血，健脾摄血。

方药：生白术10 g，党参20 g，生黄芪30 g，炒当归10 g，生甘草3 g，茯神30 g，炒酸枣仁20 g(打碎)，制远志10 g，广木香10 g，炮姜6 g，仙鹤草30 g，三七粉6 g(分次口服)，阿胶10 g(另烊)。

5剂，水煎服。

二诊

胃脘痛已止，乏力改善，大便成形。

效不更方，原方续服，健脾养心。

服用2个月，乏力改善，胃痛止，吐血未再发。

【按】 本例由于长期失血过多，以致气血两亏，脾虚生化无力，统血失职，血无所主而外溢，故见吐血、便血、牙龈出血、鼻衄、皮肤紫斑；血虚不能上荣而面色㿠白、头昏；血不养心故心悸，少寐；舌淡，脉细无力均为气虚血亏之征。治用归脾汤加入炮姜、仙鹤草、三七粉、阿胶，培补气血、健脾摄血为宜。

案5 任某，男，65岁。

初诊(1988年12月16日)

主诉及病史：胃部隐痛，泛吐清水，喜热饮，纳食减少，吐血淡紫，便溏色黑，形寒畏冷，甚则手足不温，有多发性十二指肠球部溃疡病史2年。

诊查：舌质淡，苔薄白，脉软弱。

辨证：寒郁中宫，脾失统血。

治法：温中散寒，健脾摄血。

方药：灶心土30 g(包煎)，炙甘草6 g，熟地10 g，生白术10 g，制附子6 g(先煎)，炒黄芩10 g，阿胶10 g(烊化)，白及10 g，三七粉6 g(分次吞)，炒侧柏叶30 g，仙鹤草30 g，炮姜炭6 g。

5剂，水煎服。

二诊

胃脘隐痛、吐血已止，泛吐清水较前有减、反酸易作。

原方加煅海螵蛸10 g(先煎)制酸，加艾叶10 g以温阳止血。

续服半个月，诸症减轻，四肢发凉改善，胃纳香。

【按】 本例脾胃阳虚，寒郁中宫，脉络失于温养，见运化迟缓，水饮停胃，故胃脘隐痛，泛化清水，纳食减，寒者喜温，故喜热饮；脾虚血失统摄而妄行于外，上逆则吐血结紫，下行则便血色黑；脾主四肢，阳虚失于温煦则形寒畏冷，甚则手足不温，舌淡，脉细弱均为中虚有寒、脾阳不振之象，用黄土汤化裁温中散寒，健脾摄血，若药房无灶心土可用煅代赭石30 g代之，久用于临床，效果满意。

案6 岳某，女，45岁。

初诊(1992年3月25日)

主诉及病史：胃脘疼痛，痛有定处，痛如针刺，局部拒按，或痛如刀割，吐血紫黯，病情反复1个月，平素郁郁寡欢，易生气。

诊查：舌质紫，脉涩。

辨证：肝郁气滞，瘀阻胃络。

治法：疏肝理气，化瘀和络。

方药：柴胡10 g，生赤芍、白芍各10 g，炒枳壳10 g，生甘草3 g，桃仁10 g，红花10 g，生地15 g，炒当归10 g，川芎10 g，桔梗10 g，怀牛膝20 g，制延胡索10 g，仙鹤草30 g，三七粉6 g(2次吞)。

5剂，水煎服。

二诊

胃痛减轻，仍有吐血，血色紫暗，考虑瘀血阻滞。

原方加蒲黄10 g、木香10 g、三七10 g增加化瘀行气止血之功。

续服半个月，胃痛止，呕吐未再发，易怒不显，考虑瘀血去，肝气舒。

【按】 本例肝郁气滞日久，久病伤络而致瘀血凝滞，瘀阻胃络，故胃脘疼痛，痛有定处而拒按；瘀阻之处，脉络受伤，胃气不和，升降失司。血随胃气上逆则吐血紫黯。舌质紫，脉涩为所不畅之征。用血府逐瘀汤化裁，疏肝理气，化瘀和络。

案7 叶某，男，35岁。

初诊(1992年7月18日)

主诉及病史：发热烦躁，突起吐血色红，面红目赤，口干唇红，夜不得卧，大便秘结，小便赤热。自述近日建筑工地赶进度，连日暴晒，劳累而发病。

诊查：舌质红绛，脉洪大。

辨证：暑热入里，损伤营血。

治法：清热解毒，凉血止血。

方药：水牛角片30 g(先煎)，生地15 g，牡丹皮10 g，生赤芍10 g，玄参20 g，川连6 g，麦冬10 g，金银花10 g，连翘15 g，淡竹叶10 g，荷叶20 g，仙鹤草20 g，制大黄5 g，侧柏叶30 g，炒艾叶10 g。

5剂，水煎服。

二诊

热退，烦躁已去大半，面红目赤基本不显。

原方加泽泻10 g。

续服10日，小便清，大便畅，诸症除。

【按】 本例感受暑热入里，邪热郁闭气分，故而发热，面红目赤，热络营血，迫血外溢，从口吐血，故见血色红；热感伤津则口干唇红，便秘尿赤，心神被扰，故见烦躁，夜不得卧。舌红绛，脉洪大，为热势炽盛，津液受伤之象，用清营汤合四生丸复方化裁，清热解毒，凉血止血。

案8 夏某，女，62岁。

初诊(1992年12月25日)

主诉及病史：胃脘隐痛，吐血量多色红5日。面色潮红，盗汗，口渴欲饮，烦躁不安，头晕心悸，耳鸣少寐，大便黑或干黑，10 日前曾患右下肺炎住院治疗。

诊查：舌红少苔，脉细数。

辨证：阴虚火旺，胃络受损。

治法：滋阴清热，凉血止血。

方药：玉泉散 20 g(包煎)，熟地 10 g，知母 10 g，麦冬 10 g，怀牛膝 20 g，牡丹皮炭 10 g，炒侧柏叶 30 g，白茅根 30 g，墨旱莲 30 g，藕节炭 30 g，浙贝母 10 g，煅海螵蛸 30 g(先煎)。

5 剂，水煎服。

二诊

口干、盗汗明显缓解，大便色褐，耳鸣减轻，胃脘隐痛仍作。

原方加白芍、赤芍各 10 g 养阴止痛止血，加地榆炭 10 g、棕榈炭 10 g 敛血止血。

续服半个月，胃痛、耳鸣止，盗汗、心悸不显，大便色黄，口干缓解。

【按】 本例热病之后，气郁化火，津液耗伤，以致胃失濡养，故胃脘隐痛；阴虚火旺，灼伤胃脘血络，则吐血色红；津少上承则口渴欲饮；虚火内扰则潮热盗汗，耳鸣，少寐，烦躁不安；津伤则肠失调导致大便干燥；舌质红，脉细数均为阴虚火旺之象。用玉女煎化裁，滋阴清热，凉血止血。

案 9　焦某，男，40 岁。

初诊(1993 年 6 月 11 日)

主诉及病史：脘腹胀满，甚则疼痛，近吐血色红夹血块及食物残渣数口，口臭，便秘，大便色褐，平素喜进辛辣、炙煿之品，有糜烂性胃炎病史多年。

诊查：舌红，苔黄腻，脉滑数。

辨证：胃中积热，灼伤血络。

治法：清热泻火，化瘀止血。

方药：川连 6 g，炒黄芩 10 g，制大黄 6 g，仙鹤草 30 g，淡吴茱萸 3 g，大蓟 30 g，小蓟 30 g，白茅根 30 g，炒栀子 10 g，牡丹皮炭 10 g，荷叶 10 g，茜草根炭 30 g，棕榈炭 30 g，浙贝母 10 g，煅海螵蛸 30 g(先煎)。

5 剂，水煎服。配合奥美拉唑 20 mg，口服，每日 1 次。

二诊

吐血未作，腹胀得减，可见清泻胃热止血之治法正确。

效不更方，加牡丹皮 10 g 活血化瘀，止血而不留瘀。

续服 10 剂，便秘改善，大便色黄，吐血已止，腹胀缓解。

【按】 患者平素嗜食辛辣炙煿之品，燥热蕴积于胃，热伤胃络，破血上溢而致吐血色红，伴有瘀结故有血块；热结于胃，胃降失司，饮食不化，故胃脘作胀发闷，甚则疼痛；胃热熏蒸则口臭，便秘；瘀血下行大肠故见褐便；舌红苔黄腻，脉滑数，亦为胃中有热之征，治用泻心汤合十灰散，乌贝散复方化裁，清胃泻火，化瘀止血。

(四) 便血

案1 严某,男,45岁。

初诊(1985年5月8日)

主诉及病史: 脘腹胀痛,便血紫黯反复数月,面色暗滞,胁下癥块,有血吸虫病史并2次治疗,伴肝脾肿大史。

诊查: 舌质紫暗,脉弦细。

辨证: 肝郁气滞,血瘀阻络。

治法: 行气解郁,活血化瘀。

方药: 炒当归10 g,生地15 g,川芎10 g,桃仁10 g,牡丹皮10 g,生赤芍10 g,台乌药10 g,制延胡索10 g,生甘草3 g,制香附10 g,红花10 g,炒枳壳10 g,失笑散20 g(包煎),炙鳖甲20 g(先煎),三七粉6 g(分2次冲)。

5剂,水煎服。

二诊

腹胀减轻,大便褐色,排便黏腻,纳差,胁胀。

原方加厚朴10 g、六神曲20 g、木香10 g增加行气之力。

续服2个月,腹胀不显,便血已止,面色有光泽,复查大便隐血阴性。

【按】 本例气机郁滞,故血脉瘀阻入络,脉络瘀滞,久瘀络损,血溢脉外,下流肠道而见便血紫黯;气血瘀阻胃肠,气机失和,故脘腹胀痛;气血不能上荣,故面色暗滞;气滞血络,脉络瘀阻,故胁部可及癥块;舌质紫暗,脉弦细为气滞血瘀之象。用膈下逐瘀汤化裁,行气解郁,活血化瘀,软坚消积。

案2 马某,男,45岁。

初诊(1986年10月30日)

主诉及病史: 大便下血,色紫黯或黑反复10日,脘腹隐隐作痛,痛时喜按喜暖,怯寒肢冷,饮食减退,大便溏薄。患者长年跑运输,饮食无规律,常暴饮暴食。

诊查: 舌淡,苔薄,脉缓无力。

辨证: 脾胃虚寒,统血无权。

治法: 温阳健脾,养血止血。

方药: 灶心土30 g(包煎、先煎),炙甘草3 g,熟地10 g,炒白术10 g,制附子6 g(先煎),炒黄芩10 g,阿胶10 g(另烊),炮姜6 g,仙鹤草30 g,淫羊藿30 g,煨木香10 g,三七粉6 g(分2次服)。

5剂,水煎服。

二诊

大便较前成形,腹痛隐隐较前改善,肢冷减轻,大便色黑,考虑温中止血治法已起效。

原方加白及 10 g、煅海螵蛸 10 g(先煎)收敛止血。

续服 1 个月,大便色黄成形,脘腹隐痛不显,肢冷改善,胃纳香。

【按】 患者长期饮食不节,损伤脾胃,日久以致脾胃虚弱,统血无权,血由肠道渗出,因血来较远,故便血紫黯或黑;脾胃虚寒,气机不利,故脘腹隐痛,喜温喜按;脾阳不振,运化失司,故饮食减少,大便溏薄,怯寒肢冷;舌淡、脉缓无力为脾胃虚寒、气血不足之象。病久脾病及肾,以致脾肾阳虚。治用黄土汤化裁,温阳健脾,养血止血。如药店暂无灶心土,可予煅代赭石代之,用之临床亦可取效。

案 3 钱某,男,48 岁。

初诊(1988 年 10 月 16 日)

主诉及病史:大便下血,血色不鲜,或紫黑如赤豆汁,脘部不适,胸膈胀闷,饮食减少,平素喜进肥甘厚味。

诊查:舌苔黄腻,脉濡数。

辨证:湿热蕴蒸,肠络受损。

治法:清化湿热,凉血止血。

方药:地榆炭 30 g,茜草炭 30 g,炒黄芩 10 g,川连 6 g,炒栀子 10 g,茯苓 30 g,炒槐花 10 g,炒荆芥 10 g,大蓟 30 g,广木香 10 g,炒当归 10 g,赤小豆 30 g。

5 剂,水煎服。

二诊

大便日行 1 次,褐色便,仍觉脘胀,大便黏腻不畅。

原方加炒枳实 10 g、苍术 10 g 去湿行气通便。

续服半个月,大便畅,色黄,脘腹痞满除。

【按】 患者平素喜进肥甘厚味,湿热蕴结大肠,久蕴致瘀,脉络损伤,血随便下,故见便血色不鲜,或紫黑如赤豆汁;湿热蕴阻,气机不利,则胸膈胀闷、腹部不适;湿阻中焦,脾运失健而饮食减少;舌苔黄腻,脉濡数均为湿热蕴蒸之象。用地榆散合赤小豆当归散化裁,清化湿热,凉血止血。

案 4 于某,女,38 岁。

初诊(1989 年 5 月 25 日)

主诉及病史:大便出血,血色紫暗或黑色,有时血色鲜红,反复半个月,脘腹胀痛,口苦而干,纳食减退,心烦易怒,本例发病前有情志刺激史。

诊查:舌质红,苔薄黄,脉弦数。

辨证:肝胃郁热,灼伤血络。

治法:泻肝清胃,凉血止血。

方药:牡丹皮 10 g,炒栀子 10 g,炒当归 10 g,炒白芍 10 g,柴胡 10 g,茯苓 30 g,炒白术 10 g,生甘草 3 g,炒黄芩 10 g,大蓟 30 g,茜草炭 30 g,三七粉 6 g(分 2 次吞),浙贝母 10 g，煅海螵蛸 30 g(先煎)。

5 剂，水煎服。

二诊

大便色黄，大便出血不显，口苦、心烦减轻。

原方加郁金 10 g、白茅根 30 g 清肝胃之热，炒枳实 10 g 行气止痛。

续服半个月，诸症愈。

【按】 本例由于情志刺激而诱发，乃气郁伤肝，久郁化热，肝失疏泄，横逆犯胃，热伤血络，血溢肠中，以致便血；肝气犯胃，故脘腹胀痛；肝郁化火上逆，则口苦、心烦易怒；脾胃受伤，运化失健，故饮食减退；舌红，苔薄黄，脉弦数，均为肝胃郁热之象。用丹栀逍遥散化裁，泻肝清胃，凉血止血。

案 5　陈某，男，62 岁。

初诊(1992 年 6 月 12 日)

主诉及病史：便血鲜红 3 日，腹痛，肛门口灼热、口干舌燥，大便秘结或不爽。

诊查：舌红，苔黄，脉滑数。

辨证：热毒内结，肠络受损。

治法：清热解毒，凉血止血。

方药：生地 15 g，生白芍 10 g，甘草 3 g，续断 20 g，地榆炭 30 g，炒黄芩 10 g，炒槐花 10 g，荆芥 10 g，炙乌梅 10 g，炒枳实 10 g，制大黄 5 g，红藤 30 g。

5 剂，水煎服。

二诊

便血减少，腹痛减轻，肛门灼痛减轻。

原方加茜草炭 10 g、炒栀子 10 g 清热凉血止血。

续服半个月，便血止，腹痛不显，大便畅，口干缓解。

【按】 本例火邪热毒蕴结大肠，热迫血络，故见大便出血色鲜红；热扰肠道，气机不利，则腹痛不舒；邪热下迫则肛门口灼热，大便秘结或不爽；热灼津液，以致口干舌燥；热毒内结，故见舌红，苔黄，脉滑数。治用约营煎加味，清热解毒，凉血止血。

案 6　王某，男，32 岁。

初诊(1992 年 9 月 12 日)

主诉及病史：大便色紫暗如柏油 3 日，口苦、口渴喜冷饮，上腹胀闷疼痛，并有灼热感，伴有烦躁、头昏目眩、面色苍白，有慢性胃炎伴十二指肠球部溃疡病史 2 年。

诊查：舌红，苔黄而燥，脉弦数，胃镜检查示：十二指肠多发性溃疡。

辨证：胃中积热，逼血下行。

治法：清胃泻火，化瘀止血。

方药：川连 6 g，炒黄芩 10 g，制大黄 6 g，大蓟 30 g，小蓟 30 g，侧柏叶 30 g，荷叶 10 g，茜草炭 30 g,炒栀子 10 g,白茅根 30 g,牡丹皮 10 g,棕榈炭 30 g,浙贝母 10 g,煅海螵蛸 30 g(先煎)。

7 剂,水煎服。

二诊

口苦、口干已缓解,大便色紫暗,上腹胀痛减轻。

原方加地榆炭、知母各 10 g 增加止血泄热之力。

续服半个月,大便色黄,口苦止,腹痛缓解,复查大便隐血阴性。

【按】 本例胃热内郁,气血逆乱,逼血下行,渗于肠道,是主要病症。热郁中宫,胃气失和,故胃脘胀闷疼痛,并有灼热之感;热灼津液,则口苦而干,且喜冷饮;邪热内扰故躁烦不安;火性炎上,热扰清窍,则头昏目眩;舌红,苔黄,脉弦数,均为胃有积热之征。用泻心汤合十灰散复方化裁,清胃泻火,化瘀止血。

案 7 程某,女,48 岁。

初诊(1993 年 9 月 20 日)

主诉及病史:大便出血,血色紫黯或紫黑,反复半个月,脘腹不舒,面色少华,头晕目眩,神疲乏力,纳谷不香,小腹或有坠感。自述长期操劳多思。

诊查:舌质淡红,脉细缓。

辨证:中气不足,脾失统血。

治法:补中益气,健脾摄血。

方药:生黄芪 30 g,炒白术 10 g,陈皮 10 g,炙升麻 10 g,柴胡 10 g,党参 15 g,炒当归 10 g,生甘草 3 g,炒槐花 10 g,炮姜 5 g,仙鹤草 30 g,地榆炭 30 g,炒枳壳 10 g,三七粉 6 g(分 2 次服)。

10 剂,水煎服。

二诊

药后大便逐渐未褐色,脘腹不舒得减,乏力仍作,自诉入睡困难,晨起神疲。

原方加茯神 30 g,远志 10 g。

续服半个月,精神乃振,大便色黄,脘腹舒,夜寐宁。

【按】 本例劳倦思虑暗伤,久病中气不足,气不摄血,以致血液下渗大肠,故见便血,血色紫黯或紫黑;中气不足,脾运失司,则脘腹不舒,饮食不香;气虚清阳不升,血不华面以致面色少华,头昏目眩,神倦乏力,小腹或有坠感。舌淡红,脉细缓均为中气不足之征。用补中益气汤化裁,补中益气,健脾摄血。

(五) 尿血

案 1 路某,男,65 岁。

初诊(1986 年 12 月 10 日)

主诉及病史:初起恶寒发热,遍身骨节酸楚,口渴喜饮,少腹作胀,腰部酸痛,继则出现小便带血，血色鲜红2日。

诊查：尿常规示白细胞(+++)，蛋白尿(+-)，潜血(+++)，红细胞138个。舌红，苔黄腻脉数。

辨证：热结膀胱，破血下行。

治法：清化湿热，凉血止血。

方药：生地15 g，淡竹叶10 g，通草6 g，六一散15 g(包煎)，白茅根30 g，墨旱莲30 g，炒栀子10 g，金银花10 g，连翘15 g，荆芥10 g，小蓟30 g，茜草根30 g。

5剂，水煎服。

二诊

药进3剂，小便转清，恶寒发热已退，口渴喜饮好转，仍感腰部酸痛，少腹作胀，舌红黄腻苔开化，脉细带数。

前法获效，守法续进，原方中加入平地木30 g、炒枳壳10 g，5剂，水煎。

药后诸症消失，尿检正常而愈。

【按】 本例初起邪束肌表，正邪相争，营卫不利，故恶寒发热，遍身骨节疼痛；热灼阴液，故口渴喜饮；热邪由表入里，结于下焦，迫及膀胱，因而少腹作胀，肾与膀胱相表里，故可见腰部酸痛；热结膀胱，迫血下行，因而小便出血，血色鲜红，舌红苔黄腻脉数，均属于热邪内结之征，用导赤散加味，清化湿热凉血止血。二诊症状好转，故守法中加入平地木、炒枳壳理气清络，药证合理，诸症消失而愈。

案2 **殳某，男，46岁。**

初诊(1988年10月15日)

主诉及病史：初起恶寒发热，继则高热，口渴欲饮，头昏头痛，骨节酸痛，烦躁，口干唇燥，口渴欲饮，神疲乏力，尿血，血色鲜红，伴有鼻衄，便血，皮肤紫斑。

诊查：舌质红，苔黄腻，脉弦滑数。

辨证：火毒入里，逼血妄行。

治法：泻火解毒，凉血止血。

方药：炒黄芩10 g，黄连6 g，炒黄柏10 g，炒栀子10 g，生地15 g，牡丹皮10 g，生赤芍10 g，水牛角片30 g(先煎)，玄参20 g，金银花10 g，小蓟30 g，藕节炭30 g。

5剂，水煎服。

二诊

服药3剂热势减退，服药5剂热退，头身痛减轻，口干烦躁较前已去大半。

前法获效，守法续进，原方加紫花地丁、白花蛇舌草各30 g加强清热解毒之力。

续服半个月诸症消，皮肤未见新发斑疹，尿色淡黄。

【按】 本例因风邪热毒，由外侵及表卫，故见恶寒发热；邪热由表入里，热势亢盛，热毒熏灼，故见高热，头昏头痛，骨节酸痛；热灼津液，故口干唇燥，口干欲饮；热邪耗气，故神疲乏力；热毒逼血妄行，故见尿血、衄血、便血，皮肤紫斑。舌红苔黄腻，脉弦滑数为热毒内盛之象。治用黄连解毒汤合犀角地黄汤化裁，泻火解毒，凉血止血为宜。

案3 宣某，男，45岁。

初诊(1989年12月21日)

主诉及病史：尿血，血色较黯反复半个月，少腹刺痛拒按，或可触及积块，时有低热。

诊查：舌质紫暗，边有瘀斑，苔薄，脉细涩。

辨证：气滞血瘀脉络受损。

治法：行气化瘀，养血止血。

方药：茜草炭30 g，炒当归10 g，生甘草3 g，浙贝母10 g，炒侧柏叶30 g，红花10 g，生地15 g，羚羊角屑2 g(先煎)，蒲黄炭20 g，广郁金10 g，瓜蒌皮10 g，墨旱莲30 g。

7剂，水煎服。

二诊

服药后尿色淡红，少腹痛减轻。

原方加香附10 g、炒枳壳10 g行气止痛。

服用半个月，腹痛止，尿色淡黄。

【按】 本例患者病机为气机阻滞，瘀血凝聚结于肾经膀胱，瘀久络破血溢而致尿血；血脉瘀阻不同，故少腹刺痛拒按；瘀血阻滞，营卫运行不畅，壅遏经络以致发热；舌紫暗有瘀斑，脉细涩为瘀血在里之象。治用茜根散合蒲黄散复方化裁，行气化瘀，养血止血。如药房无羚羊角屑可用水牛角片代之，效果俱佳。

案4 杭某，女，59岁。

初诊(1990年4月28日)

主诉及病史：小便热赤，尿中带血，血色鲜红，心烦，夜寐不安，口渴而苦，面红赤，口舌溃疡多处，平素操劳烦神。

诊查：舌质红，苔薄黄，脉数。

辨证：心火内盛，灼伤阴络。

治法：清心泻火，凉血止血。

方药：小蓟30 g，藕节炭30 g，蒲黄炭20 g(包煎)，通草6 g，六一散20 g(包煎)，生地15 g，炒当归15 g，炒栀子10 g，淡竹叶10 g，知母10 g，白茅根30 g，墨旱莲30 g。

7剂，水煎服。

二诊

口舌溃疡明显好转，已无新发，尿色黄赤，排尿灼热，心烦改善，夜寐欠宁，守法续进。

原方加炒车前子30 g(包煎)，淡竹叶10 g，牛膝10 g，天花粉10 g导热下行。

续服10日，口舌溃疡已愈，尿色淡黄，口干不显，夜寐宁。

【按】 本例患者平素操劳烦神，耗伤心阴，阴虚则心火内炽，故见心烦，口渴口苦，面红赤，口舌生疮等症，虚火扰及心神，则夜不安寐；心与小肠相表里，小肠与膀胱同属太阳经，其经脉相系，心热移于小肠，下注膀胱而症见小便热赤，热灼脉络受损，则血随尿出，其色鲜红，舌质红，脉数为心火内炽之象，用小蓟饮子化裁，清心泻火，凉血止血。

案5 顾某，男，60岁。

初诊(1992年8月12日)

主诉及病史：小便黄赤夹有血数日，口渴欲饮，耳鸣，心悸，神疲易怒，腰膝酸软。彩超双肾及膀胱未见异常，前列腺增生。

诊查：舌红，少苔，脉细数。

辨证：阴虚火旺，灼伤血络。

治法：滋阴清火，凉血止血。

方药：黄柏10 g，知母10 g，熟地10 g，黄芩10 g，生甘草3 g，小蓟30 g，熟女贞10 g，墨旱莲30 g，生地15 g，白茅根30 g，阿胶10 g(另烊)。

7剂，水煎服。

二诊

小便淡黄澄清，耳鸣腰酸有减，舌淡红，考虑"壮水之主，以制阳光"，前法获效，守法续进。

原方加牡丹皮10 g、山茱萸10 g、泽泻10 g以滋阴泄热。

续服半个月耳鸣、心悸已去，腰酸不显，续进7剂，诸症愈。

【按】 本例肾阴亏虚，虚火内动，上扰清窍，故头昏目眩；耳为肾窍，肾虚失于濡养则耳鸣、心悸、精神疲惫；水不涵木，肝火内动则易怒；虚火灼伤阴络，因而血随尿出而见血尿；腰为肾府，肾虚故见腰膝酸软；舌红少苔，脉细数均为阴虚火盛之征；治用大补阴丸合阿胶汤化裁，滋阴清火，凉血止血。

案6 邵某，女，35岁。

初诊(1992年9月10日)

主诉及病史：反复尿血数月，尿色淡红，面色苍白，精神困顿，体倦食少，头晕目眩，耳鸣，心悸，腰胀酸软，或有衄血，便血，皮肤紫斑，平素体弱多病，外院诊断为血小板减少性紫癜。

诊查：舌质红，脉细弱。

辨证：脾肾虚弱，统血无权。

治法：补益脾肾，扶正统血。

方药：生黄芪30 g，生白术10 g，陈皮10 g，炙升麻10 g，柴胡10 g，党参20 g，炒当归10 g，生甘草3 g，生地15 g，牡丹皮10 g，茯苓30 g，泽泻10 g，山茱萸10 g，生山药30 g，仙鹤草30 g，阿胶10 g(另烊)。

7剂，水煎服。

二诊

乏力改善，晨起尿色红，饮水后尿色淡黄，腰酸、耳鸣改善，考虑健脾益肾治法已奏效。

原方加熟地 10 g、怀牛膝 10 g 补肾益精，五味子 10 g 收敛固涩。

服用半个月，血尿止，心悸乏力改善，头晕不显，续服 1 个月，精神已振，诸症已除。

【按】 本例患者平素体弱，脾肾俱虚，脾虚则统血无权，肾亏则不能固摄，以致血溢脉外，渗入水道而成尿血；血溢甚者故可见衄血、便血、皮肤紫斑；脾虚运化无力，气血生化乏源，故见体倦食少，面色苍白，头晕目眩，心悸等症；肾虚则精气不充，不能温煦濡养，故见精神困倦，耳鸣，腰膝酸软；舌淡脉细弱为脾肾虚弱，气血不足之象。治用补中益气汤合六味地黄丸汤复方化裁加入仙鹤草、阿胶共起补益脾肾扶正摄血之功。

案 7　曹某，男，40 岁。

初诊(2001 年 8 月 26 日)

主诉及病史：半年前小便出血，经治而愈。上个月不慎感冒风寒，尿血复发，在某医院检诊：肾结核。用抗生素治疗无效。情绪紧张。刻诊：咽喉发痒，咳嗽痰少，咳则引胁痛，腰酸乏力，夜寐多梦，尿血鲜红，溺时不痛，每次尿血 3 mL，每日数次。

诊查：舌淡红，脉细数。

辨证：水亏肝旺，肺气不宣。

治法：滋水清肝，宣肺止咳。

方药：玉竹 10 g，北沙参 10 g，桔梗 10 g，生甘草 3 g，白薇 10 g，黑栀子 10 g，牡丹皮 10 g，黛蛤散 12 g(包煎)，冬桑叶 10 g，竹茹 10 g，香豆豉 10 g，仙鹤草 30 g，藕节 15 g，炒荆芥 10 g。

4 剂。

二诊

药后咽喉不痒，咳嗽平，胁痛止，小便出血不止，经再三交谈，得知病起源于房事，今出血时阴茎勃起，夜睡后阳具仍兴，外邪虽已宣泄，用药尚未中病。盖纵欲则伤肾耗阴，水亏则相火妄动，忍精使败浊堵窍，以致络道瘀而血外溢。改法滋补真阴，清泄相火，稍佐化瘀之品。改方：

生地 10 g，牡丹皮 10 g，山茱萸 10 g，川牛膝 10 g，失笑散 10 g(包煎)，茯神 10 g，知母 10 g，黄柏 10 g，蛤粉 10 g(炒、包煎)，阿胶 10 g(烊化)，生牡蛎 15 g(先煎)，青龙齿 15 g(先煎)，炙龟板 10 g(先煎)，小蓟 30 g，琥珀粉 1 g(分 2 次冲服)。

10 剂。

三诊

初服 2 剂尿血反多，并排出黏脂数块。服至第十剂，尿血停止，夜寐转安。余症均减。

仍就原方增减，去丹参、琥珀、川牛膝，加当归 10 g、女贞子 10 g、墨旱莲 10 g，汤方 10 倍量制丸剂续服，巩固疗效。

追踪半年，病未复发。

【按】 本例患者平素精神紧张暗耗肝阴，此次病前有风邪外袭史，发病时咽喉发痒，咳嗽痰少为外邪袭肺，肺气不宣之象，腰酸乏力，夜寐多梦，尿血鲜红，溺时不痛，舌淡红，脉细数，为肾阴虚之证，咳引胁痛为肝郁之证，故治予滋水清肝，宣肺止咳。然二诊咳嗽平，胁痛止，小便仍出血不止，得知病起源于房事，今出血时阴茎勃起，夜睡后阳具仍兴，外邪虽已宣泄，用药尚未中病。盖纵欲则伤肾耗阴，水亏则相火妄动，忍精使败浊堵窍，以致络道瘀而血外溢。改法滋补真阴，清泄相火，稍佐化瘀之品，排出黏脂数块而愈。

案8 缪某，男，28岁。

初诊(2002年10月20日)

主诉及病史：小便频数，伴尿血，血色鲜红5日。腰部酸痛，或有潮热，手足心灼热，盗汗，口燥咽干，神疲乏力，面色潮红，有肺结核病史多年，已正规抗结核治疗。

诊查：舌淡红苔薄白，脉细数。

辨证：痨伤气阴，脉络受损。

治法：益气养阴，凉血止血。

方药：党参20 g，麦冬10 g，五味子10 g，车前子30 g，茜草炭30 g，炒黄芩10 g，地骨皮10 g，红花10 g，平地木30 g，银柴胡10 g，知母10 g，功劳叶30 g。

7剂，水煎服。

二诊

服药7剂，尿频改善，尿色淡红，腰酸轻，盗汗改善，前法获效，守法续进，原方加黄柏10 g、牡丹皮10 g滋阴降火导热下行。

原方续服半个月，盗汗止，五心烦热不显，乏力改善，尿色淡黄，复查尿常规提示尿隐血阴性。

【按】 本例患者有痨病史，久伤肺肾，肾阴亏虚，阴虚火旺，迫及膀胱，故小便频数，火灼血络受损，因而尿中带血，血色鲜红；阴虚则生内热，故潮热手足心热；虚火逼迫津液外泄则致盗汗；虚火伤津耗气，故致口燥咽干，神疲乏力；舌淡红，苔白薄，脉细数为气阴亏虚之象，用生脉散和车前叶汤复方化裁加功劳叶益气养阴，凉血止血。

案9 程某，女，5岁。

初诊(2008年5月10日)

主诉及病史：患肉眼血尿半年余，经某医院诊断为IgA肾病。咽红肿痛，口干，手足心热，大便常干，尿色淡黄有泡沫，病前曾有外感发热史。屡治，效果不理想。

诊查：尿检示蛋白(+～++)，红细胞30～50个/Hp。相差显微镜检红细胞35万/mL，多形。扁桃体肿大，舌质红苔薄微黄，脉细数。

辨证：邪热内蕴，损伤血络，迫血下溢。

治法：清热凉血，升降气机，佐以化瘀。

方药：金银花10 g，荆芥10 g，菊花10 g，白毛夏枯草15 g，炒槐花6 g，白花蛇舌草15 g，生地10 g，牡丹皮10 g，生甘草5 g，熟大黄3 g，蝉蜕6 g，僵蚕6 g，广郁金10 g，白茅根30 g。

10剂，水煎服。

二诊

上方连续20剂，镜下血尿较前好转，红细胞10～15个/Hp，蛋白(+～±)，尿色淡黄。

原方加太子参10 g，守方继服2个月。尿检红细胞3～5个，相差显微镜检红细胞2万/mL，混合型。嘱暂行停药观察。

同年9月复查尿常规(−)，相差显微镜检红细胞1万/mL以下，形态均一，随访1年，疗效巩固。

【按】 本例乃风邪上受，不得外解，邪热下移，灼伤肾络，迫血妄行所致。故方用升降散，以蝉蜕、僵蚕轻清宣透，郁金、大黄通下逐秽，俾升降气机，达邪外出，取荆芥、菊花轻扬散风并祛血中伏热；合白毛夏枯草、白花蛇舌草、金银花、生甘草清热解毒兼能散瘀；加生地、牡丹皮、槐花、白茅根滋阴凉血，又可宁络。共奏宣上导下、凉血止血之功。凡辨证外感邪热，下迫膀胱，灼伤血络而引起的血尿，皆所适用。

案10 万某，男，41岁。

初诊(2011年2月13日)

主诉及病史：镜下血尿3月余，肾活检诊断IgA肾病。既往有高血压病、脑梗死病史。现腰酸乏力，傍晚加重，夜寐汗出，纳食一般，两胁易胀，烦躁易怒，口干少饮，小便短赤。

诊查：尿常规：蛋白(+)，隐血(+++)，红细胞128个/μL，红细胞20个/Hp。血压140/90 mmHg，舌质暗红，舌体偏瘦，苔根黄腻，脉细弦数。

辨证：肝郁化火，湿热伤肾。

治法：疏肝清化，利湿止血。

方药：生地15 g，生黄芪15 g，牡丹皮10 g，黄芩10 g，柴胡10 g，广郁金10 g，荆芥10 g，炒槐花10 g，白花蛇舌草30 g，白毛夏枯草15 g，桑椹子30 g，桑寄生15 g，石韦30 g，金银花20 g，失笑散15 g(包煎)，碧玉散15 g(包煎)。

14剂，水煎服。

二诊

自觉腰酸乏力减轻，口干易怒减轻，尿液转清，汗出减少，根苔黄腻化薄。尿检蛋白转阴，尿红细胞10/Hp。此属肝气渐疏，气阴来复，湿热渐化之兆。仍用前方化裁。

其间出现心前区隐痛，加参三七粉；咽红肿痛，加金银花、玄参、射干；咳嗽咽痒，加僵蚕、生紫菀；皮肤湿疹，加白鲜皮、地肤子。

调治3个多月，多次尿检蛋白(−)，隐血(+)，红细胞1～3个/Hp。腰酸乏力症状痊愈。

【按】 本病属中医“尿血”范畴。张志坚指出：唐容川在《血证论》中创立的治血四大要旨，“止血”“消瘀”“宁络”“补虚”理论，迄今仍有效地指导着临床。患者有高血压、肾病、脑梗死等病史，素体肾液不足，精微下泄，正气虚弱可知，加之病久缠绵不解，出现肝气郁滞从火而化之势，湿热互结，灼伤肾络所致。《本草疏注》谓生地“乃补肾之要药，养阴血之上品”，故方用生地合桑寄生、桑椹子滋补肝肾之阴，滋阴而不助湿，加黄芪益气以固本，张志坚在选用补气药治疗肾病时多选黄芪，他认为黄芪之补气作用与人参不同，黄芪走表、利水、托毒、扶中，非常适合肾脏病气虚的治疗，现代药理研究也证实黄芪有调节免疫功能，提高人血清白蛋白，消除蛋白尿的作用。柴胡疏肝解郁，配郁金可入血分清郁火凉血止血。对于柴胡的运用张志坚颇有体会，他认为古人所说“柴胡劫肝阴”之观点值得商榷，他的体会是柴胡是一个“和”药，能升、能降，味苦、性微寒而质轻，为足少阳、足厥阴两经的引经药，解郁又可清热，用于肝气不舒、阳气不达最为适当。湿热内蕴，化湿利湿为要，以黄芩、石韦清热化湿，利湿行水，白花蛇舌草、白毛夏枯草、碧玉散解毒消肿、清利下焦湿热；尿血不止，必须止血，乃合荆芥、槐花、金银花、牡丹皮凉血止血，荆芥擅清血分伏热，金银花能“清络中风火湿热”(《重庆堂随笔》)；配郁金、失笑散活血散瘀，行气止血。本案汇凉血止血，调气散瘀，清利湿热，扶正补虚诸法于一方，历时3月余而收功。

三、痰　饮

案1　**周某，女，65岁。**

初诊(1988年12月8日)

主诉及病史：咳喘胸满，不能平卧，呼吸困难，痰如白沫量多，久咳则面目水肿，若初变寒易发，伴有恶寒身痛，全胸片示胸腔积液。

诊察：舌苔白腻，脉弦紧。

辨证：饮犯胸肺。

治法：宣肺化饮。

方药：炙麻黄10 g，生白芍10 g，细辛3 g，干姜6 g，甘草3 g，桂枝10 g，法半夏10 g，五味子10 g，生黄芪30 g，防风10 g，生白术10 g，平地木30 g。

5剂，水煎服。

二诊

恶寒不显，咳喘胸满已明显减轻，夜间可平卧，自觉尿量增多，呼吸较前顺畅，稀痰多色白。

原方加紫苏子10 g、白芥子10 g温化寒痰，加木香10 g、木防己10 g行气化饮。

续服半个月后可自如活动，夜间平卧，痰少，面肿消退。复查胸片提示胸腔积液基本吸收。

【按】　本例病属中医学“支饮”范畴，饮邪阻于胸膈，肺气上逆，故咳喘胸满，不能平卧，呼吸困难。痰如白沫量多，为饮邪内伏之证；久咳饮邪随气上逆，故面目水肿；寒邪外袭，卫表失宣，故可见恶寒，身痛等症。舌苔白腻，脉弦紧等为饮停之象。活用小青龙汤化裁，宣肺化饮。

案 2　钟某，男，68 岁。

初诊（1989 年 7 月 8 日）

主诉及病史：胸胁胀满疼痛，以胁下部位为主，呼吸咳唾转侧时疼痛加重，气短急促。

诊察：舌苔白，脉沉弦。

辨证：饮停胸胁。

治法：攻逐痰饮。

方药：甘遂 3 g，大戟 2 g，芫花 5 g，红枣，葶苈子 15 g（包煎），制香附 10 g，旋覆花 6 g（包煎），炙紫苏子 10 g，苦杏仁 10 g，陈皮 10 g，法半夏 10 g，茯苓 30 g，炒薏苡仁 30 g。

5 剂，水煎服。

二诊

胁下疼痛不显，胸部满闷，胸胁支满，舌苔浊腻。

原方加薤白 10 g、桂枝 10 g、炒白术 10 g、炙甘草 6 g，通阳健脾化饮。

续服半个月，咳唾引痛已除。

【按】　本例病属悬饮范畴，胸胁为气机升降之道，饮停胸胁，脉络受阻，气机不利，故胸胁胀痛，咳唾转侧时牵引胸胁经脉。故可使疼痛加重；水饮上犯于肺，气机下行受阻，则气短息促；苔白脉沉弦，为水饮内停于里之候。经用十枣汤、葶苈大枣泻肺汤，香附旋覆花汤复方化裁攻逐痰饮，通络降气。

案 3　梅某，男，57 岁。

初诊（1990 年 7 月 8 日）

主诉及病史：脘腹胀满疼痛反复半年，胃脘部时有振水声，或肠鸣辘辘，大便溏薄，便后脘腹仍然胀满。

诊察：舌苔白腻微黄，脉沉弦有力。

辨证：饮留胃肠。

治法：攻下逐饮。

方药：甘遂 3 g，法半夏 10 g，炒白芍 10 g，生甘草 3 g，防己 10 g，川椒目 10 g，葶苈子 10 g（包煎），制大黄 5 g，党参 20 g，炒白术 10 g，茯苓 30 g，老鹳草 30 g。

5 剂，水煎服。

二诊

脘腹胀满好转，肠鸣辘辘不显，大便偏稀。

原方去大黄，加炒枳实 10 g、厚朴 10 g 以缓泄，以防伤正，续服 10 剂。

三诊

脘腹不适已去，大便成形。

去葶苈子、甘遂、白芍。

续服半个月，诸症愈。

【按】 本证属《金匮要略》“痰饮”病范畴，饮入于胃，脾不散精，饮邪留积于胃肠。故脘腹胀满疼痛，胃中有振水声，或肠鸣辘辘，大便溏薄。甚则饮邪结聚坚满，虽然便后脘腹仍然满，脉沉弦为阴邪伏积之候，舌苔白腻微黄等，饮邪热化，与秽浊相搏，用甘遂半夏汤化裁，攻下逐饮为宜。

案 4　蒋某，女，61 岁。

初诊(1992 年 12 月 22 日)

主诉及病史：怯寒肢冷，少腹拘急不仁，小便不利，脐下悸动，心悸气短，反复半年。

诊察：舌体胖大，苔白腻脉细弱。

辨证：肾阳虚弱，饮邪内蓄。

治法：温肾化饮，扶正行水。

方药：制附子 6 g(先煎)，桂枝 10 g，熟地 10 g，牡丹皮 10 g，茯苓 30 g，泽泻 10 g，山茱萸 10 g，炒山药 30 g，炒白术 10 g，炒白芍 10 g，生姜 3 片，鹿衔草 30 g。

7 剂，水煎服。

二诊

少腹冷痛不显，怕冷改善，心悸少作。

原方加肉桂 6 g(后下)温阳化气，香附理气止痛。

续服半个月，诸症愈。

【按】 本例患者水饮日久，脾虚及肾，脾肾阳虚，形体失于温煦，故怯寒肢冷；下焦失于温养，故少腹拘急不仁；肾阳不足，气化不行，故小便不利；饮邪内蓄故脐下悸动；饮邪上逆凌心，故心悸气短。舌体胖大，苔白腻，脉细弱为阳虚夹饮之象。用金匮肾气丸合真武汤化裁温肾化饮，扶正行水。

案 5　伴某，男，52 岁。

初诊(1998 年 4 月 30 日)

主诉及病史：胸胁支满，头晕目眩，不欲饮水或热饮不多，或饮入易吐，泛吐清水痰涎或感背部冷如掌大。

诊查：苔白滑，脉弦细而滑。

辨证：脾胃阳虚，饮停中焦。

治法：温脾和胃，化饮利水。

方药：茯苓 30 g，桂枝 10 g，生白术 10 g，生甘草 3 g，法半夏 10 g，党参 20 g，炒枳壳 10 g，白干姜 5 g，陈皮 10 g，猪苓 20 g，生黄芪 30 g，炒薏苡仁 30 g。

7 剂，水煎服。

二诊

服药后头晕、胸满已明显改善，泛吐清水不显，仍感背腹发冷，长期使用热水袋。

原方加制附子 6 g(先煎)、炮姜 6 g、紫苏子 10 g、茯苓 30 g 温阳化痰利水。

续服 19 剂,胸胁满闷已除,头晕目眩不显,背腹不冷,已停用热水袋。

【按】 本例脾胃阳虚饮停中焦。故胸胁支满,饮阻于中,清阳不升,故头晕目眩;阴凝寒聚,故不能饮水,或热饮不多,饮阻气逆,故饮入易吐,泛吐清水痰涎。饮阻而阳不伸,故背部寒冷如掌大。舌苔白滑,脉弦细而滑,为阳虚饮阻之象。用苓桂术甘汤合《外台秘要》之《深师》消饮丸复方化裁,温脾和胃化饮利水。

案 6　朱某,女,52 岁。

初诊(2012 年 12 月 10 日)

主诉及病史:四肢沉重,伴肢体微肿,关节酸痛,无热恶寒,口不渴,或有咳喘,痰多色白。

诊察:舌质淡红,苔白,脉弦紧。

辨证:饮溢四肢。

治法:解表化饮。

方药:炙麻黄 10 g,桂枝 10 g,干姜 5 g,生甘草 3 g,细辛 3 g,法半夏 10 g,五味子 10 g,生白芍 10 g,生黄芪 30 g,生薏苡仁 30 g,平地木 30 g,防己 10 g。

5 剂,水煎服。

二诊

恶寒好转,四肢水肿明显减轻。

原方续服半个月,四肢水肿消退,关节酸痛不显,咳嗽气喘基本已愈。

【按】 本例病属中医学"痰饮"范畴。水饮留溢于四肢,复因风寒外束,不能由汗排出,故四肢沉重,关节酸痛,甚则肢体微肿,并兼有风寒表症,若饮迫于肺,则咳喘痰多白沫;口不渴,苔白,脉弦紧为饮邪内伏之象。用小青龙汤化裁解表化饮,扶正行水。

案 7　韩某,女,56 岁。

初诊(2018 年 9 月 20 日)

主诉及病史:时值秋风,又遭秋凉,咳嗽气喘复发 10 多日。有老年性慢性支气管炎病史多年,每逢气候骤冷,咳喘就要发作。刻诊形体瘦削,面色发暗,纳食不香,二脚背后常冷,晚睡时需要暖腰,大便易溏,呼吸气喘,痰多白沫。

诊查:舌苔白腻,脉细滑。

辨证:脾肾阳虚,风寒外袭,肺失宣肃。

治法:温阳暖脾,佐以宣肃肺气之品。

方药:茯苓 15 g,桂枝 8 g,白术 10 g,炙甘草 3 g,党参 15 g,淡附片 5 g(先煎),淡干姜 5 g,平地木 15 g,炙紫菀 10 g,炙款冬花 10 g。

7 剂,水煎服,每日 2 次服。

二诊

服药7剂，咳喘基本缓解，畏寒亦轻。

效不更法，原方加鹿角霜10 g，续服7剂。

药后咳喘停止，腰冷、便溏等症状消失。获得近期痊愈。

【按】 慢性支气管炎属于"痰饮病"范畴，本例病机为脾肾阳虚，脾弱失运，湿滞生痰而痰多，津不养体而行瘦，肾阳不充不能到达则形寒，少于卫外则易感。宗《金匮》旨"病痰饮者，当以温药和之"。方选苓桂术甘加味，药用白术健脾运湿，桂枝、甘草温阳通气，党参补气助阳，茯苓淡渗除湿，附子、干姜温阳散寒，加平地木、款冬花、炙紫菀止咳平喘、温肺化痰。卒能应乎有效。

四、消　渴

案1　傅某，女，61岁。

初诊(1986年7月20日)

主诉及病史：烦渴引饮，消谷善饥，小便频数量多，尿黄浑浊，身体逐渐消瘦2年。平素饮食不节，喜进辛辣厚味，确诊为2型糖尿病半个月但拒绝服用西药降糖。

诊查：舌红，苔少，脉滑数。

辨证：肺胃燥热，耗津伤液。

治法：清热生津，养阴止渴。

方药：知母10 g，生石膏30 g(先煎)，生甘草3 g，白参须10 g，生地15 g，麦冬10 g，玉竹10 g，天花粉30 g，粉葛根30 g，黄精30 g，生山药30 g，生薏苡仁30 g。

7剂，水煎服。嘱控制饮食，增加运动。

二诊

口干烦渴明显改善，尿色转清，易饥，舌红，苔薄，脉滑数。

原方加黄连6 g、玄参10 g、牛膝10 g，清胃热，饮热下行。

续服半个月，烦渴已除，尿频改善，尿色淡黄澄清，自测血糖餐前控制在6 mmol/L左右，餐后血糖控制在9 mmol/L以下，易饥改善。

三诊

守方3个月，坚持饮食控制和运动锻炼，血糖控制良好，糖化血红蛋白6.3%。

随访半年血糖控制可，临床症状痊愈。

【按】 本例饮食不节，平素喜进辛辣厚味，积热于胃，胃热熏灼于肺，肺热伤津，津液耗伤则欲饮水自救，故烦渴引饮，饮水量多，但不能控摄水液以敷布全身，津液自趋下泄，又因肾失固摄之权，水谷精微从小便而出，故尿频浑黄，水谷精微大量丢失，精微化源不足故人体日渐消瘦，舌红、苔少、脉滑数为精液耗损，燥热内感之象。用白虎加参汤化裁，能使阳生阴应，自有天行雨施之妙，共奏清热生津、养阴止渴之效。

案2 **蒋某,男,52岁。**

初诊(1987年8月26日)

主诉及病史：小便频数,混浊如膏,甚则饮一溲一,手足心热,咽干舌燥,面容憔悴,耳轮干枯,面色黧黑,腰膝酸软无力,四肢欠温,畏寒怕冷,下元痿软不振,有消渴病史20年。

诊查：舌淡,苔白而干,脉沉细无力。

辨证：阴阳二亏,肾虚失固。

治法：温阳滋阴,益肾固本。

方药：熟地10 g,牡丹皮10 g,茯苓30 g,泽泻10 g,山茱萸10 g,生山药30 g,桂枝10 g,制附子5 g(先煎),生黄芪30 g,黄精30 g,玄参20 g,淫羊藿30 g。

7剂,水煎服。

二诊

服药后口干舌燥明显减轻,腰酸乏力改善,四肢不冷,尿频仍著,尿色混。

原方加益智仁10 g、桑螵蛸10 g收摄益肾,升提阳气,阳中求阴。

续服半个月,自觉下肢有力,尿频改善,夜尿0或1次,畏寒不显,口干已去,金匮肾气丸续服1个月,以巩固疗效。

后随访3个月,面色改善,血糖控制较理想。

【按】 患者有消渴病史20年,阴虚燥热虽为本病的基本病机,但病程日久,阴损及阳,终致阴阳两亏之征。本例既有手足心热,咽干舌燥,面容憔悴,耳轮干枯等阴虚之征;又有四肢欠温,畏寒怕冷,甚则下元痿软不振等阳虚之征;舌淡苔白而干,脉沉细无力亦为阴阳两亏之象。治用金匮肾气丸化裁温阳滋阴,益肾固本。

案3 **吕某,男,48岁。**

初诊(1988年9月20日)

主诉及病史：尿频量多,浑浊如脂膏。自述尿甜,腰膝酸软无力,头昏耳鸣,多梦或遗精,皮肤干燥,全身瘙痒,有消渴病史15年。

诊查：舌红少苔,脉弦数。

辨证：肝肾阴虚,固摄失常。

治法：滋养肝肾,扶正固摄。

方药：生地15 g,牡丹皮10 g,茯苓30 g,泽泻10 g,山茱萸10 g,生山药30 g,粉萆薢30 g,净芡实30 g,金樱子20 g,知母10 g,炒黄柏10 g,刺蒺藜30 g。

7剂,水煎服。

二诊

服药7剂后尿频稍减轻,夜尿3～4次,皮肤瘙痒。

原方加益智仁10 g、桑螵蛸10 g益肾缩尿,加白鲜皮20 g、当归10 g祛风止痒。

续服半个月,尿频改善,夜尿1次,尿色澄清淡黄,腰膝酸软改善。

【按】 本例肝肾阴虚，固摄失常，津液直趋膀胱，故尿频量多，大量水谷精微下泄则尿液混浊如脂膏，或尿有甜味；腰为肾之府，膝为筋之汇，肝肾上亏，筋骨失养。故腰膝酸软无力，肝肾精血不能濡养清窍，故头昏耳鸣；水谷精微不能营养肌肤，故皮肤干燥而瘙痒，舌红，少苔，脉细数为肝肾阴虚兼有内热之象。用知柏地黄汤化裁，滋养肝肾，清热固摄。

案4　冯某，男，64岁。

初诊(1990年7月19日)

主诉及病史：有消渴病史3年，近多食易饥，口渴引饮，大便燥结或排便不畅，神疲乏力。

诊查：舌红，少津，脉实有力。

辨证：肠燥津伤。

治法：滋阴养液，润肠通腑。

方药：玄参20g，生地15g，麦冬10g，制大黄5g，芒硝10g(分2次冲服)，炒枳实10g，熟女贞子20g，墨旱莲30g，生黄芪30g，生白术20g，玉竹20g，天花粉30g。

7剂，水煎服。

二诊

口干多饮改善，大便畅，偏干。

考虑药已中病，效不更方，原方续服半个月，多食易饥不显，大便畅，乏力改善。

去大黄、芒硝、枳实，续服半个月，诸症已愈，舌转淡红。

【按】 本例患者阳明燥热内感，伤津劫液致使肠燥津枯，故大便燥结，排便不畅，舌红少津，苔黄燥，脉实有力为肠燥津伤之象。用增液承气汤合二至丸加减，滋阴养液，润肠通腑。

案5　叶某，女，68岁。

初诊(1992年5月24日)

主诉及病史：口渴引饮，纳食时好时差，或腹胀，大便溏薄，尿频，精神不振，四肢乏力，有消渴病史3年。曾长期服降糖药治疗。

诊查：舌淡，苔白而干，脉细软无力。

辨证：脾胃气虚，阴津受损。

治法：健脾益气，生津止渴。

方药：白参须10g，炒白术10g，茯苓30g，生甘草3g，藿香10g，广木香10g，葛根30g，川连6g，生黄芪30g，炒白芍10g，防风10g，陈皮10g。

7剂，水煎服。

二诊

服药后诉胃纳好转，尿频改善，大便偏稀，仍感口干。

原方加怀山药30g、砂仁6g(后下)、麦冬10g健脾助运、养阴生津。

续服半个月,胃纳香,腹胀缓解,大便成形,乏力改善。

【按】 本例消渴,长期服药,消渴未止而脾胃受损。脾失健运,谷气下泄,从二便而出,则见能食溏泄,尿频;而脾虚不运,湿阻中焦,则腹胀食少,故见纳食时好时差。舌淡苔白而干,脉细弱无力为脾胃气虚之象。用《小儿药证直诀》七味白术散化裁,健脾益气,生津止渴。

案6 吴某,女,32岁。

初诊(1993年7月12日)

主诉及病史:有消渴病史多年,近口渴多饮,多食善饥,口苦口腻,脘腹痞闷。

诊查:舌苔黄腻,脉濡缓。

辨证:湿热中阻。

治法:清热化湿。

方药:黄芩10 g,茯苓30 g,大腹皮10 g,白豆蔻6 g(后下),通草6 g,制苍术10 g,炒黄柏10 g,粉葛根30 g,柴胡10 g,生白芍10 g,炒枳壳10 g,六一散20 g(包煎)。

7剂,水煎服。

二诊

药后口干多饮改善,口苦减轻,脘闷仍作。

原方加陈皮10 g、法半夏10 g、黄连5 g、厚朴10 g行气化湿。

续服半个月口苦脘闷明显改善,配合运动,血糖控制改善,查糖化血红蛋白6.4%。

【按】 本例患者消渴日久,脾虚生湿化热,湿热蕴结脾胃,故见湿热中阻之症,本例虽不属于消渴病的常见或必见症,仅在病情的转化中,这种证型并不多见,故对疾病的认识强调"疾病有见证,有变证,有转证,必灼见其始终转复,胸有成竹,而施之以方",舌苔黄腻,脉濡缓为湿热中阻之象,用《温病条辨》黄芩石膏汤合二妙散复方用治,清热化湿。

附 糖尿病变证

案1 马某,女,68岁。

初诊(1985年8月6日)

主诉及病史:有消渴病史20年,近发颈痈疽肿痛溃疡久久不愈,小便频数,伴高热或神昏牙龈脓肿,大便秘结。

诊察:舌白、苔黄,脉数。

辨证:疮毒内陷,邪热攻心。

治法:清热解毒。

方药:金银花20 g,野菊花10 g,蒲公英30 g,紫花地丁30 g,天葵子10 g,天花粉10 g,炒栀子10 g,炒黄芩10 g,制大黄6 g,炒黄柏10 g,川连6 g,知母10 g。

5剂,水煎服。

二诊

服药5剂后高热退，午后仍有低热，颈部痈疽肿痛较前减轻，牙龈脓肿已消大半，大便干，小便黄。

原方加制土茯苓30 g、虎杖10 g、泽泻10 g清热散结，通腑泄热。

续服10剂。颈部溃疡明显愈合，配合抗生素及每日清洁换药半个月后病愈。

【按】 消渴并发痈疽，为燥热内盛所致，而消渴病燥热津涸则是并发痈疽的另一因素，《诸病源候论·消渴病诸侯》指出："小便解则津液竭，津液竭则经络涩。"疮毒内陷，邪热攻心，扰动神明则神昏谵语。舌白苔黄脉数此为热毒内盛之象。治用五味消毒饮合栀子金花丸复方化裁，清热解毒，通腑抽薪。

案2　李某，女，52岁。

初诊(1986年9月12日)

主诉及病史：患消渴病多年，近来视物微糊，眼前常见黑影扰乱，或如蝇飞蚊舞，或隔轻烟薄雾，入暮即视物不清，天明视觉恢复，伴有耳鸣，听力减退，眼科检查诊断为双眼白内障中期。

诊察：舌淡，苔白，脉细弦，双眼瞳仁混浊微白。

辨证：肝肾阴虚，窍络失养。

治法：滋补肝肾，养血明目。

方药：生地15 g，熟地10 g，生山药30 g，泽泻10 g，山茱萸10 g，牡丹皮10 g，柴胡10 g，茯神30 g，当归10 g，五味子10 g，枸杞子10 g，杭菊花10 g，灵磁石30 g(先煎)，炒神曲10 g。

10剂，水煎服。

二诊

视物模糊较前好转，耳鸣减轻，口干不显，大便偏干，效法不更。

原方加决明子20 g清肝明目。

守方调治半年，视力无昼夜区别，耳鸣不显。

【按】 本例消渴日久，伤精耗血，导致肝肾两亏，肝开窍目，肾开窍耳，精血不能上承于头以濡养耳目，耳目失养，故成内障。本证的表现虽然在目在耳之异，但其病机则一切为肝肾精血亏虚所致，治用明目地黄丸化裁为宜。

案3　赵某，男，72岁。

初诊(1988年12月22日)

主诉及病史：患消渴病20年，近腹部胀满甚则全身水肿，小便不利，确诊为糖尿病肾病。

诊察：舌淡，苔白，脉沉迟。

辨证：阴阳二亏，肾虚水泛。

治法：培补阴阳，温肾化水。

方药：熟地 10 g，牡丹皮 10 g，茯苓 30 g，泽泻 10 g，山茱萸 10 g，生山药 30 g，制附子 6 g(先煎)，桂枝 10 g，炒车前子 30 g(包煎)，怀牛膝 20 g，炒枳壳 10 g，玉米须 30 g。

10 剂，水煎服。

二诊

药后下肢水肿减轻，晨起及休息后水肿轻，久坐及久站后下肢肿甚，原方加猪苓 20 g、炒苍术 10 g、炒白术 10 g、生黄芪 30 g、肉桂 6 g(后下)温阳化气行水，续服半个月晨起水肿不显，嘱低盐饮食、控制饮水，续服 1 个月，面肢肿消，复查尿常规提示尿蛋白由(+++)降至(+)。

【按】 五脏之伤，穷必及肾，消渴多年，肾亏阴阳俱虚，不能蒸化水液，水液潴留，停聚泛溢而致水肿，故用济生肾气丸化裁培补阴阳温肾化水。

案 4　周某，女，65 岁。

初诊(1992 年 10 月 8 日)

主诉及病史：患消渴病已 8 年，四肢酸软乏力，麻木不仁，伴有刺痛，行走时双足似踩棉花。

诊查：舌淡红，苔薄，脉细。

辨证：气血两亏，经络失养。

治法：补益气血，扶正和络。

药方：生黄芪 30 g，生甘草 3 g，生地 15 g，炒当归 10 g，生白芍 10 g，川芎 10 g，鸡血藤 30 g，怀牛膝 20 g，黄精 30 g，粉葛根 30 g，鬼箭羽 30 g，红花 10 g。

10 剂，水煎服。

二诊

腰酸、下肢乏力改善，仍有头晕，双足麻木感。

原方加丹参 10 g、苏木 10 g 补气养血活络，续服 1 个月，四肢酸软改善，麻木减轻，活动量如常。

【按】 消渴日久，气血亏虚，不能濡养肢体肌肉筋骨，故肢体酸软乏力，麻木不仁，用黄芪六一汤合四物汤复方化裁补益气血，扶正和络。

五、汗　证

案 1　郑某，男，28 岁。

初诊(1985 年 7 月 28 日)

主诉及病史：有肺痨病史 3 年，虽已正规抗痨治疗，但久咳虚喘，虚烦少眠，寐则汗出，形体消瘦，骨蒸潮热，五心烦热，经常梦遗，神疲乏力。

诊查：舌红少苔，脉细数。

辨证：虚火内炽，气阴二亏。

治法：调养气阴，清化敛汗。

方药：炒当归 10 g，生地 15 g，熟地 10 g，川连 6 g，炒黄芩 10 g，炒黄柏 10 g，生黄芪 30 g，防风 10 g，地骨皮 10 g，青蒿 20 g，生白术 10 g，知母 10 g，煅龙骨、煅牡蛎各 30 g（先煎）。

10 剂，水煎服。

二诊

药后神疲乏力改善，五心烦热及咳喘减轻，盗汗仍作。

原方加五味子 10 g、乌梅 10 g、糯稻根 30 g 养阴固涩敛汗。

续服 1 个月，盗汗止，咳喘不显，骨蒸潮热已退。

【按】 本例有肺痨病史，久咳而喘，虚火内炽，迫液外泄，故见入夜盗汗，形体消瘦，骨蒸潮热，五心烦热，热扰神明则虚烦少寐；阴虚火旺，相火扰动精室，故经常梦遗。脉细数，舌红少苔，亦为阴虚火旺之象。治用当归地黄汤化裁，调养气阴，清化敛汗。

案 2 卞某，男，36 岁。

初诊（1985 年 8 月 12 日）

主诉及病史：自觉身热，汗出色黄如柏汁，染衣色黄 10 日。口干不欲饮，面肢轻浮，10 日前曾经汗后冒雨。

诊查：舌红，苔黄腻，脉沉滑。

辨证：湿热内蕴，外湿袭表。

治法：清化湿热，利水退黄。

方药：茵陈 30 g，桂枝 10 g，茯苓 30 g，生白术 10 g，猪苓 20 g，生薏苡仁 30 g，藿香 10 g，六一散 20 g（包煎），通草 6 g，炒黄芩 10 g，炒栀子 10 g，金钱草 30 g。

5 剂，水煎服。

二诊

黄汗改善，头身困重，口苦。

原方加香薷 10 g 解表去湿，柴胡 10 g、泽泻 10 g、炒车前子 30 g 利湿为治。

续服 10 剂。身热退，汗出如常，身重不显，口不苦，尿色淡黄。

【按】 患者湿热素盛，突遇汗后冒雨，外湿里热变阻于肌表，故身体水肿；湿热熏蒸肝胆、胆汁随汗液外渍皮肤故汗出而色黄染衣着色；湿热中阻，故口渴不欲饮，舌红苔黄腻，脉沉滑为湿热之象，治用茵陈五苓散加味，清化湿热，利水退黄。

案 3 冯某，男，52 岁。

初诊（1986 年 4 月 8 日）

主诉及病史：汗出恶风，周身酸痛伴微有身热，头痛 3 日，鼻微寒无涕，易感乏力。

诊查：舌淡红，苔薄白，脉细浮。

辨证：营卫不和，风邪犯表。

治法：调和营卫，散邪敛汗。

方药：桂枝 10 g，生白芍 10 g，生甘草 3 g，红枣 5 枚(擘)，生姜 3 片，羌活 10 g，麻黄根 10 g，炒黄芩 10 g，生黄芪 30 g，防风 10 g，生白术 20 g，煅龙骨、煅牡蛎各 30 g(先煎)。

3 剂，水煎服。

二诊

3 剂后汗出恶风已止，口苦咽干、前额头痛伴鼻塞。

原方加白芷 10 g、柴胡 10 g、细辛 3 g。

续服 5 剂，诸症愈，头痛止，周身酸痛不显。

【按】 本例营卫不和，腠理失固，故汗出恶风，周身酸痛；因外感风邪在表，故见头痛、身热、脉浮等症状，用桂枝加龙骨牡蛎汤和玉屏风散加入羌活、麻黄根、炒黄芩，全方共奏调和营卫、散邪敛汗之功。

案 4 陈某，女，45 岁。

初诊(1990 年 9 月 20 日)

主诉及病史：汗多半年余，心悸少眠，睡则汗出，气短神疲乏力，面少华色，有时形寒，平素操劳烦神。

诊查：舌淡，苔薄，脉细。

辨证：心血不足，营卫失和。

治法：补血养心，和营敛汗。

方药：党参 20 g，生白术 10 g，法半夏 10 g，五味子 10 g，柏子仁 10 g，生黄芪 30 g，桂枝 10 g，生白芍 10 g，炙甘草 3 g，茯神 30 g，麻黄根 10 g，浮小麦 30 g，红枣 5 枚(擘)，煅龙骨、煅牡蛎各 30 g(先煎)。

10 剂，水煎服。

二诊

心悸汗出好转，乏力减轻，夜寐欠宁。

原方加酸枣仁 30 g、远志 10 g 养心安神，炒当归 10 g 养血益气。

续服半个月，气短形寒不显，心悸已除。

【按】 本例劳心过度，心血耗伤，血不养心，心神不宁，故心悸、少眠、神气浮越，则睡中盗汗；气血不足，故面少华色，气短，神疲乏力；营卫不和，故时有形寒。舌淡苔薄，脉细均为血虚之象，用柏子仁汤和黄芪建中汤化裁，补血养心，和营敛汗。

案 5 葛某，男，36 岁。

初诊(1992 年 7 月 30 日)

主诉及病史：蒸蒸汗出，头部为甚，手足亦多汗 10 日，伴面热发红，动则气耗，口渴喜冷饮，胸腹胀闷，烦躁不安，大便干结难解。平素嗜进辛辣，喜饮白酒。

诊查：舌红，苔黄腻，脉滑数沉实。

辨证：里热内蒸，逼津外出。

治法：清泄里热，养阴通腑。

方药：白参须10 g，麦冬10 g，玉泉散20 g(包煎)，淡竹叶10 g，法半夏10 g，川连6 g，炒枳实10 g，制大黄5 g，制厚朴10 g，玄参20 g，生地15 g，玄明粉10 g(分次冲)。

5剂，水煎服。

二诊

头身汗出较前减少，口干面热改善，胸腹胀缓解，口苦、大便黏仍作。

原方加茵陈10 g、炒栀子10 g、通草6 g清解郁热。

服用10剂，头身汗出止，续服5日，诸症除，二便调。

【按】 患者阳盛之躯，里热素盛，嗜进辛辣、烈酒、积滞酿热，邪热在里，蒸破津液外泄，故见汗出蒸蒸，面热气粗；津液被劫，故口渴饮冷，大便干结。脉滑数为宿食停滞化热，沉实为腑实燥结，苔黄腻为宿食化热，津液被劫之象，用竹叶石膏汤合增液承气汤化裁。清泄里热，养阴通腑，清热腑通则汗出自止。

案6 钱某，女，22岁。

初诊(1998年12月20日)

主诉及病史：平素体弱，易感冒，纳少，汗出恶风，动则益甚，面色萎黄少华。

诊查：舌淡，苔薄白，脉弱。

辨证：肺脾气虚，表卫不固。

治法：益气固表，扶正敛汗。

方药：生黄芪30 g，防风10 g，炒白术10 g，麻黄根10 g，浮小麦30 g，糯稻根30 g，党参20 g，黄精30 g，茯苓30 g，生甘草3 g，炒山楂、炒神曲各10 g，煅龙骨、煅牡蛎各30 g(先煎)。

7剂，水煎服。

二诊

汗出恶风不显，胃纳一般，动则乏力，受风后鼻塞喷嚏易作。

原方续服10剂，乏力改善，鼻塞轻。

续服玉屏风散1个月，鼻炎愈，面色改善。

【按】 肺主皮毛，脾主运化，久病体弱，纳少易感，次肺脾二虚所致；肺虚卫气不充，则肌表不实，皮毛失固，腠理疏松。故畏寒恶风，又兼动则气耗，气不摄津，故汗出益甚；脾运不健则饮食少思，面色萎黄。脉弱苔薄为气虚之征。治用玉屏风散合四君子汤加味益气固表，扶正敛汗。

案7 濮某，男，65岁。

初诊(2010年7月1日)

主诉及病史：畏寒汗出3年余，有冠心病、高血压病史。畏寒每发于寅时，盖被后则汗出，头昏，纳可，嗳气或泛酸，大便调。

诊查：舌暗红，有紫气，苔厚腻，两旁白涎，脉浮数。

辨证：营卫失和，肝郁气虚，夹有湿热。

治法：调和营卫，益气清疏。

方药：柴胡 10 g，炒白芍 10 g，炒当归 10 g，桂枝 10 g，炙甘草 6 g，炙黄芪 30 g，丹参 10 g，降香 10 g，生龙骨 30 g（先煎），生牡蛎 30 g（先煎），黄连 3 g，桔梗 10 g，生紫菀 10 g，红景天 30 g，制半夏 10 g，蒲公英 15 g，淡干姜 6 g，红枣 3 枚。

10 剂，水煎服。

二诊

汗出减少，近日偶兼有咳嗽。

于原方中加入桔梗 10 g、生紫菀 10 g、荆芥 6 g 开肺宣化之品。

10 剂，水煎服。

三诊

外邪散，肺气宣，天明畏寒、汗出缓解。因病久体虚，又素肝郁，怕吹冷风。

原方加瓜蒌皮 10 g、薤白头 10 g、淫羊藿 30 g、红景天 30 g 活血补气佐以祛瘀，10 剂水煎服。

随访数月，病未复发。

【按】 本例汗证发于寅时，伴有畏寒，盖足厥阴肝经盛于此时，挟有湿热，扰动营阴，有兼气虚而汗出。故看诊用调和营卫法，居然汗少有效。二诊时因兼有外感，乃于原方中稍入开肺之品。三诊时天明畏寒汗出缓解。久病体虚又素有心结不舒，气血不足之体而又心络瘀阻，胸闷不畅，怕吹空调，故加用活血补气、和营通络之品，增入淫羊藿旨在扶阳和阴，不独温阳也。

案 8　陈某，男，53 岁。

初诊(2013 年 8 月 25 日)

主诉及病史：近半月，正值入夏，昼日自汗淋漓，汗多黏腻。有肾炎病史。体型肥胖，平素饮食不忌，常吃龙虾，喝啤酒，身体偏胖，胸脘痞闷。

诊查：尿检示隐血(＋＋)。舌红苔、黄厚腻，脉濡滑数。

辨证：伏暑挟湿，蕴于肌凑。

治法：清化湿热，祛风和络。

方药：藿香 10 g，佩兰 10 g，白豆蔻 10 g(后下)，光杏仁 10 g，生薏苡仁 30 g，制厚朴 10 g，法半夏 10 g，黄连 3 g，黄芩 10 g，白通草 6 g，失笑散 20 g(包煎)，野葡萄藤 30 g，煅海螵蛸 30 g(先煎)，茜草根 30 g，蝉蜕 10 g，僵蚕 10 g，生地 10 g，六一散 20 g(包煎)。

7 剂，水煎服。

二诊

汗出明显改善，进食及饮热水时汗出较多，前法获效，守法续进，连服半个月汗出与常人无异，胸脘痞满改善。

嘱清淡饮食，忌海鲜发物，守方又服7剂，舌苔化，病情痊愈。

【按】 患者好食辛辣、肥腻，体型肥胖，痰湿内蕴，蕴久化热，又逢暑天，湿热蒸腾，湿热伏里，腠理不固，以致汗液外泄不止。故治以清化湿热为主，祛风和络为次。方以三仁汤宣化畅中，清热利湿，加黄芩、黄连增清化湿热之功，藿香、佩兰芳香化湿，生地、煅海螵蛸、茜草根凉血止血，蝉蜕、僵蚕、失笑散、野葡萄根祛风和络，兼顾夙病。诸药合用，可使湿祛热清，汗出自止，而不伤正。

六、内伤发热

案1　胡某，女，36岁。

初诊(1981年10月20日)

主诉及病史：因间断发热，口舌反复糜碎，由某医院诊断为白塞综合征，选用泼尼松、抗感染等药治疗，恙势时轻时重，并未控制。刻下午后低热形寒(体温37.3～38℃)，两目内眦潮红，口腔颊部及舌尖有不规则圆形溃疡，外阴溃疡1 cm×0.5 cm大小，脘中痞，纳食差，口干苦少饮，咽微红痛，踝膝酸痛，大便易溏。

诊查：舌淡红，苔腻微黄，脉细濡数。

辨证：脾气虚弱失运，湿热风毒交炽。

治法：健脾运湿，辛开苦降为主，疏解风毒为佐。

方药：党参12 g，苍术10 g，制半夏10 g，淡干姜5 g，黄连5 g，炙甘草10 g，黄芩10 g，蝉蜕10 g，僵蚕15 g，片姜黄10 g，凤凰衣10 g，鬼箭羽30 g，红枣5枚。

14剂，水煎服。另用苦参30 g、当归尾30 g水煎洗外阴。

二诊

服药14剂，目赤消失，外阴溃疡日减，身热得退，腻苔化。唯便溏一日二行，且增腹痛，效不更法。

原方去蝉蜕、姜黄、僵蚕，加土茯苓15 g、炒薏苡仁30 g、煨木香10 g。

持续治疗两旬。

三诊

阴部溃疡愈合，余恙明显好转，乃停服汤药。

改进香砂六君丸、逍遥丸各服5 g，每日2次。

调治1个月，诸恙次第消失而痊愈。

2年后随访，病未复发。

【按】 本例病机为脾虚升降失职，湿热与风毒交炽为患。故用甘草泻心汤通上下，交阴阳,参入升降散宣窍、化浊、泄热,鬼箭羽以消皮肤风毒肿。其中凤凰衣一味功能清上、生肌、敛疡,笔者常在辨证的基础上重用此药以治白塞综合征、口舌溃疡,颇有效验。

案2 **连某,女,13岁。**

初诊(1982年8月25日)

主诉及病史:低热(37.7~38.0℃)起伏7个月,左腹有鸡蛋肿块1枚,红细胞沉降率20 mm/h。经诊断为"肠系膜淋巴结核",住院用抗痨药治疗3个月,低热不退,乃转由中医治疗。症见:身热,形瘦色黄,肌肤不泽,左下腹癥块大约6 cm×3 cm,隐隐作胀,按之疼痛。午后颧红,神疲乏力,脘痞少食,睡中汗出,口干且苦,大便常结。

诊查:舌暗红,苔薄黄,脉细软数。

辨证:中焦失运,气液两伤。

治法:养胃阴,补胃气。

方药:潞党参10 g,北沙参10 g,干石斛10 g,广陈皮10 g,香谷芽10 g,生白芍10 g,炙鸡内金6 g,生白术5 g,粉甘草3 g,浮小麦15 g。

5剂,水煎服。

二诊

脘痞轻,口干减,纳食香,症情已有起色,病根尚未松动。获悉患儿偏食,自幼不进蔬菜,未始非或病之由,乃列茹素之类为食疗。叮嘱务必配合,方能祛病健康。原方续进5剂。

三诊

口干脘痞悉平,食欲更增,大便已畅,胃气已现振奋,气血生化有源,体力稍健,精神略佳,趁此正元向旺之际,亟宜活血化瘀,清润通络。处方:

白芍10 g,赤芍10 g,桃仁10 g,紫丹参10 g,炒山楂10 g,北柴胡10 g,淡黄芩10 g,粉牡丹皮10 g,细青皮10 g,炒枳壳10 g,炙鳖甲12 g(先煎),生牡蛎30 g(先煎)。

5剂,水煎服。

四诊

低热得退,肿块缩小如弹子,触痛大减,舌转淡红,脉细。有形瘀结开散,已兆正胜邪却。药已中鹄,守旨增损。

方药基本不变,前方去黄芩、柴胡,加䗪虫10 g、生鸡内金10 g、白薇10 g,连服10剂。

五诊

癥块已消,身热未起,诸恙悉已,复查红细胞沉降率正常,乃用逍遥散养肝舒气,补脾和中,以善其后。

半年后随访,病未复发。

【按】 本例证属气血凝结成块,瘀血蒸郁而热,无奈久病阴液亏虚,胃气耗伤,苦降滋腻皆非其治,攻坚散结更伤中气。遂紧扣建中以调五脏,祛邪必先养正治则,运用先事养正,继进攻积方法,应乎以后,接服逍遥散以巩固疗效。

案3 **英某,男,65岁。**

初诊(1985年9月10日)

主诉及病史：反复发热半年,热势或高或低,常在劳累后发作或加剧,倦怠乏力,短气懒言,食少便溏,动则白汗,易于感冒。

诊查：舌质淡,苔薄白,脉细弱。

辨证：气虚发热。

治法：补中益气,甘温除热。

方药：生黄芪30 g,炒白术10 g,陈皮10 g,炙升麻10 g3,柴胡10 g,党参20 g,炒当归10 g,生甘草3 g,煅龙骨、煅牡蛎各30 g(先煎),浮小麦30 g。

10剂,水煎服。

二诊

诉诸证减轻,守方3个月收功。

【按】 本例发热,常在劳累后发作或加剧,此中气不足,脾失健运,故食少便溏,脾虚不能化生水谷精微,脏腑经脉,失于充养,故短气懒言,倦怠乏力,气虚卫表不同,则自汗易于感冒。舌质淡苔白,脉细弱均为气虚之象。用补中益气汤加味,补中益气,甘温除热。

案4 **姚某,女,38岁。**

初诊(1985年10月20日)

主诉及病史：有贫血史半年,发热,热势或高或低,头晕眼花,身倦乏力,心悸不宁,唇甲色淡。

诊查：舌质红,苔燥,脉细弱。

辨证：营血亏虚,阳气外浮。

治法：养血和营,清退虚热。

方药：生黄芪30 g,炒当归10 g,熟地10 g,生白芍10 g,川芎10 g,枸杞子10 g,熟女贞子10 g,墨旱莲30 g,银柴胡10 g,白薇20 g,鸡血藤30 g,生甘草3 g。

10剂,水煎服。

二诊

头晕眼花、身倦乏力及心悸不宁等症状减轻。

原方续服1个月,热退,症状痊愈收功。

【按】 本例贫血史2年,血本属阴,血虚不能濡养,阴衰阳盛,阳气外浮而引起发热是本证的主要病机,头晕眼花,身倦乏力,心悸唇甲色淡等均系血虚,失于濡养所致,舌质淡,脉细弱而血虚失养,血脉不和之象,治用当归补血汤合四物汤加减养血和营,清退虚热。

案5　**蔡某,女,45岁。**

初诊(1988年5月20日)

主诉及病史：午后潮热或夜间发热,烦躁2个月。伴手足心发热,盗汗,失眠多梦,口干咽燥,有肺结核病史2年,已正规抗结核治疗。

诊查：舌质红,苔少,干燥少津,脉细数。

辨证：阴虚发热。

治法：滋阴清热。

方药：银柴胡10 g,胡黄连6 g,秦艽10 g,炙鳖甲(先煎)20 g,地骨皮10 g,青蒿20 g,知母10 g,生甘草3 g,生地15 g,牡丹皮10 g,玄参10 g,炒酸枣仁10 g,煅龙骨、煅牡蛎各30 g(先煎)。

10剂,水煎服。

二诊

服药后口干咽燥减轻,余症如前。

上方炒酸枣仁加量为30 g,续进14剂。

三诊

潮热消退,症状明显好转,后改六味地黄丸调治。

【按】　本例有肺结核病史2年,阴精不足,虚热内扰,其病在阴分,故于午后夜间发热,手足心发热,虚火上炎,扰动心肺则烦躁,失眠多变,内热逼津外泻则盗汗,口干咽燥,舌红,苔少,干燥少津,脉细数,均为阴虚有热之象,用清骨散化裁滋阴清热为宜。

案6　**都某,男,45岁。**

初诊(1989年11月26日)

主诉及病史：发热而欲近衣,形寒怯冷,四肢不温,头晕嗜卧,腰膝酸软,大便溏薄。外院住院未能明确发热原因而求助于中医治疗。

诊查：舌虚淡胖,苔面润,脉沉细。

辨证：脾肾阳亏,虚热外越。

治法：温补脾肾,导龙入海。

方药：制附子5 g(先煎),桂枝10 g,山茱萸10 g,杜仲20 g,熟地10 g,炒山药30 g,枸杞子10 g,补骨脂10 g,淡吴茱萸3 g,五味子10 g,肉豆蔻10 g,胡黄连6 g,煨木香10 g,白薇20 g。

10剂,水煎服。

二诊

药后热退,怕冷好转,原方续服半个月痊愈。

【按】　本例脾肾阳亏,虚阳外越为发热的主要病机,因脾肾阳虚,失于温煦为其病本,故虽有发热,但欲近衣,伴有形寒怯冷,四肢不温,头晕嗜卧,腰膝酸软等为其病标,火不生土,大便则溏薄,舌淡胖,苔白润,脉沉细为阴气虚弱之象,用当归饮化裁温补脾肾,导龙入海，身热自退。

案7　许某，男，48岁。

初诊(1990年8月22日)

主诉及病史：午后及夜间发热2个月，自觉腰胁部疼痛发热口燥咽干，但欲漱水不欲咽，面色晦暗，皮肤粗糙。2个月前遭遇车祸致 T_{12}，L_1～L_2 压缩性骨折。

诊查：舌质暗红，边有瘀点、瘀斑，脉细涩。

辨证：瘀血阻络，郁而化热。

治法：活血化瘀，调气清络。

方药：炒当归10 g，生地15 g，桃仁10 g，红花10 g，生赤芍10 g，怀牛膝20 g，川芎10 g，柴胡10 g，炒枳壳10 g，桔梗10 g，生甘草3 g，白薇20 g，接骨木30 g，骨碎补30 g。

10剂，水煎服。

二诊

腰胁部疼痛减轻，口燥咽干好转，仍有低热，面色晦暗。

上方续服10剂。

三诊

低热消退，腰痛平，基本不口渴，面色转佳。

上方续服10剂以巩固疗效。

【按】 本例车祸以后，瘀血阻滞，气血不通，壅而化热为本证的主要病机，瘀血病在血分属阴，故多在下午，夜间发热，瘀血阻滞，气血运行不畅，水津不能上承，以致口燥咽干，但欲漱水不欲咽；气血瘀阻经络则腰胁痛有定；络脉瘀阻肌肤失于濡养，故面色晦暗，皮肤粗糙；舌暗红，边有瘀点，瘀斑，脉细涩为瘀血内结之象。用血府逐瘀汤加味活血化瘀，调气通络。

案8　卞某，女，56岁。

初诊(1992年10月15日)

主诉及病史：经常发热，或有潮热，热势不甚，常随情绪变化而发热起伏，精神抑郁，烦躁易怒，胸胁闷胀，口干口苦，纳食减少，大便秘结。

诊查：舌红，苔薄黄，脉弦数。

辨证：肝郁不达，气滞化热。

治法：疏肝解郁，理气清热。

方药：牡丹皮10 g，炒栀子10 g，炒当归10 g，生白芍10 g，柴胡10 g，茯苓10 g，生白术10 g，薄荷6 g(后下)，生甘草3 g，银柴胡10 g，地骨皮10 g，广郁金10 g。

10剂，水煎服。

二诊

药后情绪渐平复，胸胁闷胀及口干口苦明显减轻，纳食增加，大便秘结好转。

效不更方,续服半个月而痊愈。

【按】 本例肝气不疏,郁而化火为主要病机,因发热常因情绪变化而起伏,此肝失条达,气滞郁而发热所致;精神抑郁气火扰动故见烦躁易怒;肝火烁津,侵犯胃肠,故见口干口苦,大便秘结。舌红苔黄腻,脉弦数而肝郁化火之象。用丹栀逍遥散化裁,疏肝解郁,理气清热。

案9 庞某,女,45岁。

初诊(1992年10月15日)

主诉及病史:低热、午后热甚10日,胸闷身重,纳少,呕恶,口苦,口不渴,或饮水则吐,大便稀溏,黏滞不爽。

诊查:舌淡,苔黄腻,脉濡略数。

辨证:湿热内蕴,郁而化热。

治法:宣化畅中,利湿清热。

方药:苦杏仁10g,薏苡仁30g,白豆蔻6g(后下),制厚朴10g,法半夏10g,通草6g,六一散20g(包煎),炒黄芩10g,青蒿20g,淡竹叶10g,金钱草30g,广郁金10g。

10剂,水煎服。

二诊

低热消退,胸闷身重减轻,纳食略增,大便仍溏。

上方加车前子30g,续服半个月而痊愈。

【按】 本例湿热内蕴,郁而化热为主要病机,湿为阴邪,阴邪自旺于阴分,故以午后发热为甚;湿性氤氲、黏腻,故发病缓慢、缠绵;湿邪阻滞气机故见胸闷、身重;湿踞中焦,故不思纳食,甚则呕恶;湿停于内故口不渴或饮水则吐;湿性下趋,则大便溏稀;湿与热合停滞肠及少阳胆经,则可见口苦,大便黏滞不爽,苔黄腻,脉濡数为湿热内蕴之象,用三仁汤化裁,宣化畅中,利湿清热而取效。

案10 庄某,女,49岁。

初诊(2017年9月8日)

主诉及感史:午后发热半年,外院检查ENA多肽抗体谱未见明显异常,有风湿性关节炎多年,平时肢节酸痛,屈伸不利,腰膝酸软;近半年来,午后畏寒发热(体温38℃左右),汗出热退,反复发作,口干欲饮,手足心热,傍晚尤甚。

诊查:舌红,苔黄,脉细数。

辨证:邪入阴分,阴虚生热。

治法:养阴清热,祛风通络。

方药:青蒿6g,炙鳖甲10g(先煎),生地15g,牡丹皮10g,知母10g,银柴胡10g,秦艽10g,地骨皮10g,生甘草3g,乌梢蛇10g,青风藤10g。

7剂,水煎服。

二诊

服药后，身热退而未发，口干苦改善，肢节酸痛轻，仍感腰膝酸软。

守原方加入桑寄生 15 g，调治 1 周以巩固疗效，半年后未见复发。

【按】 患者痹证多年，失于调理，素体肾阴虚亏，水不制火，而引起发热。初诊以青蒿鳖甲汤加青骨散化裁；方中鳖甲咸寒直入阴分，入络搜邪，滋阴退热，牡丹皮、地骨皮配青蒿、秦艽内清血分伏热，外透伏阴之邪；知母助鳖甲养阴透热，银柴胡退虚热；生地滋阴清热，青风藤、乌梢蛇祛风湿，通经络；甘草调和诸药。二诊加入桑寄生，补肝肾强筋骨，全方除阴分之邪，滋肾水之方。增祛风通络之药，药证相合，诸恙悉平。

七、虚　劳

案 1　姬某，男，45 岁。

初诊(1985 年 10 月 18 日)

主诉及病史：心悸自汗反复 2 个月，面色㿠白，倦怠乏力，动则气短。心慌加重，常太息，心胸有空虚感，夜睡不宁。

诊查：舌淡苔白脉虚弱无力或代。心电图检查示：窦性心律，偶发房性期前收缩。

辨证：心气虚弱，神少宁藏。

治法：补益心气，扶正宁神。

方药：党参 20 g，生黄芪 30 g，炙甘草 3 g，茯苓 30 g，茯神 30 g，川芎 10 g，炒当归 10 g，柏子仁 10 g，炙远志 10 g，五味子 10 g，法半夏 10 g，炒酸枣仁 20 g。

5 剂，水煎服。

二诊

心悸自汗减少，乏力缓解，夜睡转宁。

方证相合，拟上方增加生白术 10 g，生地、熟地各 10 g 以增进益气养心、滋补阴血之效，再进 10 剂而安。

【按】 心主血脉，其华在面，血液循环不息，全赖心气之推动，心气内虚，无力推动血液正常行运，故见心悸、短气、太息、脉代等症，则动则加剧，心胸有空虚感；心气不足运血无力，以致气血不能上荣于面，滋养全身，故面色㿠白，倦怠乏力；汗出心烦，心气虚不能固护心液，故自汗出；心主神明，心气虚则神不明，夜睡不宁。舌淡苔白脉虚弱无力或代均为心气虚弱之象，治用养心汤化裁，补益心气，扶正宁神。

案 2　吕某，女，58 岁。

初诊(1986 年 8 月 15 日)

主诉及病史：咳嗽无痰，或痰少而黏，有时痰带血 20 日，口干唇燥，大便干结，潮热盗汗，手足心热，有支气管扩张病史 20 年。

诊查：舌红少津，苔少，脉细虚数。

辨证：肺阴不足，虚火内生。

治法：滋阴润肺，清泄虚火。

方药：生地 15 g，熟地 10 g，玄参 20 g，浙贝母 10 g，生甘草 3 g，桔梗 10 g，麦冬 10 g，生白芍 10 g，炒当归 10 g，百合 30 g，平地木 30 g，功劳叶 30 g。

5 剂，水煎服。

二诊

诉潮热、手足心热减轻，盗汗少，咳嗽咯痰缓解，守方化裁。

上方增加仙鹤草 15 g、瘪桃干 10 g、地骨皮 10 g 以增进清热凉血、敛汗之效，再进 10 剂。

随访诸症均安。

【按】 本例肺阴不足，失于濡润，故口干唇燥，大便燥结，肺为娇脏。肺阴虚清肃之力不行，故干咳痰少；阴虚则生内热，损伤络脉，故见潮热盗汗，手足心热，痰中夹血等症；舌红少津，苔少，脉细虚乃肺阴亏虚之象。用百合固金汤化裁，滋阴润肺，清泄虚火。

案 3 姚某，女，62 岁。

初诊（1986 年 12 月 20 日）

主诉及病史：心悸气短，动则自汗，形寒肢冷 2 个月，心胸满闷，有紧迫感，或胸部隐痛，有冠心病史 2 年。

诊查：舌淡苔白，脉细滑或涩。

辨证：心阳虚弱，夹有痰浊。

治法：养心温阳，益气化痰。

方药：桂枝 10 g，炙甘草 3 g，生白术 10 g，白参须 10 g，干姜 6 g，法半夏 10 g，薤白 10 g，瓜蒌皮 10 g，制附子 6 g（先煎），丹参 10 g，降香片 10 g，炒枳壳 10 g。

5 剂，水煎服。

二诊

心胸满闷、心悸气短有改善，胸部隐痛缓解。

上方增加淫羊藿 10 g、五味子 10 g 以增进温阳、收敛之效，再进 10 剂。

随访诸症基本平稳。鉴于患者冠心病史，平素需注意调养心脏。

【按】 本例心阳虚弱，阳气不能温于外，故形寒肢冷，阳气不能温于里，阴寒内生，血脉凝滞，故见心胸满闷，伴有紧迫感，胸部隐痛；脉细滑而涩为夹痰浊之象。治用桂枝人参汤加瓜蒌薤白半夏汤化裁，养心温阳，益气化痰。

案 4 丁某，男，44 岁。

初诊（1988 年 7 月 25 日）

主诉及病史：畏寒肢冷，面色㿠白，倦怠乏力，精神不振，头晕耳鸣，腰脊冷痛，五更泄泻反复2年，或甚便下清谷，遗精阳痿，下肢水肿，小便不利，心悸气喘。

诊查：舌质淡白胖嫩，苔白滑，脉沉迟。

辨证：肾阳亏虚。

治法：温补肾阳。

方药：熟地15 g，炒山药30 g，山茱萸10 g，枸杞子20 g，生甘草3 g，肉桂5 g(后下)，怀牛膝20 g，炒车前子30 g(包煎)，杜仲20 g，制附子6 g(先煎)，茯苓30 g，净芡实30 g，金樱子20 g。

5剂，水煎服。

二诊

药后畏寒肢冷减轻、乏力改善。

上方再加桑螵蛸10 g、莲须10 g以加强收涩固精之效，7剂。

三诊

去熟地，加党参10 g、炒白术10 g、炒薏苡仁15 g以增进益气健脾、渗湿止泻之效，再进1周。

随访诸症基本好转。

【按】 肾主固藏，司气化，寄元阳为人身生机之原，肾司开阖，为胃之关。肾脏阳气亏虚，火不生土，关门不固则见五更泄泻，便下清谷，精关不固则见遗精；阳虚不能温煦、振奋，故恶寒肢冷、面色㿠白、阳痿、倦怠乏力、精神不振；腰为肾之府，肾阳不足，无以温煦督脉，故腰脊冷痛；阳虚不能蒸腾津液，气化无权乃见小便不利，下肢水肿。舌淡白胖嫩，苔白滑，脉沉迟均为肾阳亏虚之象，用右归饮化裁，温补肾阳。

案5 钱某，女，48岁。

初诊(1988年12月10日)

主诉及病史：心悸、心烦易惊惕不安，失眠多梦，纳欠佳，大便溏，遇事易忘半年，经常头昏眼花乏力，面色苍白，唇甲淡白，绝经半年。

诊查：舌质淡嫩，苔薄，脉细弱。

辨证：心脾两亏，气血不足。

治法：调养心脾，培补气血。

方药：生白术10 g，党参20 g，生黄芪30 g，炒当归10 g，生甘草3 g，茯神30 g，炒枣仁20 g，制远志10 g，广木香10 g，鸡血藤30 g，熟地10 g，红枣5枚(擘)，炒山楂、炒神曲各10 g，粉葛根30 g。

5剂，水煎服。

二诊

纳食有增，乏力稍缓，心烦少，舌脉同前。

上方将广木香调至煨木香10 g以增进调脾理气止泻之力，加炒白芍10 g、川芎10 g以增进培补气血之力，再进10剂。

随访诸症均得以明显改善，后续嘱归脾丸调养。

【按】 清代李用粹《证治汇补·惊悸怔忡》说："人之所主者心，心之所主者血。"本例心血亏虚，则神失所依，故见心悸心烦、易惊惕不安、失眠多梦、健忘等神志症状。血虚不能上荣头面、四肢，故经常头昏目花，面色唇甲淡白，伴有脾虚则纳差，便溏，乏力，化源不足，气血更虚。舌淡嫩，脉细弱，气血不足之象，用归脾汤化裁，调养心脾，培补气血。

案6　汪某，男，72岁。

初诊(1990年6月20日)

主诉及病史：动则气短，甚则呼吸喘息半年，面色㿠白，身倦懒言，咳痰无力，语音低落，形寒怯冷，但动则时有汗出，平素易感。

诊查：舌淡白，苔薄白，脉虚弱。

辨证：肺气虚弱，表卫不固。

治法：补益肺气，扶正固表。

方药：白参须10 g，炙黄芪30 g，甘草3 g，桑白皮30 g，紫菀10 g，熟地10 g，五味子10 g，防风10 g，生白术10 g，平地木30 g，淫羊藿30 g，煅牡蛎30 g(先煎)。

5剂，水煎服。

二诊

时诉气短懒言有改善，形寒怯冷有减轻，舌脉基本同前，上方增加麻黄根10 g、桔梗6 g以增进敛汗、化痰之力，再进2周。

随访诸症均明显好转。本病肺气虚弱日久，可制成丸药续服以资巩固。

【按】 肺主呼吸，司宣肃为气之主，本例肺气虚弱，失于宣肃，故表现为动则短气，甚则呼吸喘息，咳痰无力等症；肺朝百脉，肺气虚无以帅血故面色㿠白；肺主皮毛，肺气虚，卫阳不足，不能卫外则形寒冷怯，时有汗出，且易感冒。舌淡苔薄白，脉虚弱均为肺气不足之象。用《永类钤方》补肺汤化裁，补益肺气，扶正固表。

案7　虞某，男，60岁。

初诊(1990年8月20日)

主诉及病史：形体虚弱，头晕目昏，耳鸣耳聋，两足痿弱，腰脊酸软2年。口干咽燥，时有潮热盗汗，虚烦或有遗精，颧红唇赤，尿黄便秘。

诊查：舌红苔少，脉细数。

辨证：肾阴不足，虚火内扰。

治法：滋肾养阴，清泄虚火。

方药：熟地10 g，生山药30 g，枸杞子20 g，山茱萸10 g，怀牛膝20 g，菟丝子20 g(包)，知母10 g，炒黄柏10 g，熟女贞子20 g，墨旱莲30 g，芡实30 g，金樱子20 g，鹿角胶10 g(另烊)，鳖甲胶10 g(另烊)，煅龙骨、煅牡蛎各30 g(先煎)。

5剂，水煎服。

二诊

诉腰脊酸软减轻，口干咽燥、潮热盗汗缓解，排尿色淡黄，大便较前易解。

原方有效，效不更方，再进1周，随访诸症有好转。

鉴于患者肾阴亏虚明显，后续左归丸续进2个月以资巩固。

【按】 本例肾阴不足，髓海空虚，水不济火，相火妄动则头晕目昏，耳鸣，耳聋；肾阴不足，阴不配阳，虚火内生而见潮热盗汗，颧红唇赤；相火妄动，精气失固而致遗精；口干咽燥，尿黄，便秘，舌红，苔少，脉细数均为肾阴不足，虚火内扰之象，用左归丸化裁，滋肾养阴，清泄虚火。

案8 周某，女，45岁。

初诊(1990年8月20日)

主诉及病史：倦怠乏力，面色萎黄，形体消瘦，食欲不振，大便溏薄反复2年，餐后脘腹胀满，有时排便无力。

诊查：舌淡嫩，边有齿印，苔薄白，脉软弱。

辨证：脾虚气弱，运化失司。

治法：健脾益气，和胃助运。

方药：党参20 g，炒白术10 g，茯苓30 g，炒扁豆10 g，陈皮10 g，炒山药30 g，生甘草3 g，莲子肉10 g，砂仁5 g(后下)，炒薏苡仁30 g，桔梗10 g，炒山楂、炒神曲各10 g。

5剂，水煎服。

二诊

自觉乏力减轻，纳食增加，大便溏薄稍缓解，守方化裁。

上方增加人参10 g、炒当归10 g、鸡内金10 g以增进益气养血、助运之力，再进1周。

随访诉诸症均明显改善，建议制成丸药调养月余以资巩固。

【按】 脾居中焦，职司运化。本例脾虚气弱，运化失司，故食欲不振，餐后脘腹胀满，水谷不化，大便溏薄，甚则排便无力；脾主肌肉，脾虚则肌肉失于荣养，故形体消瘦乏力；脾为水谷之海，脾胃虚弱，则气血化源不足，故面色萎黄，神疲倦怠。舌淡嫩，边有齿印，苔薄白，脉细弱均为脾气虚弱之征，治用参苓白术散化裁，健脾益气，和胃助运为宜。

案9 阮某，男，54岁。

初诊(1990年9月25日)

主诉及病史：心烦惊悸，健忘，失眠多梦反复1年，伴手足心热，面色潮红，盗汗，咽燥唇干，或口舌生疮，大便秘结。

诊查：舌质偏红，苔剥，脉细数。

辨证：心阴不足。

治法：滋养心阴。

方药：柏子仁 10 g，炒酸枣仁 20 g，大枣 10 g，麦冬 10 g，生地 15 g，党参 20 g，玄参 20 g，丹参 10 g，桔梗 10 g，五味子 10 g，制远志 10 g，茯神 30 g，炒当归 10 g，生甘草 3 g，淡竹叶 10 g，生龙骨 30 g（先煎）。

5 剂，水煎服。

二诊

心烦、咽燥唇干有减轻，鉴于口舌生疮。

去炒当归、制远志之辛温，加黄连 3 g 以增进清心泻火之力，同时增加地骨皮 10 g、生牡蛎 30 g（先煎）以增进清虚热、敛汗之功，再进 10 剂。

随访诸症均安。

【按】 本例心阴不足，心失滋养，则心火易生，因舌为心苗，故口舌生疮，心火扰神明，故见心烦惊悸、健忘、失眠多梦、手足心热、脉细数；心虚火动则面色潮红，咽燥唇干，心火逼心液外出则盗汗；舌红苔剥为心阴不足之象，用天王补心丹化裁，滋养心阴为主。

案 10 夏某，男，65 岁。

初诊（1992 年 8 月 14 日）

主诉及病史：头痛、眩晕、耳鸣、急躁易怒半个月，心烦失眠，头部烘热，口燥咽干，视物不明，眼干目赤，傍晚目糊明显。

诊查：测血压 162/100 mmHg。舌红苔少，脉细数。

辨证：肝阴不足，虚阳上亢。

治法：滋阴养肝，柔肝潜阳。

方药：炒当归 10 g，生白芍 10 g，川芎 10 g，熟地 10 g，炒酸枣仁 10 g，广木香 10 g，麦冬 10 g，生甘草 3 g，明天麻 15 g，钩藤 30 g（后下），夏枯草 30 g，生龙骨、生牡蛎各 30 g（先煎）。

5 剂，水煎服。

二诊

诉头痛、眩晕减轻，情绪平稳，守方化裁。

上方增加枸杞子 15 g、女贞子 10 g、草决明 15 g 以增进养肝明目之效，再进 10 剂。

随访诸症好转，建议后续可制成丸剂调养以资巩固。

【按】 肝为风木之脏，内寄相火，肝阴亏虚则肝阳无所制，亢而上浮，故头目烘热、心烦失眠、眼干、咽燥等症乃起；肝阳化风，故头痛眩晕；舌红苔少，脉细数为肝阴不足表现。用《医学六要》补肝汤化裁，滋阴养肝，柔息潜阳。

案 11 莫某，男，68 岁。

初诊（1992 年 8 月 18 日）

主诉及病史：胁肋隐痛发胀，绵绵不止，遇劳则甚反复半年，精神疲惫，悒悒不乐，乏力，腹胀纳呆，大便不实，面色灰滞无华，有时畏寒肢冷。

诊查：舌淡胖，苔白腻，脉虚细弦。

辨证：肝气、肝阳亏虚。

治法：补气养血，温肝祛寒。

方药：生黄芪 30 g，炒当归 10 g，枸杞子 10 g，茯苓 30 g，小茴香 6 g，肉桂 3 g(后下)，乌药 10 g，淫羊藿 30 g，党参 20 g，五味子 10 g，吴茱萸 3 g，沉香曲 10 g。

5 剂，水煎服。

二诊

诉胁肋隐痛好转，腹胀松，畏寒肢冷减轻，方证相合，疗效显著。

予再增加炒山楂、炒神曲各 10 g，生山药 30 g，炒当归 10 g 以增进补气养血、助运之力，再续 2 周。

随访诉诸症均改善。

【按】 本例肝气肝阳亏虚，无以温煦经络，则肝经虚寒，故胁肋隐痛发，遇劳则甚；阳气亏虚，阴寒内生，故见神疲乏力，畏寒肢冷，面色灰滞无华；肝气虚衰，疏泄无权，影响脾土运化，则见腹胀纳呆，大便不实等症。舌淡胖，苔白腻，脉虚细弦，皆为气虚亏虚之候。治用暖肝煎化裁，补气养血，暖肝祛寒。

案 12　吴某，男，29 岁。

初诊(1992 年 10 月 12 日)

主诉及病史：不思饮食，餐后腹胀，形体消瘦半年，口干唇燥或口渴不欲饮，身困倦怠，手足烦热，大便燥结。

诊查：舌淡红，少津，苔薄白，脉濡细，有萎缩性胃炎病史多年。

辨证：脾胃阴虚。

治法：甘淡健脾，养阴和胃。

方药：太子参 20 g，生白术 10 g，茯苓 30 g，生甘草 3 g，北沙参 15 g，麦冬 10 g，佛手片 10 g，莲子肉 10 g，生薏苡仁 30 g，石斛 20 g，炒枳实 10 g，知母 10 g，地骨皮 10 g，炒山楂、炒神曲各 10 g。

5 剂，水煎服。

二诊

诉口干、手足烦热减轻，大便较前易解，纳食增，餐后腹胀松，效不更方。

原方再进 2 周。

随访诸症均基本改善，嘱平素注重脾胃调养。

【按】 本例有萎缩性胃炎病史多年，主要为脾胃阴虚，故见不思纳食，餐后腹胀；因阴津不足，失于濡养，故见口干唇燥，大便燥结；脾虚化源不足，故形体消瘦，身困倦怠；因营阴不足，虚热内生，故手足烦热。舌淡红少津，苔薄白，脉濡细，均为脾肾阴虚之征。用参苓白术散去砂仁、党参、陈皮等香燥伤津之品。加入北沙参、石斛、麦冬养阴生津，伍以知母、地骨皮、炒枳实、炒楂曲，清泄虚热，行气消导，诸药和合，共奏甘温健脾、养阴和胃之功。

案13　王某，女，48岁。

初诊(1993年12月26日)

主诉及病史：饮食减少，倦怠乏力，怯寒肢冷，面色萎黄，肠鸣腹痛，喜按喜暖，自觉腹中发冷，大便泄泻，日行2次，有时下肢水肿，腰酸带多清稀。

诊查：舌淡嫩，苔白，脉细沉弱。

辨证：中焦虚寒，脾肾两亏。

治法：健脾理中，温肾止带。

方药：制附子6 g(先煎)，党参20 g，炒白术10 g，炙甘草3 g，炮姜5 g，桂枝10 g，山茱萸10 g，杜仲20 g，熟地10 g，炒山药30 g，茯苓30 g，老鹳草30 g，煨木香10 g，凤尾草30 g，淫羊藿30 g。

5剂，水煎服。

二诊

诉腰酸轻，带下少，怯寒肢冷改善，舌脉基本同前，守方化裁。

上方增加炒当归10 g、茯苓皮30 g以增进补养精血、清利消肿之力，续进10剂。

随访诸症均有减轻。本病中焦虚寒，脾肾两亏日久，建议上方制成丸药续进月余而安。

【按】　脾虚中寒，为至阴之脏，有赖“肾中阳气以温煦，故脾胃虚大多由肾阳不足”引起。本例中焦虚寒，脾肾两亏，脾阳不能运化水谷，亦不能蒸化津液以促进膀胱的气化作用，故见大便泄泻，下肢水肿；阳虚必生寒，故见怯寒肢冷等症状；脾阳不足，寒凝气滞，则见肠鸣，腹痛喜暖，腰酸，带多清稀等症状。舌淡嫩，苔白，脉沉细弱为脾肾阳虚之象，用附子理中汤合右归丸化裁，温补肾阳，理中祛寒。

案14　沈某，女，55岁。

初诊(1998年5月8日)

主诉及病史：眩晕，头晕眼花，夜睡失眠多梦，筋肉酸痛，四肢关节活动不便2年，爪甲不荣，肌肤甲错，有乙型肝炎病毒(HBV)携带病史8年。

诊查：舌淡苔白，脉虚弱。

辨证：肝血不足，虚风内动。

治法：补血养肝，化瘀柔肝。

方药：熟地10 g，炒当归10 g，生白芍10 g，川芎10 g，枸杞子10 g，鸡血藤30 g，炒酸枣仁20 g，五味子10 g，熟女贞子10 g，墨旱莲30 g，天麻10 g，六月雪30 g，珍珠草30 g，生龙骨30 g(先煎)。

5剂，水煎服。

二诊

眩晕、眼花轻，守方化裁。

上方增加茯神 30 g、炒酸枣仁 30 g 以增进安神之效，再进 10 剂。

随访诸症均可缓解，嘱上方制成丸药续服调养月余以资巩固。

【按】 《经》云："诸风掉眩，皆属于肝。"肝开窍于目，肝血亏虚，不能濡养头目，故眩晕，头昏目花；肝血不足不能荣养筋脉，故筋肉酸痛，关节不利，爪甲干枯；肝不藏血则魂不归舍，故失眠多梦；肝血亏虚伴瘀血内结，新血不生而肌肤甲错；舌淡红，脉虚弱为肝血不足之征；用四物汤加味，补血养肝，化瘀柔息，加入六月雪、珍珠草，清化湿热，抑制 HBV。

案 15　杨某，女，45 岁。

初诊(2015 年 1 月 10 日)

主诉及病史：腰酸乏力 6 年，加重伴鼻塞咽痛 1 周而就诊。患者有慢性肾功能不全史 6 年，2009 因头晕就诊发现血压高，血肌酐升高，当时血肌酐 190～200 μmol/L，血红蛋白 108 g/L，彩超示双肾皮质回声增强，皮髓质分界不清。予降压治疗，近 6 年来血肌酐 200～350 μmol/L，1 周前不慎受凉而鼻塞、咽痛。就诊时患者鼻塞、咽痛、轻咳，腰膝酸软，神疲乏力、纳差、下肢轻度水肿，午后水肿加重，尿中有泡沫，夜尿 2～3 次，大便 1～2 次日一行。

诊查：辅助检查示血肌酐 445 μmol/L，尿素氮 26.5 mmol/L，血常规示血红蛋白 92 g/L，尿常规：尿蛋白(＋＋)，彩超双肾体积缩小，血压 155/90 mmHg。舌淡暗，边有齿痕，苔薄黄微腻，脉浮。

辨证：脾肾两虚，风热外袭证。

治法：健脾益肾、祛风清热为主佐以化瘀解毒。

方药：生黄芪 30 g，生白术 10 g，茯苓 30 g，焦山楂、焦神曲各 10 g，金银花 10 g，连翘 15 g，僵蚕 20 g，蝉蜕 10 g，牛蒡子 20 g，丹参 10 g，车前子 30 g，石韦 30 g，六月雪 30 g，制大黄 10 g。

5 剂，水煎服。

配合降压治疗，另嘱患者低盐、优质低蛋白质饮食，忌生冷、发物。

二诊

咽痛平，鼻塞愈，乏力好转，下肢水肿减轻，大便一日一行，便干，仍感腰酸，舌淡暗，边有齿痕，苔薄黄微腻，脉细。

辨证：脾肾两虚，风湿瘀阻证。

治法：健脾益肾，祛风利湿，化瘀排毒。

方药：生黄芪 30 g，白参须 10 g，生白术 10 g，茯苓 30 g，焦山楂、焦神曲各 10 g，怀牛膝 10 g，车前子 30 g，石韦 30 g，徐长卿 15 g，青风藤 30 g，接骨木 10 g，丹参 15 g，桃仁 10 g，六月雪 30 g，制大黄 10 g。

三诊

下肢水肿减轻，大便稍干，腰酸，纳食可。纳食可原方去焦楂曲，水肿减轻。

去车前子，大便干制大黄加量为15 g，腰酸仍明显加桑寄生20 g。

治疗1个月复查血肌酐285 μmol/L，尿素氮15.2 mmol/L，血常规示血红蛋白98 g/L，后根据病情舌脉以上方为基础加减治疗。

近3年来肌酐波动于200～250 μmol/L，血红蛋白102～108 g/L。

【按】 本患者初诊时慢性肾衰合并上呼吸道感染，治疗以祛风清热除诱因为主，兼健脾益肾、化瘀排毒；二诊风邪祛除后则以健脾益肾、祛风利湿、化瘀排毒为大法，以生黄芪、白参须、桑寄生、怀牛膝健脾益肾；石韦、六月雪清热利湿，丹参、桃仁活血化瘀，接骨木、徐长卿、青风藤祛风利湿，制大黄解毒排毒，焦山楂神曲和胃助运，全方予攻补兼施、升降相应，健脾益肾治素因；祛风利湿、化瘀排毒攻主因，守法治疗3年，血肌酐稳中有降，临床疗效显著。

八、肥　胖

案1 夏某，男，68岁。

初诊(1988年5月15日)

主诉及病史：形体肥胖多年，神疲乏力数月，肢体困重，动则气短，食后腹满，尿少，午后下肢轻肿，体检提示胆固醇三酰甘油均持续偏高3年。自述身高170 cm，体重95 kg。

诊查：彩超检查示重度脂肪肝。舌淡红，苔厚腻，脉细滑。

辨证：脾虚气弱，痰湿停聚。

治法：健脾益气，祛痰利水。

方药：防己10 g，生黄芪30 g，炒白术10 g，生甘草3 g，茯苓30 g，陈皮10 g，法半夏10 g，桂枝10 g，党参20 g，炒薏苡仁30 g，泽泻10 g，炒车前子30 g，石韦30 g，炒山楂、炒神曲各10 g。

10剂，水煎服。嘱控制饮食、增加运动。

二诊

乏力气短稍有改善，尿量一般，午后肢肿，腹胀。

原方加桑白皮10 g、大腹皮10 g、木瓜10 g、木香10 g理气去湿，续服半个月，水肿消，体重减轻5 kg，气短乏力明显改善。

原方续服1个月，体重降至90 kg，嘱继续控制饮食、加强锻炼，3个月后体重降至85 kg。

【按】 本例肥胖多年，神疲乏力数月，伴身体困重，动则气短，病机为脾虚气弱，痰湿停聚所致。脾主运化，脾虚运化失司，则纳差，痰湿停聚，则下肢水肿。舌淡红，苔厚腻，脉细弱，均为脾虚，痰湿停聚之征。用六君子汤合防己黄芪汤、苓桂术甘汤复方化裁，健脾益气，祛痰利水。

案2 **雷某，男，35岁。**

初诊(1992年5月8日)

主诉及病史：逐渐肥胖2年，头胀，消谷善饥，肢体固重，口渴喜饮，大便秘结，数日一下，有脂肪肝病史，混合性高脂血症病史5年。

诊查：舌质红，苔腻微黄，脉滑数。

辨证：胃热内蕴，湿邪阻滞。

治法：清胃泄热，化湿通腑。

方药：生石膏30 g，川芎10 g，黄芩10 g，炒栀子10 g，防己10 g，连翘15 g，炒枳实10 g，生白术10 g，芒硝10 g(分2次冲)，炒莱菔子20 g，制大黄5 g，鸡苏散20 g。

5剂，水煎服。

嘱改变生活方式适当控制饮食，适度增加运动量。

二诊

口渴多饮、易饥减轻，大便2日一行，稍干，头胀缓解。

考虑前法获效，守法续进，续服半个月配合大便畅，日行一次，口干多饮不显，自诉体重减轻3.0 kg。坚持饮食控制及适量运动体重逐渐减轻。

随访半年，体形匀称。

【按】 本例逐渐肥胖两年，固胃热内蕴，故消谷善饥，口渴喜饮，热伤津液，故大便干结，数日一行。素有湿邪阻滞，因于湿，则首如裹，故见头胀，肢体固重。舌红，苔黄腻，脉滑数，乃胃热湿阻之象，用防风通圣散加减，清里泻热，化湿通腑，乃釜底抽薪之法。

案3 **顾某，女，42岁。**

初诊(1995年8月20日)

主诉及病史：肥胖逐渐加重半年，胸胁胀满，胃脘疼闷，月经不调或后期而至伴有血块，失眠多梦，长期精神抑郁，易烦躁发怒，大便不畅，有焦虑抑郁病史两年，服用焦虑药治疗1年。

诊查：舌偏红，苔腻，脉弦细。

辨证：肝郁气滞，冲任失调。

治法：疏肝理气，化瘀理冲。

方药：柴胡10 g，生白芍10 g，制大黄5 g，炒黄芩10 g，法半夏10 g，炒枳实10 g，生甘草3 g，茯神30 g，广郁金10 g，益母草30 g，制香附10 g，失笑散20 g(包煎)。

7剂，水煎服。嘱畅情志。

二诊

药后大便畅，胁胀轻，易怒改善，失眠多梦明显，前法获效，守法续进。

原方加丹参 10 g、酸枣仁 30 g 增加理气行血、清肝火养心阴之功。

续服半个月，胸胁胀闷改善，睡眠好转，月经如期而至，夜寐宁。

【按】 本例长期精神抑郁，肝郁不达，气滞血瘀，升降失常，故见胸胁胀满，肝郁犯胃则胃脘痞闷，肝寄阳之魂，肝郁疏泄失常，魂不安宅，故失眠多梦，烦躁易怒，肝失疏泄，冲任失调故月经不调，后期而至，气滞夹瘀，故伴有血块。舌偏红，苔腻，脉弦细，为肝郁气滞之征。用大柴胡汤加味化裁，疏肝理气，化瘀理冲。

第七章　肢体经络病证

一、痹　证

案1　毕某，女，14岁。

初诊(1970年4月15日)

主诉及病史：年将及笄，右膝先漫肿酸痛，皮色不变，走路跛行，已停学2年，赴医院检查为：右膝结核性关节炎、囊肿，经切开排出多量清稀脓液，反复治疗疮口不愈，已成瘘管。刻下形体消瘦，步行困难，左膝关节肿大，大小腿肌肉萎缩，畏寒怕冷，疮口暗淡。

诊查：舌暗淡，脉象沉细。

辨证：气血瘀滞，阴寒痰凝。

治法：益气补血，回阳祛痰。

方药：生黄芪15 g，炒当归10 g，熟地10 g，怀牛膝10 g，茯苓10 g，炒白芥子15 g，陈皮10 g，党参15 g，鬼箭羽10 g，川芎10 g，鸡血藤15 g，浙贝母10 g，肉桂3 g(后下)，鹿角霜10 g。

10剂，水煎服。

另方：蜈蚣2条研末，取大蛋一枚，敲破一端，倒掉少许蛋清(留出空间)将蜈蚣末纳入其中，清水炖煮1 h，去蛋壳及药粉吃下药蛋，连吃7日，因人事变动，未加过问。

40年后登门，谓：服药后，身体逐渐佳，疮口愈合，迄今未发，已结婚生子，特来表示谢忱。

【按】　本例结核性膝关节炎(已有瘘管)，相当于中医的鹤膝风(并附骨疽)，病机为体质素弱，气血亏损，阴寒痰凝，痰瘀阻络，故要用黄芪、党参、熟地、当归、茯苓大补气血，鸡血藤、川芎活血通络，陈皮、白芥子、鬼箭羽理气祛邪散结，肉桂入营温通血脉，牛膝下行益肾强膝，妙在用一味蜈蚣(药蛋)以毒攻毒吃蛋取其性扶正而祛邪，卒能瘘管收口，病愈未复。

案2　郑某，男，45岁。

初诊(1988年11月20日)

主诉及病史：骨节酸痛，筋脉拘急牵扯，跑跳活动时疼痛加重。病情反复多年，形瘦，神疲乏力，烦躁，盗汗，头晕耳鸣，或面红升火，日晡潮热，腰膝酸软，自觉日轻夜重，口干欲饮，纳少，小便色黄，大便干结，年少时有自慰史多年，遗精频作。

诊查：舌红，苔少，脉细。

辨证：肝肾阴虚，筋骨失养。

治法：滋肾养肝，荣筋强骨。

方药：生地 15 g，牡丹皮 10 g，茯苓 30 g，泽泻 10 g，山茱萸 10 g，生山药 20 g，桑寄生 20 g，杜仲 20 g，川续断 20 g，怀牛膝 20 g，络石藤 30 g，嫩桑枝 30 g，生薏苡仁 30 g，伸筋草 30 g，海风藤 30 g，煅龙骨 30 g(先煎)，煅牡蛎 30 g(先煎)。

7 剂，水煎服。

二诊

诉腰酸、乏力、口干、盗汗等症均有改善。

再增加炒鸡内金 10 g、炒六神曲 10 g 以增进健脾助运之力。

再进 1 周，随访诸症好转。鉴于患者肾阴亏耗多，后续可制成丸剂续服以资调养，或口服六味地黄丸巩固。

【按】 本例患者，年少时无知，自慰日久，损伤肾阴，日久阴虚，筋骨失于濡养，虚风内动，故筋脉拘急牵扯，骨节疼痛，运动时为甚；阴虚阳亢则头晕、耳鸣、盗汗、口干心烦；腰膝酸软则为肝肾精血不足之象；舌红，苔少，脉细并为阴虚之征。治用六味地黄丸加味，滋养肝肾，荣筋强骨。

案 3 洪某，男，42 岁。

初诊(1989 年 12 月 8 日)

主诉及病史：周身肌肉，多关节酸痛，部位游走不定半个月，腕膝关节疼痛明显，局部轻肿，有时伴有恶寒发热，平素易感冒。

诊查：舌淡红，苔薄白，脉浮细。

辨证：气血不足，风湿痹阻。

治法：培补气血，祛风化湿。

方药：生黄芪 30 g，防风 10 g，生白术 10 g，炒当归 10 g，生白芍 10 g，生甘草 3 g，桂枝 10 g，羌活 10 g，独活 10 g，鸡血藤 30 g，忍冬藤 30 g，青风藤 30 g，老鹳草 30 g，生薏苡仁 30 g。

10 剂，水煎服。

二诊

上方 10 剂后复诊，自觉肌肉、关节酸痛较前减轻，舌脉同前。

上方增加葛根 20 g、桑寄生 10 g 以增进祛风散寒、解肌通络止痛、壮骨之效，再进 10 剂，随访诸症痊愈。

【按】 患者平素体弱，气血不足，表位虚弱，腠理空疏，风邪夹湿，乘虚袭入，留恶肌肉、经络。盖风性轻扬，善于走窜，易夹湿邪为患。故见患者周身肌肉、关节酸痛，游走不定;伴有恶寒发热,乃正邪抗争于卫分所致。舌淡红,苔薄白,脉浮细为气血不足,风湿袭络之象。治用黄芪桂枝五物汤合玉屏风散复方加入羌活、独活、鸡血藤、忍冬藤、青风藤、老鹳草、生薏苡仁。诸药和合,共奏培补气血,祛风化湿之功。

案4 邰某,女,52岁。

初诊(1992年2月22日)

主诉及病史:双侧踝、膝关节剧烈疼痛2个月,痛甚如刀割针刺,遇寒加剧,热按则痛减,痛处部位固定,日轻夜重,膝踝关节屈伸不利,局部有冷感。

诊查:舌淡,苔白腻,脉弦紧。

辨证:风寒湿瘀,痹阻关节。

治法:温经散寒,祛风通络。

方药:炙麻黄10 g,制川乌6 g(先煎),制草乌6 g(先煎),细辛3 g,炒薏苡仁30 g,制苍术10 g,怀牛膝20 g,鸡血藤30 g,独活10 g,炒当归10 g,老鹳草30 g,鹿衔草30 g,全蝎3 g,生白芍10 g。

5剂,水煎服。

二诊

上方共进10剂后复诊,但觉关节疼痛减轻,冷感缓解。

上方有效,守方化裁,增加桂枝10 g、生黄芪30 g以散寒通脉、利血通痹之力,再续10剂。

随访诸症明显减轻。本病慢性病症,建议可制成丸剂续服以资巩固,但因含乌头、全蝎类药物,需监测生化类指标。

【按】 本例风寒湿瘀,痹阻经络。因寒为阴邪,其性留滞,湿性重浊下趋,风邪夹寒湿交阻,气血为寒邪阻遏,经脉不利,则关节疼痛;遇热寒邪暂散,气血略通,故局部疼痛则暂轻;遇寒则气血愈加凝涩,故疼痛加重。苔白腻,脉弦紧为风寒湿痹之征,用乌头汤化裁,温经散寒,蠲痹止痛,加入全蝎虫类搜风剔络,通经止痛更佳。

案5 姚某,女,52岁。

初诊(1992年3月20日)

主诉及病史:周身关节疼痛,双手指关节僵硬变形多年。形寒肢冷,四肢冷感明显,筋肉萎缩,面色淡白无华,动则自汗,纳少,背曲肩随,腰膝酸软,尿少,大便溏薄,有类风湿关节炎病史5年。

诊查:舌淡红,苔薄,脉沉弱。

辨证:脾肾阳虚,风邪痹阻。

治法:温补脾肾,扶正祛风。

方药:制附子9 g(先煎),茯苓30 g,炒白术10 g,炒白芍10 g,生黄芪30 g,炒当归10 g,炮姜6 g,老鹳草30 g,鹿衔草30 g,淫羊藿30 g,仙茅20 g,徐长卿30 g,乌梢蛇 30 g,鸡血藤 30 g。

7 剂,水煎服。

二诊

诉形寒肢冷、四肢冷感减轻,腰膝酸软缓解。

上方增加熟地 10 g、炒白扁豆 10 g、麻黄根 10 g 以增进温肾健脾、敛汗之力。

再进 10 剂,便溏、关节痛、自汗等均明显得以改善。

【按】 患者痹证迁延日久,阳气不足,表卫失固,外邪易侵,故骨节疼痛,风邪久羁,气血两亏,关节失养,故指节僵硬,复形,关节屈伸不利,筋肉萎缩;腰为肾之府,膝为筋之汇,痹证迁延,久则累及肝肾,乃至腰膝酸软,背曲肩随,纳少,便溏,乏力,乃脾阳虚亏之象;形寒肢冷,自汗,均为阳虚外寒之象。治用真武汤加味,温阳益肾,扶正祛风为宜。

案 6　许某,男,72 岁。

初诊(1992 年 5 月 6 日)

主诉及病史:多关节疼痛反复数年,双腕关节变形,僵硬,活动不利,关节局部皮肤黯黑,活动后疼痛加剧,有时化热口渴,天气变化,遇寒则关节疼痛加重,关节处发冷,热按则舒。

诊查:舌暗红,边有瘀斑,脉细涩。

辨证:风寒湿痹,挟瘀痹阻。

治法:活血化瘀,祛风通络。

方药:桃仁 10 g,红花 10 g,炒当归 10 g,炙甘草 5 g,地龙 10 g,五灵脂 10 g(包煎),制香附 10 g,秦艽 10 g,羌活 10 g,独活 10 g,乳香 10 g,怀牛膝 20 g,老鹳草 30 g。

10 剂,水煎服。

二诊

诉关节疼痛减轻,舌脉同前。

上方再增加桂枝 10 g、䗪虫 10 g 以增加温通化瘀止痛之效,再进 10 剂,随诊诸症明显好转。

嘱再予制成丸剂后续服以资巩固,并建议起居调养。

【按】 患者痹证日久,经络气血为外邪壅滞,运行不利而瘀阻,停留关节、骨节,痼结根深,痹阻加重,故疼痛剧烈,痛有定处,关节局部皮色黯黑,舌有瘀斑,脉细涩皆为血瘀之象。用身痛逐瘀汤化裁,活血化瘀,祛风通络为宜。

案 7　薛某,女,43 岁。

初诊(1995 年 4 月 15 日)

主诉及病史:肌肉、关节酸痛游走 1 年多。低热,颌关节肌胀,咀嚼不利,小腿皮下有散在结节。经某医院检诊属皮肌炎,红细胞沉降率 68 mm/h,口服泼尼松 30 mg/日。经住院治疗效果不著,现在减量。刻诊颜面皮肤略红有光,口渴,结节压痛(+)。

诊查：舌暗苔厚黄，脉细弦。

辨证：风邪热毒，痹阻营络。

治法：清营凉血解毒，祛风化瘀通络。

方药：生地15 g，牡丹皮10 g，玄参10 g，蝉蜕6 g，蛇衣6 g，凤凰衣6 g，穞豆衣10 g，漏芦9 g，鬼箭羽15 g，水牛角片15 g(先煎)，赤芍10 g，秦艽15 g，忍冬藤15 g。

10剂，水煎服。

二诊

服药后关节酸痛稍轻，低热未净，皮下结节如前。

原方加青蒿10 g、僵蚕10 g，继服半个月。

三诊

体温正常，皮下结节减少，暗红面色转淡，面肌紧张感见消，口腔开合活络。

效不更方，随后稍作出入3个月，周身关节酸明显减轻，激素已撤，面色恢复如常人，复查红细胞沉降率16 mm/h，恢复上班。

不定期来诊，历时半年，病情稳定。

【按】 本例皮肌炎类似中医的"皮痹"。病机属风邪热毒，侵入营血，瘀阻脉络。故方选清营汤合犀角地黄汤清营解毒、泄热护阴、凉血散瘀，再加蝉蜕、蛇衣、凤凰衣、穞豆衣祛风止痛、消肿散结，亦寓意以皮入皮。增入金银花"清络中风火、湿热"(《重庆堂随录》)，漏芦"主皮肤热毒，恶疮疽褥"(《本草》)，鬼箭羽"消皮肤风毒肿"(《别录》)。由于药合病机，卒能痛止热退，生活自如，获得临床治愈。

案8　张某，女，62岁。

初诊(1998年10月15日)

主诉及病史：双侧外踝蹈趾关节红肿疼痛半个月。痛处灼热，局部拒按，活动不利，病情日程复重，伴有发热、口渴、心烦，小便黄赤，经风湿科门诊，确诊为痛风。

诊查：今血尿酸测定520 mmol/L。舌红，苔黄腻，脉滑数。

辨证：风寒湿三气杂至，合而为痹，郁而化热。

治法：清热化湿，祛风通络。

方药：炒黄柏10 g，制苍术10 g，怀牛膝20 g，生薏苡仁30 g，羌活10 g，独活10 g，忍冬藤30 g，虎杖30 g，粉萆薢30 g，青风藤30 g，六一散20 g(包煎)，金钱草30 g。

7剂，水煎服。

二诊

诉外踝蹈指关节红肿疼痛减轻，心烦、口渴轻，排尿色淡黄，方证相合，效不更方。

嘱上方再进10剂而安。平素需避免高嘌呤食物摄入，需定期监测血尿酸值。

【按】 本例患者外踝蹈趾关节红肿疼痛，局部拒按，活动不利，乃风寒湿三气杂至，合而为痹，郁而化热而致，其痛处肿、热，伴口渴心烦，脉滑数，舌红，苔黄腻，皆为化热之特征。治用四妙丸加羌活、独活、忍冬藤、虎杖、粉萆薢、青风藤、金钱草，清化湿热、祛风通络为宜。

案9　戚某,女,65岁。

初诊(1998年12月10日)

主诉及病史:周身多关节酸痛,时重时轻2年。时膝关节酸痛明显,或有筋肉抽动,伴面黄少华,心跳,乏力气短,动则出汗,肌肉瘦削,纳食减少,大便溏薄。风湿科诊断为多关节炎。经治疗病情不见改善。

诊查:舌淡,苔薄白,脉细软。

辨证:气血两亏,风邪留恋。

治法:培补气血,扶正祛风。

方药:生黄芪30 g,桂枝10 g,生白芍10 g,炒当归10 g,生甘草3 g,鸡血藤30 g,熟地10 g,川芎10 g,桑寄生20 g,续断20 g,独活10 g,秦艽10 g。

7剂,水煎服。

二诊

诉关节酸痛、乏力气短有减轻。

再将生黄芪加量至50 g以加强补气之效,并增加炒山楂、炒神曲各10 g、煨木香10 g、党参20 g以增进健脾、助消化、止泻之力。

再进半月,随访症状均得以有效控制。

【按】 患者周身多关节酸痛,时重时轻2年,伴面黄少华,心跳乏力,气短,此乃气血两亏,正虚风邪留恋,筋骨失养所致;舌淡,苔薄白,脉细软亦为气血二虚之象。活用黄芪桂枝五物汤合四物汤复方加入桑寄生、川续断、独活、秦艽,培补气血扶正祛风,此乃治风先治血、血行风自灭之谓也。

案10　李某,男,66岁。

初诊(1999年12月20日)

主诉及病史:肢体关节肌肉疼痛,痛处部位固定,伴有重着感反复2年,双下肢肌肤麻木不仁,踝部轻肿,行走不利,晚上泡脚疼痛略减,自述长期从事水上作业20年。

诊查:舌质淡,苔白腻,脉濡缓。

辨证:风邪夹湿,痹阻关节。

治法:祛风化湿,蠲痹通络。

方药:羌活10 g,独活10 g,桂枝10 g,秦艽10 g,炒当归10 g,川芎10 g,炙甘草3 g,海风藤30 g,嫩桑枝30 g,广木香10 g,生薏苡仁30 g,乳香10 g,老鹳草30 g,徐长卿30 g,乌梢蛇30 g。

10剂,水煎服。

二诊

药后关节肌肉疼痛减轻,唯觉下肢肌肤麻木不仁、踝部肿胀缓解欠佳。

上方增加豨莶草 30 g、炒车前子 30 g(包煎)以增进祛风通络、利湿之效,再进 20 剂。

随访诸症均好转。嘱可制成丸剂续服 3 个月余以资巩固。

【按】 本例肢体关节肌肉疼痛,属于中医药痹证之着痹范畴,因湿为阴邪,其性重浊黏滞,故见疼痛部位固定,病情缠绵不已,肌肤不仁,重着麻木为其特点,舌质淡,苔白腻,脉濡缓亦为湿邪痹阻之证。治用蠲痹汤化裁为宜。

案 11 王某,男,24 岁。

初诊(2010 年 2 月 18 日)

主诉及病史:左侧大腿根部疼痛近 3 个月。2009 年 7 月初因水肿就医,尿检蛋白(+++),红细胞 3~5 个/Hp,白细胞(+)。诊断为慢性肾炎急性发作,遂住某医院治疗。用激素、雷公藤多苷片、钙剂等治疗 2 个多月,效果不佳。3 个月前下蹲时感到左侧大腿根部疼痛,痛势与日俱增,摄片显示左侧股骨头骨质损伤,激素副作用已经明显,随即出院并停服激素,在门诊改投中药治疗 2 个多月,因症状未改善遂来常医治。痛苦面容,走路跛行,步履艰难,不能下蹲,夜间疼痛较重无法自由翻身,踝部轻肿,口不渴,纳欠香,大便干,近日鼻塞,咽痒,轻咳。

诊查:尿检蛋白(+++),红细胞、颗粒管型少许。血常规、肝肾功能均正常,血压 130/80 mmHg。痛苦面容,舌淡红苔薄白腻,脉细带浮。

辨证:正虚于内,风邪外袭,经脉痹阻。

治法:急则治其标,祛风散邪为主,扶正蠲痹为佐。

方药:蝉蜕 10 g,僵蚕 10 g,冬桑叶 10 g,荆芥 10 g,防风 10 g,连翘 10 g,桔梗 10 g,广郁金 10 g,熟大黄 3 g,鸡苏散 15 g(包煎),生黄芪 15 g,生白术 10 g。

7 剂。雷公藤维持原量,嘱戒酒,低盐饮食,忌海腥发物。

二诊

服上方 1 周后,咳嗽鼻塞俱已,水肿消退,但疼痛不减,换法补虚祛风,养血通络。处方:

生地 15 g,炒当归 10 g,独活 10 g,桑寄生 15 g,续断 15 g,生黄芪 15 g,秦艽 10 g,防风 10 g,怀牛膝 10 g,青风藤 30 g,蒴藋 30 g,制川乌 10 g(先煎),炙露蜂房 10 g,炙甘草 3 g。

15 剂。

三诊

上方服 15 剂后疼痛减轻,夜睡能够任意翻身。

守原方出入,去制川乌、蒴藋加炒楂曲各 10 g,骨碎补 30 g,生白术 10 g,参三七粉 3 g(分 2 次调服),以保护胃气。

四诊

按法连服 1 个月,夜间疼痛缓解,纳食香睡眠宁,效机已获,不拟更张。

上方去露蜂房、三七、炒楂曲，加白花蛇舌草 30 g、金刚刺 30 g 以清舒经脉，减小雷公藤剂量。

五诊

守方服药 1 个月，面色红润，痹痛未发，可以下蹲活动，尿蛋白(++)～(+)，红细胞少。改法滋肾补气，养血活血，祛风清络。

方药：生地 15 g，牡丹皮 10 g，生山药 15 g，山茱萸 10 g，茯苓 15 g，炒白芍 10 g，生黄芪 30 g，党参 15 g，白花蛇舌草 30 g，青风藤 30 g，猫须草 30 g，猫爪草 30 g，红景天 15 g，广郁金 10 g，炙甘草 3 g。

接服 3 个月时，其间遗精加金樱子 15 g、净芡实 30 g，尿红细胞多，加生藕节 30 g、炒蒲黄 15 g。

痹痛完全停止，走路虽还跛行，活动已经自如，迫于经济压力，早已恢复驾驶工作，从事短途运输。复查血常规、肝肾功能均无异常，尿蛋白(+)～(-)，以后巩固治疗，始终守方化裁，逐步递减雷公藤。

【按】 本例左髋关节疼痛，系激素损害骨质，股骨头坏死所致，相当于中医学的“骨痹”。盖激素灼伤肾精，以致气机升降紊乱，初在气分，久病及血，阴血伤而内风动，肾气弱则络脉瘀，治法重在滋肾补气，养血祛风，舒筋清络。初诊着意于开肺宣气，《素问·五常政大论》：“升降出入，四者之有，而贵常守，反常则灾害至矣。”故用蝉蜕、僵蚕、熟大黄、郁金合荆、翘、薄荷之属，以冀升降气机，拨乱反正。再诊旨在扶正通痹，方选独活寄生汤，益气血以祛风湿，养肝肾而强筋骨，加川乌、露蜂房、青风藤搜风通络，缓急止痛，去细辛、肉桂嫌其温燥。三诊兼顾健脾和胃，原议不更，酌加白术、山楂、神曲以振奋中气。四诊寐纳两可，痹痛已止。原法原方，稍加增减。五诊力主固肾补气，以六味地黄汤滋肾养阴，重培其下，复肾阴而充精髓，合黄芪、党参补益元气，《本草求真》称黄芪为“补气诸药之最”，与血分药相配可行血止血，与补阴药相合可化阴益阳，故治疗始末不离该药，加青风藤、白花蛇舌草、猫须草、猫爪草以清络祛风，利湿散瘀，且有助于消减蛋白尿，佐红景天、白芍、郁金以活血养营，理气消滞，幸用药尚合法度，故病情才能基本稳定。

案 12　彭某，女，58 岁。

初诊(2012 年 3 月 25 日)

主诉及病史：周身关节疼痛 3 个多月。年初开始，周身关节疼痛，下肢水肿，头发脱落较多。其姐早年死于狼疮，姑母及表哥亦患此病逝世。现住院治疗，刻下轻度咳嗽、胸闷、头晕，有时低热，心烦乏力。

诊查：抗核抗体 1∶640，抗双链 DNA 抗体(+)，抗 Sm(+)，白细胞计数 4.5×10^9/L，红细胞沉降率 60 mm/h。胸透示小结节。舌红，苔薄黄，脉数。

辨证：气阴两伤，肺脾虚损。

方药：生地 15 g，生紫菀 10 g，石韦 30 g，白花蛇舌草 30 g，太子参 20 g，女贞子 10 g，墨旱莲 10 g，怀牛膝 10 g，生白术 10 g，茯苓 10 g，生甘草 3 g。

14 剂。

同时自服泼尼松 20 mg，每日 1 次。

二诊

咳嗽平，水肿退，脱发现象减轻，本症虽轻，本质未佳。遂改投自制狼疮基础方：

生黄芪 15 g，白参须 5 g，生地 10 g，丹参 10 g，降香 5 g，秦艽 10 g，乌梢蛇 10 g，土茯苓 15 g，青蒿 10 g，小叶鸡尾草 30 g，白花蛇舌草 30 g，僵蚕 10 g，生甘草 3 g。

14 剂。

三诊

头晕已，低热除，胸闷偶作，病情基本稳定。

原方续服不变，治疗期间随症稍加出入。

3 个月后复查：ANA(−)，dsDNA 抗体仍阳性，红细胞沉降率正常。激素按期小量递减。服药半年，停药观察(含激素)，继续追访中。

【按】 狼疮是一种难治性疾病，自拟狼疮基础方，药用人参、黄芪补气益元固本，丹参、降香活血化瘀解郁，生地能滋阴养血，土茯苓、小叶鸡尾草、白花蛇舌草、僵蚕、秦艽清热解毒、祛风散结，更加一味青蒿凉血清热，现代药理示本品有一定调节免疫功能的作用，全方协同发挥燮理阴阳，调和气血治本，清热解毒、祛风通络治标功效，标本同治，虚实兼顾收到一定的效果，提出来以供参考。

案 13　刘某，男，35 岁。

初诊(2013 年 8 月 12 日)

主诉及病史：周身骨节重浊而痛 1 周，病前感冒又遭雨淋，衣服鞋袜俱湿所致。曾在当地就医，刻下脘痞食少，口干稍饮即止，便溏解而不畅，头胀轻咳，小便微黄。

诊查：体温 37.6℃。舌苔白腻，脉细带数。

辨证：风湿着于经络，三焦失于宣畅。

治法：苦辛宣化，淡渗清利。

方药：杏仁 10 g，通草 6 g，白豆蔻 6 g(后下)，苍术 10 g，藿香 10 g，防风 6 g，羌活 6 g，生薏苡仁 15 g，滑石 10 g，茯苓 10 g。

5 剂，水煎服。

二诊

服药通体微汗涔涔，体温正常，周身重痛若失。药既应乎。

前方去防风、羌活，加防己 10 g、郁金 10 g。

续进 7 剂，诸证俱已。

【按】 本例风伤于先，湿浸于后，故药选防风、羌活宣开肺气、化湿通痹。用小剂量羌活、防风以防大汗出、湿反留，倘无汗重痛者，即麻黄、桂枝亦可配合，盖“湿家有表候，本不忌发汗”(《胡希恕讲温病条辨拾遗》人民军医出版社)，取白豆蔻、苍术、藿香芳香调气畅中，合通草、滑石、茯苓淡渗利湿泄热，通过辛宣祛风、行气渗湿，痹痛告愈。

二、痉　证

案1 **谈某,男,36岁。**

初诊(1980年9月25日)

主诉及病史:左手足关节肿痛3个月。病始值夜护河之后,多法治疗罔效,依赖布洛芬止痛度日。近半个月因天气阴雨,疼痛加重,由家人陪同前来就医。症见形体瘦小,面黄苍暗,左肘膝踝关节痛胀难忍,偶或上下流注作痛,屈伸不利,行走不能,生活无以自理,肿处微红,触之灼热,日晡微热,时感怯冷,口干少饮,纳谷欠香。查红细胞沉降率52 mm/h,体温38.2℃。

诊查:苔薄黄腻,舌红,脉细弦数。

辨证:风湿外袭,郁久化热,痹阻经络。

治法:清热除湿,祛风通络。

方药:生石膏30 g(先煎),知母10 g,生薏苡仁30 g,六一散15 g(包煎),桂枝5 g,防己10 g,炒栀子10 g,连翘15 g,杏仁10 g,晚蚕砂10 g(包煎),制半夏10 g,生赤芍10 g,菴蕳子30 g。

5剂,水煎服。

二诊

药后周身微汗出,寒已,热轻,病势稍衰,红肿消退,胃纳见佳,苔腻开化,体温正常,唯腰酸,头晕,腰酸乏力,是邪风渐散,正虚未复之象。

改以独活寄生汤加菴蕳子30 g。

调治1个月,诸症皆安。复查红细胞沉降率16 mm/h。

随访3年,病未复发。

【按】 患者形瘦色苍,阴虚体质感受风湿外邪,易于从阳化热,发为热痹,故初用白豆蔻加桂枝汤合宣痹汤化裁以宣通清解,继因邪风弥散,精隧空虚,气血不充,而进独活寄生加味,扶正蠲痹,以收全功。所加菴蕳子,性味辛苦微寒,有祛风除湿,和血化瘀,疏通经络功用,民间常以单味治疗关节痹痛,闪挫伤痛,颇验。笔者配入方中,使清热、除湿、通络止痛作用更为明显。

案2 **居某,女,68岁。**

初诊(1989年4月13日)

主诉及病史:突起高热2 h,口噤断齿,手足躁动,甚则项背强急,四肢抽搐,角弓反张,有高血压病史多年,近患右侧大叶性肺炎已住院2日。

诊查:舌绛少苔,脉弦细数,测体温40℃,血压186/120 mmHg。

辨证:肝经热盛,风阳妄动。

治法:清肝潜阳,息风镇痉。

方药:羚羊角粉0.6 g(冲服),桑叶10 g,川贝母6 g,生地15 g,双钩藤30 g(后下),杭菊花 10 g,茯苓 30 g,生白芍 10 g,生甘草 3 g,淡竹茹 10 g,全蝎 4 g,怀牛膝 20 g,生龙骨、生牡蛎各 30 g(先煎)。

3 剂,水煎服,每日 2 次。

另予紫雪丹半粒化服,每日 2 次。

二诊

体温稍降,四肢抽搐、角弓反张有改观,本病起病急,病情重,需积极治疗原发病。

并续上方再进 3 剂,紫雪丹化服。

随访情况有好转,体温基本恢复,血压得以控制,嘱可汤药再进 10 剂以资巩固。

【按】 本例患者,宿有高血压,近患右侧大叶性肺炎住院治疗 2 日,由于邪热炽盛,故高热,热盛伤津,筋脉失养;热盛生风,则口噤断齿,四肢抽搐,角弓反张,手足躁动。舌绛少苔,脉浮细数,为风阳妄动之征。治用羚角钩藤汤加入全蝎、怀牛膝、生龙骨、生牡蛎,清肝潜阳,息风镇痉。另予紫雪丹化服,清热解毒,宣窍镇痉为宜。

案 3 夏某,男,72 岁。

初诊(1995 年 5 月 16 日)

主诉及病史: 腹满便结数月,今起壮热,口渴冷饮,项背强急,手足挛急,甚则角弓反张 5 h,面色潮红。

诊查: 测体温 40.5℃。舌红,苔黄糙,脉弦数。

辨证: 阳明热盛,阴虚风动。

治法: 清泄阳明,存阴止痉。

方药: 生石膏 30 g(先煎),知母 10 g,生甘草 3 g,粳米 30 g,玄参 20 g,生地 15 g,麦冬 10 g,制大黄 8 g,炒枳实 10 g,制厚朴 10 g,芒硝 10 g,玄明粉 10 g(分 2 次另冲),嫩钩藤 30 g(后下),羚羊角粉 0.6 g(冲服)。

5 剂,水煎服,每日 2 次。

二诊

腹满便结减轻,体温下降基本接近正常,口渴轻,项背强急,手足挛急好转。

守方化裁,增加淡竹叶 10 g、全蝎 3 g 以增进清心泻火、息风止痉之效。

再进 5 剂,体温正常,余症均有效缓解。

【按】 本例高热乃邪热传入阳明,故壮热,胃热尤盛故口渴冷饮,热邪内结,腑气不通,故腹满便结;热盛伤津,筋脉失养;热极生风,故见项背强急,手足挛急,甚则角弓反复,面色潮红,舌红,苔黄糙,脉弦数,均为阳明热盛之征,用白虎汤合增液承气汤加入芒硝、钩藤、羚羊角粉复方化裁共奏清泄阳明,存阴止痉之效。

案 4 蒋某,女,26 岁。

初诊(1996 年 3 月 20 日)

主诉及病史: 患败血症住院治疗 5 日,高热 2 日,突起神昏,谵语,项背强急,四肢抽搐，甚则角弓反张。

诊查：测体温 41℃。舌绛，苔少，脉细数。

辨证：热入心营，伤阴动风。

治法：清心凉血，开窍止痉。

方药：水牛角片 30 g(先煎)，丹参 10 g，玄参 20 g，川连 6 g，生地 15 g，麦冬 10 g，金银花 30 g，连翘 15 g，竹茹 10 g，钩藤 30 g(后下)，玉泉散 30 g，羚羊角粉 0.6 g(冲服)。

3 剂，水煎服，每日 2 次。

另安宫牛黄丸半粒化服，每日 2 次。

【按】 患者因败血症住院，高热 2 日，热入心营，故见神昏谵语；热盛阴伤动风，筋脉失养，故见项背强急，四肢抽搐，甚则角弓反张，舌绛苔少，脉细数，均为热入心营之征。用清营汤化裁，加入羚羊角粉、钩藤、玉泉散、安宫牛黄丸共奏清心凉血、开窍止痉之功。

案 5　孟某，女，12 岁。

初诊(1996 年 12 月 10 日)

主诉及病史：头痛，项背强几几，恶寒发热 2 日，早晚或四肢抽搐，甚则口噤失语，或有少许出汗。

诊查：舌淡红，苔薄白腻，脉浮紧。

辨证：风寒湿邪，阻滞经络。

治法：疏风散寒，祛湿通络。

方药：羌活 10 g，独活 10 g，川芎 10 g，蔓荆子 10 g，防风 10 g，藁本 10 g，葛根 30 g，炙麻黄 10 g，桂枝 10 g，生白芍 10 g，生薏苡仁 30 g，生甘草 3 g。

5 剂，水煎服，每日 2 次。

二诊

头痛减轻，恶寒发热基本停止。

守方化裁，上方再增加丝瓜络 15 g、地龙 10 g 以增进化湿通络之力。

再进 2 周。

随访症状明显得以改善，嘱注意生活调养，后随访未再有明显发作。

【按】 本例风寒湿邪外袭，阻滞经络，故突起头痛项背强几几；外邪侵于肌表，营卫不和，则恶寒发热；湿邪阻滞经络肌肉，故肢酸重，早晚阴寒较甚时，口噤失语，甚则四肢抽搐。舌淡红，苔薄白腻，脉浮紧，均为风寒湿邪在表之征。治用羌活胜湿汤合葛根汤化裁，疏风散寒，祛湿通络为宜。

案 6　时某，女，18 岁。

初诊(1996 年 6 月 22 日)

主诉及病史：有癫痫病史多年，近来头痛昏蒙，胸脘满闷，呕恶痰涎，项背强急，四肢抽搐阵发。

诊查：舌苔白腻，脉弦滑。

辨证：痰浊阻络，筋脉失养。

治法：祛风豁痰，镇痉通络。

方药：防风 10 g，羌活 10 g，茯苓 30 g，法半夏 10 g，陈皮 10 g，甘草 3 g，胆南星 10 g，炒枳实 10 g，生甘草 3 g，姜竹茹 10 g，广郁金 10 g，僵蚕 10 g，天竺黄 10 g。

5 剂，水煎服，每日 2 次。

二诊

头痛昏蒙、胸脘满闷减轻。

再增加全蝎 4 g、全瓜蒌 15 g 以加强息风理气宽胸之效。

续服 10 剂。

随访项背强急，四肢抽搐基本未作。嘱规律服用抗癫痫药，注重情绪调治。

【按】 本例患者素有癫痫，痰浊中阻，上蒙清窍，经络阻塞，清阳不升，故头痛昏蒙；痰浊阻滞胸膈，故胸脘满闷，上逆则呕恶痰涎；痰浊阻滞经络，筋脉失养，故项背强直，四肢抽搐。舌苔白腻，脉弦滑，均为痰浊之象。治用祛风导痰汤加入广郁金、僵蚕、天竺黄，共奏祛风豁痰，镇痉通络之功。

案 7 许某，男，45 岁。

初诊（1998 年 6 月 18 日）

主诉及病史：遇车祸致头颅外伤伴颅内血肿，并开颅手术后 2 个月，头痛如刺，痛有定处，形体消瘦，项背强急，四肢抽搐。

诊查：舌质紫暗，边有瘀斑，脉弦。

辨证：瘀血内阻，窍络不通。

治法：活血化瘀，通窍止痉。

方药：桃仁 10 g，红花 10 g，川芎 10 g，生赤芍 10 g，广郁金 10 g，地龙 20 g，炒当归 10 g，水蛭 6 g，鸡血藤 30 g，生甘草 3 g，生姜 3 片，红枣 5 枚，葱白 10 g。

5 剂，水煎服，每日 2 次。

另麝香保心丸 4 粒，每日 2 次。

二诊

头痛程度减轻，四肢抽搐改善，本病瘀血日久。

效不更方，再进 5 剂，随访症状好转。

三诊

后续可增加党参 10 g、茯苓 30 g 以增加健脾生血之效。

再进 5 剂，诸症均有效改善。

【按】 本例患者因遇车祸而致头颅血肿手术，因瘀血停阻故头痛如刺，痛有定处；瘀血阻络，血运不畅，筋脉失养，故形体消瘦，项背强急，四肢抽搐。舌质紫暗，边有瘀斑，脉细涩，均为瘀血之征，用通窍活血汤化裁，加麝香保心丸 4 粒吞服，活血化瘀，通窍止痉。

案 8　**褚某，女，32 岁。**

初诊(1998 年 9 月 18 日)

主诉及病史：有缺铁性贫血史 8 年，近因感冒，服药治疗后大汗，继之项背强急，四肢抽搐，伴头昏目眩，神疲短气，动则自汗。

诊查：舌质淡，苔薄，脉象细弱。

辨证：气血两亏，虚风内动。

治法：益气养血，息风缓痉。

方药：党参 20 g，生白术 10 g，茯苓 30 g，生甘草 3 g，熟地 10 g，炒当归 10 g，生白芍 10 g，川芎 10 g，生黄芪 30 g，鸡血藤 30 g，红景天 30 g，熟女贞 20 g，墨旱莲 30 g，阿胶 10 g(另烊冲)。

7 剂，水煎服，每日 2 次。

二诊

诉乏力气短、头昏目眩减轻，舌脉同前。

守方化裁，上方再加生牡蛎 30 g(先煎)、浮小麦 30 g 以增进息风缓痉、敛汗之效。再进 10 剂诸症均安，未有项背强急，四肢抽搐发生。

嘱积极调治原发病，平素可注重补气养血类食补。

【按】 本例贫血多年，复因感冒药后大汗，伤津耗气，而致气血两虚加重不能营养筋脉，故项背强急，四肢抽搐。血气不能上奉于脑，故头昏目眩；气血不足，故神疲乏力，动则自汗。舌淡，脉细弱，均为气血亏虚之象。治用八珍汤加鸡血藤、二至丸、炙黄芪、阿胶，培补气血，息风缓痉。暗合治风先治血，血行风自灭之意。

案 9　**戴某，女，45 岁。**

初诊(2009 年 5 月 15 日)

主诉及病史：病痹痛 10 年。左髋疼痛，牵引小腿外侧，剧痛时呼号，冬重夏轻，昼轻夜重，卧床不起 2 个月，家人陪同而来，多方治疗无效。

诊查：抗链球菌溶血素 O 试验(抗“O”)、红细胞沉降率均正常。舌暗有紫斑，苔薄腻，脉细涩紧。

辨证：风寒湿邪，久痹经络。

治法：补肾活血，祛风通络。

方药：独活 10 g，桑寄生 15 g，秦艽 12 g，赤芍、白芍各 10 g，丹参 12 g，老鹳草 30 g，制乳香、制没药各 10 g，玄参 10 g，干地龙 10 g，全蝎 5 g，黄芪 15 g，桂枝 5 g，炒当归 10 g，生薏苡仁 12 g。

10 剂，水煎服，每日 2 次口服。

二诊

服药 10 剂，数年痹痛，竟突然消失，收到意想不到的效果。

续方10剂,以为巩固。

【按】 痹痛日久不愈,气血两亏,多用独活寄生汤以扶正祛邪。方中桑寄生、独活、秦艽、老鹳草益肾养血通络;赤芍、白芍、当归、丹参补血活血止痛;桂枝、地龙二味一温一凉,合用互制,益增通络祛痹作用,乳香、没药活血散瘀止痛,薏苡仁健脾利湿舒筋,黄芪补中益气止血,玄参滋阴润燥,用以制风药的温燥,全蝎祛风止痛通络,引诸风药直达病所。全方一方面祛风散寒、痛痹止痛;一面补气养血,活血化瘀,标本兼顾,扶正达邪,由于药中病机,而使痼疾得愈。

三、痿　证

案1　贺某,男,26岁。

初诊(1978年3月28日)

主诉及病史:二腿软弱无力11个月,近来病情加重,行走困难,上厕所需家人扶持,咽喉不适,轻咳无痰。医院诊断为:重症肌无力,住院多次,症状不减。刻诊身体消瘦,口干少饮,咽微红,纳食不香,大便易溏,步履不稳。

诊查:舌红,苔白厚,脉细带数。

辨证:肺胃阴伤,脾气不足。

治法:养脾胃阴伤,健脾运生化。

方药:北沙参12 g,白参须5 g,生白术10 g,生山药12 g,生甘草3 g,生扁豆10 g,生黄芪15 g,炒谷芽15 g,菟丝子10 g,红花5 g。

7剂,水煎服。

二诊

咽喉不适减轻,余症无明显变化。

原方续进7剂,水煎服。

三诊

纳食稍香,活动较前有加。

上方加枸杞子10 g、桑寄生15 g连服20日走路略为活络,能单独上厕所。

以后诊治,守方稍加增损,共服药5个月,下肢活动恢复,生活如常人。改予参苓白术丸及虎潜丸以巩固疗效。

随访2年,证情稳定,已开私企营生。

【按】 重症肌无力,相当于中医的痿证。一般证属肺热熏蒸,肝肾阴虚及湿热浸淫三个类型。本例病属脾气虚、胃阴不足,没有湿热浸淫或肝肾虚损表现,故首诊就遵从《内经》"治痿独取阳明"的治疗原则,连用参苓白术散以冀恢复中焦运化,使气血生化有源,"脾气散津上归于肺"(《内经》),肺胃阴津充沛,发挥"宗筋主束骨而利机关"的正常功能。最后结合虎潜丸益肾强壮筋骨,丸剂续固善后,痿证得以治愈。

案2 **李某,男,66岁。**

初诊(1988年7月20日)

主诉及病史：面黄少华,双下肢痿软无力半年。平素纳少,便溏,动则气短,餐后腹胀,平卧则松,近渐见下肢肌肉萎缩。有时眼睑抬举无力,肩背肌肉萎缩,经神经内科确诊为重症肌无力2个月。

诊查：舌淡,苔薄白,脉细。

辨证：脾胃虚弱,中气不足。

治法：健脾养胃,补中益气。

方药：生黄芪30 g,炒白术10 g,陈皮10 g,炙升麻10 g,柴胡10 g,党参20 g,炒当归10 g,生甘草3 g,枸杞子20 g,石斛10 g,炒白芍10 g,紫河车10 g,炒山楂、炒神曲各10 g。

7剂,水煎服,每日2次。

二诊

诉双下肢痿软无力略有改善,纳食稍增,仍腹胀便溏。

上方党参改为炒党参20 g。

20剂症状明显好转,守治半年收功。

【按】 本例患者脾胃虚弱,运化无权则纳少便溏;脾主运化,主四肢肌肉,健运失司,气血生化之源不足,四肢不得水谷精气之禀,则筋脉失荣,骨节空虚;面黄少华,气短,肢体痿软,苔白,脉细,皆为脾胃气虚之征,脾主肌肉,眼胞属脾,上下眼睑抬举无力,肩背肌肉萎缩,亦为脾虚所致,治用补中益气汤化裁,健脾养胃,补中益气为对症之治。

案3 **吴某,男,25岁。**

初诊(1992年3月20日)

主诉及病史：双下肢大肉渐脱半年,膝胫痿弱不能久站,步履不稳,腰尻酸软,咽干,头昏目眩,少年自慰多年,经常遗精,或有遗尿,入房早泄。

诊查：舌红绛,少苔,脉细数。

辨证：肝肾二亏,阴虚内热。

方药：炙龟板30 g(先煎),黄柏10 g,知母10 g,熟地10 g,炒当归10 g,生白芍10 g,锁阳20 g,怀牛膝20 g,陈皮10 g,狗脊30 g,狗胫骨30 g,牛骨髓20 g,煅龙骨、煅牡蛎各30 g(先煎)。

10剂,水煎服,每日2次。

二诊

药后诸证稍减,原方续进30剂症状明显好转。

【按】 肾主骨,肝主筋,本例患者少年自慰、遗精多年,肝肾精血久虚,不能濡养筋骨,故渐而致痿。肾主藏精,封藏失司故遗精早泄;肾与膀胱相表里,肾虚则膀胱失约故遗尿;

腰为肾之府。精虚髓空,腰脊失养故见痿软;头昏目眩则属肝肾阴虚,水不涵木所致。舌红绛,脉细数均为真阴大伤,阴虚内热之征。治用虎潜丸化裁。因药房断供虎骨,临床喜用狗胫骨代之,亦可取效。

案4 崔某,男,52岁。

初诊(1992年8月22日)

主诉及病史:肢体痿软无力,双下肢为甚2个月。手足麻木,胫部轻肿,皮肤顽痒,扪之发热,喜凉恶热,面黄身重,胸脘痞闷,小便赤涩热痛,自述捕鱼为业,长年行船涉水。

诊查:舌苔黄腻,脉濡数。

辨证:湿热浸淫,气血阻滞。

治法:清化湿热,凉血祛滞。

方药:炒黄柏10 g,制苍术10 g,怀牛膝20 g,生薏苡仁30 g,牡丹皮10 g,生赤芍10 g,土茯苓30 g,泽泻10 g,粉萆薢30 g,知母10 g,白鲜皮30 g,徐长卿30 g。

10剂,水煎服,每日2次服。

二诊

诉肢体痿软无力好转,皮肤痒明显减轻,水肿消退,扪之热感减轻,腻苔渐化。

守方月余症状明显改善。

【按】 本例患者捕鱼为业,长年行船涉水,湿热留恋,郁蒸于脾,流于四肢,浸淫筋脉,气血阻滞,故两足痿软,喜凉恶热;湿热濡滞故身重,湿热熏蒸故面黄;胸脘痞闷乃属湿热滞涩中焦之故;湿性下注则小便赤涩热痛。舌苔黄腻,脉濡数为湿热之象。治用四妙丸加入牡丹皮、赤芍、土茯苓、泽泻、粉萆薢、知母、白鲜皮、徐长卿,清化湿热,凉血祛滞,伍以徐长卿加强祛滞止痒之功。

案5 时某,男,36岁。

初诊(1994年5月16日)

主诉及病史:四肢痿软,手足麻木不仁2个月,唇紫舌暗,四肢青筋显露,下肢肌肉抽掣作痛阵发,2个月前曾从高空坠跌,致全身多处青紫。

诊查:舌紫暗,边有瘀斑瘀点,脉涩不利。

辨证:瘀血内停,脉络失养。

治法:益气养营,活血通络。

方药:熟地10 g,炒当归10 g,生赤芍、白芍各10 g,川芎10 g,党参20 g,生黄芪30 g,怀牛膝20 g,桃仁10 g,红花10 g,通草6 g,䗪虫10 g,炮穿山甲片3 g(先煎)。

7剂,水煎服,每日2次服。

二诊

诉手足麻木不仁好转,肌肉抽搐明显减轻,纳食欠佳。

上方去熟地换生地10 g,加焦山楂10 g治疗月余而收功。

【按】 本例患者因从高空坠跌，体内积血未消，阻碍血液循环以致经脉瘀滞，四肢痿软，手足麻木不仁，脉络不通则痛，故见下肢肌肉抽掣作痛阵发。舌紫暗，脉涩不利均为瘀血阻于经络之征。张秉成《成方便读》“经络中有湿痰、死血，既不仁且不用”。因经络血液凝聚不行，常可使手足麻木不仁，痿废不用，日久不愈，治用圣愈汤加桃仁、红花、通草、䗪虫、炮穿山甲片，其奏益气养营，活血通络，冀可取效。

案6 **秦某，男，49岁。**

初诊(1998年10月10日)

主诉及病史：感冒发热1周，突起两足痿软不用，渐感肌肉消瘦，皮肤枯燥，心烦口渴，咳嗽无痰，咽喉不利，小便短赤热痛。

诊查：舌红，苔黄，脉浮细数。

辨证：秋燥外袭，肺热伤津。

方药：北沙参15 g，玉泉散20 g(包煎)，苦杏仁10 g，麦冬10 g，火麻仁30 g，冬桑叶10 g，炒黄柏10 g，制苍术10 g，怀牛膝20 g，玄参20 g，金银花10 g，枇杷叶30 g(包煎)。

7剂，水煎服，每日2次服。

二诊

咳嗽减轻，大便日行2次，或溏。

原方去火麻仁续进10剂，水煎服。

三诊

咳嗽止，口渴减轻，小便正常，活动较前有加。

上方去枇杷叶加太子参10 g、桑寄生15 g。

连服月余，两足痿软稍好转，以后诊治，守方稍加增损，共服药3个月，下肢活动恢复，生活如常人。

【按】 《经》云“肺朝百脉，输精于皮毛”。时值中秋，温燥外袭，肺热伤津、水液告竭，津液不能敷布全身，筋脉失养，此所谓肺热叶焦，是以两足痿弱不用，心烦口渴，亦为热感津伤之征；肺为热灼而燥盛，清肃之权失司，是以咳嗽无痰，咽喉不利；小便短赤热痛，舌红，苔黄，脉浮细数，均为阴伤津涸，虚热内灼的表现。用清燥救肺合四妙丸化裁，甘寒生津，清肺润燥取效。

四、颤 证

案1 **冯某，男，82岁。**

初诊(1985年12月10日)

主诉及病史：右手足颤动不止迁延3年，伴静时摇头，口唇舌体颤动，头晕、耳鸣，寐欠安、多梦、腰膝酸软、心烦易怒，病情逐渐加重，渐见举止迟钝，呆傻、健忘。经神经内科确诊为帕金森病1年。

诊查：测血压160/96 mmHg。舌质暗红，苔少，舌体瘦小，脉细弦。

辨证：肝肾二亏，阴虚风动。

治法：滋养肝肾，育阴息风。

方药：生地15 g，生白芍10 g，牡丹皮10 g，麦冬10 g，石斛20 g，天麻15 g，生石决明30 g（先煎），柴胡10 g，桑叶10 g，薄荷5 g（后下），灵磁石30 g（先煎），炙龟甲20 g（先煎）。

14剂，水煎服，每日2次。

二诊

服药半个月，病有起色，头晕减轻，腰膝酸软有好转，心烦减，纳食欠佳，测血压150/90 mmHg。

上方加焦山楂10 g、陈皮10 g。

续服3个月病情明显好转。

【按】 本例患者年逾八旬，肝肾精血不足，筋脉失养，虚风内动，则肢体麻木，颤动不止；阴虚阳亢，肝阳化风则头晕耳鸣；虚阳上扰，神不安合则夜寐多梦；肾虚髓海不充，则脑失所养，故呆傻健忘。舌体瘦小，舌质暗红，少苔，脉细弦均为肝肾精血不足之象。治用《医醇賸义》滋生清阳汤化裁滋补肝肾、育阴息风为宜。

案2 盖某，女，58岁。

初诊(1986年11月6日)

主诉及病史：左侧肢体颤震频作，手指呈搓丸状颤动，不能工作生活不便2年，伴有胸闷、头晕、肢麻、口唇色暗，形体肥胖20年。2年前遭遇车祸有头部外伤史，确诊为帕金森病1年多。

诊查：舌紫暗、苔腻，脉滑涩滞。

辨证：痰瘀交阻，络脉失养。

治法：涤痰化瘀，柔养息风。

方药：生赤芍、生白芍各10 g，川芎10 g，桃仁10 g，红花10 g，炒当归10 g，柴胡10 g，炒枳实10 g，桔梗10 g，怀牛膝20 g，生甘草3 g，法半夏10 g，胆南星10 g，石菖蒲10 g，姜竹茹10 g。

7剂，水煎服，每日2次。

二诊

患者药后胸闷、头晕较前减轻，腻苔稍化，效不更方，守方14剂。

三诊

患者胸闷、头晕较前明显减轻，口唇颜色渐渐红润。

长期以上方为基础随症加减治疗半年生活逐渐能自理。

【按】 本例患者形体肥胖20年，痰湿内蕴之体，又因头颅外伤血络瘀阻，痰瘀交阻滞络，致筋脉失养，故见肢体颤震、发麻；痰瘀内阻，气滞不畅，清阳少升，故头晕胸闷；痰瘀阻络则口唇色暗，苔腻，脉滑涩滞。治用血府逐瘀汤合涤痰汤复方化裁，涤痰化瘀，柔养息风获效。

案3 **徐某，女，54岁。**

初诊(1988年12月16日)

主诉及病史：平素体弱多病，肢体及头部震颤，日渐加重半年。或见口唇舌体颤动，行走蹬蹀慌张；表情淡漠而呆滞，面色无华，心悸气短，头晕眼花，倦怠懒言，自汗乏力，经神经内科确诊为帕金森病5个月。

诊查：舌体胖嫩，舌边有齿痕，舌色暗淡，舌苔薄，脉细弱。

辨证：气血两亏，虚风内动。

治法：培补气血，息风活络。

方药：白参须10 g，生白术10 g，茯神30 g，生甘草3 g，熟地10 g，炒当归10 g，生白芍10 g，川芎10 g，天麻15 g，钩藤30 g(后下)，川牛膝20 g，桑寄生20 g，杜仲20 g，夜交藤30 g，益母草30 g，红景天30 g。

7剂，水煎服。

二诊

精神好转，心悸乏力好转，头晕减轻，大便稍困难，苔薄白。

上方生白术加量为30 g，14剂，水煎服。

三诊

精神大好，诸证减轻，效不更方，守方2个月收功。

【按】 患者平素体弱多病，气血两亏，筋脉失于濡养，血虚内风动扰，故头部及手足颤动，行走蹬蹀慌张；气虚则倦怠懒言、乏力自汗、表情淡漠；血亏则面色无华、心悸头晕。舌胖嫩、脉细弱均为气血不足之象。用八珍汤合天麻钩藤饮复方化裁，培补气血，息风活络。

案4 **许某，男，66岁。**

初诊(1990年6月4日)

主诉及病史：头部颤震或轻或重反复2年。常感胸脘痞闷，头晕口干不欲饮，咯痰色黄，形体肥胖多年，有高血后病史20年，确诊为帕金森病5个月。

诊查：血压168/105 mmHg。舌淡胖，苔黄腻，脉滑数。

辨证：痰热内蕴，肝风动扰。

治法：豁痰清热，息风解痉。

方药：炙龟甲20 g(先煎)，生地15 g，生白芍10 g，牡丹皮10 g，柴胡10 g，杭菊花10 g，蝉蜕10 g，夏枯草30 g，法半夏10 g，陈皮10 g，炒枳实10 g，制南星10 g，生石决明30 g(先煎)。

7剂，水煎服，每日2次。

另予羚羊角粉 0.6 g 调服，每日 2 次。

二诊

患者药后头晕口干减轻，咯痰减少，咯痰痰色变淡，舌淡胖，苔黄微腻，脉滑数，血压 150/90 mmHg。

中药上方法半夏加量为 15 g 以加强化痰之力，续服 1 个月，症状明显控制。

【按】 本例形体肥胖多年，痰湿之体，痰蕴日久化热，痰热合肝风动扰致筋脉失于约束，以致颤震发作；胸脘痞闷，头晕口干不欲饮，咯痰色黄，苔黄腻，脉滑数，皆为痰热动风之象，用羚羊角汤合导痰汤复方化裁豁痰清热、息风解痉为宜。

五、腰　痛

案 1　刘某，男，60 岁。

初诊(1980 年 12 月 10 日)

主诉及病史：双腰酸痛反复 5 年，局部喜温喜按，双膝无力，遇劳更甚，卧床休息症状减轻，伴畏寒手足不温，面色㿠白，少腹拘急，大便溏薄。

诊查：舌淡，苔薄白，脉沉细。

辨证：肾阳亏虚，不能温筋。

治法：益肾温阳，扶正和络。

方药：熟地 15 g，炒山药 30 g，山茱萸 10 g，枸杞子 10 g，杜仲 20 g，菟丝子 20 g，制附子 6 g(先煎)，肉桂 3 g(后下)，炒当归 10 g，淫羊藿 30 g，续断 20 g，补骨脂 10 g，鹿角胶 10 g(另烊)。

10 剂，水煎服，每日 2 次。

二诊

服药 10 剂后腰酸痛减轻，手足发凉改善，腹痛止，大便仍稀、乏力。

原方加炙黄芪 15 g、炒白术 10 g。

续服半个月，大便成形，乏力改善，腰酸不显。

续用右归丸巩固 1 个月诸症痊愈。

【按】 腰为肾之府，肾主骨髓，司一身之阳，阳虚不能温筋，则腰部酸痛，局部喜温喜按，少腹拘急。阳虚不能温阳四肢，故手足不温。面色㿠白，舌淡脉沉细皆为阳虚之征。治拟右归丸化裁，益肾温阳，扶正和络。

案 2　叶某，男，45 岁。

初诊(1985 年 8 月 12 日)

主诉及病史：腰痛及双膝发软反复多年，按揉则舒，遇劳更甚，房事后病情加重，伴心烦失眠，口燥咽干，面色潮红，手足心热。

诊查：舌红，苔少，脉弦细数。

辨证：肾阴不足，虚火内扰。

治法：滋肾养阴，扶正清络。

方药：熟地 15 g，生山药 30 g，山茱萸 10 g，枸杞子 10 g，菟丝子 20 g，川牛膝 20 g，知母 10 g，黄柏 10 g，茯神 30 g，泽泻 10 g，鹿板胶 15 g（另烊）。

7 剂，水煎服，每日 2 次。

二诊

服药后腰酸减轻，口燥咽干平，夜寐改善，双膝酸软乏力仍作。

原方加杜仲 10 g 取阳中求阴之效，则筋脉得养。

续服 1 个月腰膝酸痛诸症均除。

【按】 腰为肾之府，肾主水、主骨、藏精生髓，肾精亏虚，骨髓不充，故痛，膝软乏力；遇劳后更耗肾精故腰痛症状加重，病本肾虚，故喜按揉。舌红苔少脉弦细数为阴虚有热之征，治用知柏地黄合左归丸化裁，滋肾养阴、扶正清络为宜。

案 3　夏某，男，45 岁。

初诊（1986 年 6 月 20 日）

主诉及病史：腰部重滞绵绵反复多年，面色皖白，纳食欠佳，神疲乏力，大便溏薄，每日 3 次。

诊查：舌淡，苔白腻，脉细濡滑。

辨证：脾肾两亏，痰湿内盛。

治法：健脾化湿，扶正清络。

方药：党参 20 g，炒白术 10 g，茯苓 30 g，炙甘草 3 g，陈皮 10 g，法半夏 10 g，炮姜 6 g，肉豆蔻 10 g，淫羊藿 30 g，炒薏苡仁 30 g，煨木香 10 g，炒山楂、炒神曲各 10 g。

7 剂，水煎服，每日 2 次。

二诊

服药 4 剂胃纳改善，腰痛得减，再服 3 剂腰痛不显，胃纳改善，但大便仍偏稀。

原方加炒山药 30 g、砂仁 6 g、炒苍术 10 g。

续服半个月，大便成形，胃纳香，腰痛止，诸症愈。

【按】 本例患者脾肾两虚，痰湿内生，故见腰痛重滞绵绵，脾虚运化失司则纳食欠佳，中焦化源不足则面色皖白，神疲乏力；脾虚生湿则大便溏薄；脉细濡滑，苔白腻为脾虚湿盛之象。患者虽见腰痛，但病机则在脾虚痰湿内盛，故治用六君子汤加味健脾化湿佐以益肾之品为宜。

案 4　曹某，女，50 岁。

初诊（1988 年 5 月 26 日）

主诉及病史：腰痛连及胁腹胀满 5 日，自觉局部有走注，聚散不定，不耐久站久行。

病因5日前七情刺激，大怒肢体碰撞而发病。

诊查：舌偏红，苔薄，脉弦细。

辨证：肝郁气滞，经络失和。

治法：疏肝解郁，理气和络。

方药：制香附10 g，砂仁3 g(后下)，炙甘草3 g，炒当归10 g，生白芍10 g，柴胡10 g，茯苓30 g，生白术10 g，制延胡索10 g，川断20 g，淫羊藿30 g，沉香曲10 g。

7剂，水煎服，每日2次。

二诊

服药后腰痛有减，胁痛转轻，口苦明显，舌偏红，苔薄，脉弦细。

原方去淫羊藿，加郁金10 g、炒赤芍10 g、川芎10 g清肝火疏肝郁。

续服7剂，腰痛胁胀已去大半，续服10日，诸症愈。

【按】 本例因情志刺激大怒而起，此乃肝郁气滞、经络痹阻，故腰痛引及胁部胀满，少腹属肝，肝经郁滞，故痛引少腹；郁怒伤肝，诸筋纵弛故不能久站久行；气滞疼痛，故自觉有气走注、聚散不定。舌红、苔薄、脉弦细均为肝气不疏之征。治用逍遥散合沉香降气汤化裁。

案5 仲某，男，62岁。

初诊(1988年7月8日)

主诉及病史：腰髋疼痛，痛处伴有热感，病情反复多年，每遇梅雨季节或暑天腰痛加剧，疼痛上引项背，下及髋尻，或见肢节红肿，烦热口渴，小便短赤。

诊查：舌红，苔黄腻，脉濡数。

辨证：湿热相搏，内侵肾络。

治法：清热利湿，舒筋通络。

方药：制苍术10 g，炒黄柏10 g，怀牛膝20 g，炒薏苡仁30 g，炒当归10 g，防己10 g，炒车前子30 g(包煎)，粉萆薢30 g，羌活10 g，党参20 g，苦参10 g，升麻10 g，粉葛根30 g，茵陈蒿30 g，防风10 g，知母10 g，泽泻10 g，猪苓20 g，制延胡索10 g。

7剂，水煎服，每日2次。

二诊

腰髋疼痛减轻，关节红肿消退，热感明显缓解，小便淡黄，烦渴已去，黄腻苔已化，原方效机已获，效法同前。

原方去防己加木瓜10 g、络石藤30 g舒筋通络止痛。

续服半个月症状痊愈。

【按】 本例腰髋疼痛反复多年，每遇梅雨或暑天腰痛加重，此乃湿热相搏侵及腰部，聚于太阳经络，故腰痛加重。太阳主背属阳，故腰痛上引项背，下及髋尻；又因湿热之邪流注关节，故肢节红肿，烦热口渴，小便短赤。舌红，苔黄腻，脉濡数，均为湿热内感之象。治用四妙丸合当归拈痛汤化裁，清热利湿，舒筋通络为宜。

案6 **曹某,男,68岁。**

初诊(1988年7月15日)

主诉及病史：腰部冷痛沉重,牵及背胁,每遇阴雨天则加重,病情反复2年,伴大便溏泄,每日2次,形体肥胖多年。

腰椎CT平扫示：① L_3～L_4、L_4～L_5、L_5～S_1椎间盘向后突出。② 腰椎退行性改变。

诊查：舌淡,苔白腻,脉滑。

辨证：痰湿流注,脾肾两亏。

治法：化湿除痰,扶正通络。

方药：炙龟板20g(先煎),樗白皮30g,制苍术20g,六一散20g(包煎),生白芍10g,制香附10g,络石藤30g,茯苓30g,砂仁3g(后下),白豆蔻6g(后下),淫羊藿30g,徐长卿30g,党参20g,炮姜6g,骨碎补30g。

7剂,水煎服,每日2次。

二诊

诉服药5剂腰部沉重感已缓解大半,配合休息。服药7剂,腰部冷痛不显,背胁部不适缓解。

药已中病,效法不更。续服半个月,休息时腰痛不显,大便成形,弯腰劳作后轻度腰痛,休息后可自行缓解。

嘱长期佩戴护腰,随访3个月,腰痛未作。

【按】 患者形体肥胖,痰湿素感之体,每遇阴雨天内外两湿相合,流注肾经,故腰部冷沉着,痛引两胁;湿为阴邪,阴雨天则腰痛加重,脾为生痰之源,主运化,脾虚则痰湿内聚,故见便溏。苔白腻,脉滑均为痰湿停着之象。用《医学入门》龟樗丸化裁,化湿除痰,扶正通络。方中龟甲滋阴潜阳、补肾健骨,对于肾虚引起腰酸背痛、骨质疏松,有缓解疼痛的作用。

案7 **钱某,女,28岁。**

初诊(1990年1月20日)

主诉及病史：腰痛拘急,连及脊背下肢膝胫5日,伴见寒热,腰间觉冷,得温痛减,痛由5日前冒寒受冷而发。

诊查：舌淡红,苔薄白,脉浮紧。

辨证：风寒外袭,侵及肾络。

治法：发散风寒,益肾和络。

方药：党参20g,茯苓30g,生甘草3g,炒枳壳10g,柴胡10g,前胡10g,羌活10g,独活10g,川芎10g,防风10g,桑寄生20g,川续断20g,怀牛膝20g,粉葛根30g,淫羊藿30g。

7剂,水煎服,每日2次。

二诊

腰痛减轻,无恶寒发热,偶感受风后项背僵硬。

原方加桂枝 10 g、杜仲 10 g。

续服 10 剂,腰痛愈,关节无不适,诸症除。

【按】 本例腰痛,痛发 5 日,因胃寒手冷而起,此乃风寒外袭,首犯太阳,太阳经挟脊抵腰中,下行至膝胫。故腰痛连及脊背,下及膝胫;寒性收引,风性流动,故腰痛拘急,得温痛减少。脉浮紧,苔薄白为风寒袭侵之征,故用人参败毒散化裁,发散风寒,益肾和络,俾使风寒散而腰痛止。

案 8 孙某,女,35 岁。

初诊(1990 年 12 月 16 日)

主诉及病史:腰痛,局部发热 1 周,小便热赤,有时身热,微有汗出,口干而渴,咽喉红肿。

诊查:尿常规示白细胞酯酶(++),白细胞 36/μL,隐血(+++),红细胞 52/μL,细菌 5 800/μL,体温 37.8℃。舌红,边有芒刺,苔薄脉浮数。

辨证:风热袭表,湿热下注。

治法:疏散风热,益肾通淋。

方药:金银花 10 g,连翘 15 g,淡竹叶 10 g,荆芥 10 g,柴胡 10 g,炒黄芩 10 g,玄参 20 g,生地 15 g,续断 20 g,通草 6 g,生甘草 3 g,鸭跖草 30 g。

7 剂,水煎服,每日 2 次。

二诊

药进 3 剂,身热已退,小便热赤好转。续进 4 剂,咽喉红肿亦平,口干而渴缓解,腰痛减轻,小便复查细菌转阴,红、白细胞未转阴,舌脉如前。

效机已获,守制化裁。原方加猫须草 30 g,续服 7 剂。

追问病史,药后腰痛缓解,尿检转阴而愈。

【按】 本例腰痛 1 周,腰部有热感,伴小便热赤,身微热有汗,口干而渴伴咽喉红肿,均为风热上犯之征。虽然临床腰痛,寒湿多而风热少,但风热腰痛常易传变为湿热腰痛。本例已见小便热赤之症,治用银翘散合导赤散化裁,辛凉解表益肾通淋,二诊时已显效机,故守方加猫须草,续进 7 剂而效。

案 9 李某,男,46 岁。

初诊(1992 年 9 月 12 日)

主诉及病史:腰背拘急,酸重疼痛,活动不利,反复数月,有时发热恶风,或晨起睑浮,傍晚胫肿,自述养鱼多年,长期水上劳作。

诊查:舌淡红,苔薄腻,脉浮涩。

辨证:风湿痹阻,肝肾两亏。

治法：祛风化湿，调养肝肾。

方药：独活 10 g，桑寄生 20 g，秦艽 10 g，防风 10 g，细辛 3 g，川芎 10 g，炒当归 10 g，熟地 15 g，生白芍 10 g，桂枝 10 g，茯苓 30 g，杜仲 20 g，怀牛膝 20 g，党参 20 g，生甘草 3 g，淫羊藿 30 g。

7 剂，水煎服，每日 2 次。

二诊

服药 7 剂腰背痛减轻，但遇下雨，淋雨后出现双膝及髋关节游走疼痛，伴肌肉酸痛，恶风身热，考虑风邪夹湿留滞经脉。

原方加麻黄 6 g、葛根 10 g、炒薏苡仁 30 g 祛风解肌，化湿通络。

续服 5 日，身热退，恶风不显。再服 10 日，腰背痛明显缓解，肌肉酸痛不显，诸症愈。

【按】 患者长期水上劳作，风湿袭入肌表，痹阻腰间，故令腰痛并见发热恶风，风湿邪阻肾络，故见腰背拘急，酸重疼痛，活动不利，或见面肢水肿，脉浮涩，苔薄腻，皆属风湿之征。治用独活寄生汤化裁，祛风化湿，调养肝肾，扶正祛邪。

案 10 许某，男，50 岁。

初诊（1992 年 12 月 10 日）

主诉及病史：腰部冷痛重着反复 2 年。近加重 1 周，转腰活动不利，神疲乏力，怕冷，静卧时腰痛不减或加重，遇阴雨天疼痛加重。自述捕鱼为业，长年涉水行舟。

诊查：舌淡苔白腻，脉沉迟缓。

辨证：寒湿凝滞，侵袭肾络。

治法：祛寒行湿，温经通络。

方药：生甘草 3 g，白干姜 6 g，茯苓 30 g，生白术 10 g，制附子 6 g（先煎），制苍术 10 g，白芷 10 g，生黄芪 30 g，生白芍 10 g，桂枝 10 g，淫羊藿 10 g，杜仲 20 g，鹿衔草 30 g。

7 剂，水煎服，每日 2 次。

二诊

服药 7 剂腰部冷痛减轻，怕冷改善，舌苔白厚腻。

原方加桑寄生 10 g、续断 10 g 补肾壮腰，炒薏苡仁 30 g 化湿健脾。

续服半个月腰部冷痛不显，转侧自如，佩戴护腰后可劳作。

原方续服 1 个月，诸症除。

【按】 本例患者捕鱼为业，长期涉水、浸湿，寒湿之邪侵袭腰部肾络，寒性凝滞，阻塞经络，气血不畅，加之寒性收引，湿性重着，故腰部冷痛重着，转侧不利；寒为阴邪，其性黏滞，静卧则湿邪易于停滞，故静卧时疼痛加重；阴雨天寒湿较甚则内外寒湿相应，故腰部疼痛加剧。苔白腻，脉沉迟缓均为寒湿停聚之象。用甘姜苓术汤合济生术附汤复方化裁，祛寒行湿，温肾通络治之。

第八章 其 他

一、带 下

案1 陈某,女,26岁。

初诊(1981年3月)

主诉及病史:带下量多多年。带下色白,尿频不爽,经常腰酸腰痛,肢软乏力,近3日来脘痞,嗳气。

诊查:尿检示白细胞(++),红细胞0~1个/Hp,尿蛋白(-)。舌淡红,苔薄白,脉细。

辨证:脾肾两虚,湿浊下流。

治法:益肾健脾,清化固带。

方药:川断15 g,山药15 g,党参10 g,炙黄芪15 g,当归5 g,炒白芍10 g,凤尾草30 g,覆盆子30 g,茯苓30 g,六月雪30 g,菟丝子15 g,六一散10 g(包煎),佛手片10 g。

7剂,水煎服。

二诊

腰痛略减,纳差。

原方加炒楂曲各10 g,续服7剂而愈。

【按】 带下由肾虚、脾弱、湿热、痰湿等多种因素引起。本例患者因工作劳累,损及脾阳,运化失常,湿热下注而及带下,烦劳伤肾,所以腰酸腰痛,初诊益肾健脾,清化固带,尿检有改善,肾病亦见轻松,小便已畅,带下减少。

案2 钱某,女,45岁。

初诊(2007年3月14日)

主诉及病史:带下3年多,体健,纳食可,二便正常,白带量多如注,味腥不臭,每于睡中浸湿内裤,深以为苦。中西医诊治近两年没有效果。

诊查:舌淡红,苔薄白腻,脉濡细。

辨证：脾虚失运，湿浊下流。

治法：健脾益气，除湿止带。

方药：炒白术 10 g，山药 30 g，党参 10 g，苍术 10 g，茯苓 30 g，柴胡 10 g，炒荆芥 10 g，车前子 30 g(包煎)，陈皮 10 g，椿根皮 30 g。

7 剂，水煎服，每日 2 次。

二诊

服药 7 剂，带下减少 3 日后又湿裤，不得已而用尿不湿，非常烦恼，顽疾多年，非急切所能奏效。

原方加蜀羊泉 30 g、凤尾草 30 g、黄柏 10 g、砂仁 6 g(后下)。

7 剂，水煎服。

三诊

药后带下不减反多，好在食欲正常，改法固肾培元止带。处方：

菟丝子 10 g，潼蒺藜、白蒺藜各 10 g，桑螵蛸 10 g，茯神 30 g，鹿角霜 10 g，桂枝 10 g，杜仲 10 g，当归 10 g，茯苓 30 g。

7 剂。

治疗不理想，好在患者坚持治疗，历时半年。

四诊

最后在原方中加仙鹤草 30 g、糯稻根须 30 g，药后带下停止。

守方续治 1 个月，白带痊愈。

追访半年，病未复发。

【按】 患者带下淋漓不止，先后应用健脾除湿、清化湿热、益肾固带等法都无效验，经闲聊家常，得知患者好游泳，每日泡在水中 2～3 h。方悟病由外湿长期浸冷，影响脾家运化，内外湿困以致白带下流。仍用傅青主完带汤加仙鹤草、糯稻根须出入，多年痼疾痊愈。其间嘱咐患者减少游泳时间。糯稻根须健脾止盗汗，《滇南本草》"仙鹤草，治妇人月经或前或后，赤白带下……"

二、不孕不育证

案 1　许某，女，27 岁。

初诊(2012 年 9 月 15 日)

主诉及病史：结婚 3 年未孕，前年起经行落后，腹痛，经量减少，点滴即净，妇科检查后，诊断为多囊卵巢综合征。经西医治疗 2 年，效果不明显。刻诊闭经半年，平素喜食辛辣肥厚之品，面部痤疮满布，形体肥胖超重。

诊查：舌质暗，苔黄腻，脉细涩。

辨证：痰瘀阻滞，湿热内蕴，冲任失调。

治法：化痰祛瘀，调理冲任。

方药：法半夏 10 g，茯苓 15 g，陈皮 10 g，制南星 10 g，生山楂 15 g，海藻 10 g，桃仁 10 g，红花 10 g，失笑散 15 g(包煎)，泽泻 10 g，炙甘草 3 g，制没药 10 g，延胡索 10 g，香附 10 g，制水蛭 4 g。

10 剂。

二诊

药后面部痤疮减少，大便不畅，脉舌同前。

原方加制大黄 5 g、荷叶 15 g，续进 10 剂。

三诊

经净 2 日，经前曾腹痛，量少，色红，痤疮新生不多，凡祛瘀药性峻猛，需中病即止。

以初方去水蛭，加赤芍 10 g、当归 10 g，15 剂。

四诊

停药 13 日后，月经来潮，腹痛明显减轻，病情稳定，效机已获。

以上方增损治疗月余症状消失，停药观察。

随访半年，面部痤疮消退，体重明显减轻，现已怀孕 2 个月。

【按】 患者体肥，面生痤疮，月经不调而不孕。西医诊为多囊卵巢综合征，中医辨其病机属痰瘀阻滞、湿热内蕴、冲任失调，故方选少腹逐瘀汤合苍附导痰汤化裁。方中法半夏、茯苓、陈皮燥湿化痰、健脾和胃，制南星、生山楂化痰瘀，海藻咸寒消痰软坚，桃仁、红花、失笑散、延胡索、制没药活血祛瘀，加强行瘀功效、泽泻渗湿泄热，甘草合海藻相反相成，益得效用。因证立法，随症施治，取得了理想的诊疗效果。

案 2　徐某，女，35 岁。

初诊(2015 年 2 月 8 日)

主诉及病史：结婚 10 余年，月经常超前，未曾生育，精神压力大，妇科检查无异常，经色鲜红夹块，经量较多，经前少腹胀痛。

诊查：舌边尖偏红，中苔微剥，脉细弦数。

辨证：阴血不足，气滞夹瘀。

治法：养阴清肝，调气和血。

方药：生地 12 g，生白芍 10 g，全当归 5 g，牡丹皮 5 g，黑栀子 5 g，阿胶珠 10 g(烊化)，川芎 6 g，川牛膝 6 g，制香附 10 g，茺蔚子 10 g，乌药 10 g，茯苓 10 g，佛手片 5 g，月月红 3 g。

嘱：每月临经前服 3 剂，试治半年。

如法连服 3 个月，月经正常，小腹胀痛消失，遂停药。次年产下一男，合家欢欣，送来红蛋 2 枚，以表谢忱。

【按】 本例患者精神压力大，肝郁气滞，肝郁暗耗阴血，舌边尖偏红，中苔微剥，脉细弦数为肝阴不足生热之象，故治以养阴清肝、调气和血，经调治半年症状好转而喜得贵子。

三、绝经前后诸证

案1　华某,女,51岁。

初诊(1982年7月15日)

主诉及病史:经闭两载有余,时时汗出,头晕耳鸣,腰酸膝软,迩来乍寒乍热,面颈轰然火升,心悸虚烦,夜难入眠。

诊查:舌暗红苔薄,脉象细软。

辨证:肾虚阴阳不足,心肝失和。

治法:益肾,调补阴阳,养心安神。

方药:生地15 g,紫草15 g,淫羊藿20 g,钩藤15 g(后下),炒酸枣仁10 g,生甘草5 g,淮小麦30 g,红枣5枚,生白芍10 g,糯稻根30 g,桑寄生15 g,制香附10 g,生麦芽30 g。5剂。

二诊

药后寒热得罢,汗出减半,夜寐转安,效不更张。

原方续进7剂,身和汗止,诸症俱瘥。

2个月后追访,病未复发。

【按】 本病辨证主肾虚,须审脏气失衡。妇女更年期症状的出现,即系内在肾虚的反应,在肾有阴虚、阳虚之分,累及他脏会引起脏气间的失衡。然而阴阳失衡是其常,脏气偏颇是其变,主次宜分,常变当辨,用药才能应手。八脉必受损,尤累冲任、维脉。肾亏冲任亦亏,所以月经紊乱或绝经。水火之脏不能滋发,阴阳维脉必虚,故见乍寒乍热,筋骨疼痛。治肾当用补,贵在燮理阴阳。该病以肾虚为本,治疗以益肾扶元、协调阴阳为原则。妇更饮有滋水温肾,燮理阴阳,通调气血,拨偏颇返于平衡的功用,以之治疗肾虚精气不足,阴阳俱弱的更年期综合征,确有一定疗效。

案2　马某,女,54岁。

初诊(2009年11月20日)

主诉及病史:乍寒乍热2年余。2年前始乍寒、乍热,自汗、盗汗,头面潮红,经闭1年,腰酸,头晕,耳鸣,进食稍不慎则吞酸,纳食不佳,寐少梦多,急躁易怒,外院经多项检查排除有关器质性病变,诊断为更年期综合征。就诊时乍寒、乍热,热多寒少,头面潮红,腰酸,头晕,耳鸣,寐少梦多,急躁易怒,大便溏,进食稍不慎则吞酸,纳食不佳。

诊查:舌质淡红,苔薄黄,脉细软。

辨证:肾虚阴阳不足,心肝失和,寒热并存。

治法:燮理阴阳,养心安神。

方药:生地15 g,紫草30 g,淫羊藿10 g,钩藤15 g(后下),制香附10 g,生麦芽15 g,

炒酸枣仁 10 g，生甘草 5 g，淮小麦 30 g，红枣 5 枚，生白芍 10 g，糯稻根 30 g，桑寄生 15 g、炒白术 10 g，煅龙骨、煅牡蛎各 30 g（先煎）。

10 剂，水煎服。

二诊

药后寒热得罢，汗出减半，夜寐转安，效不更张。

原方续进 7 剂，身和汗止，诸症俱建。

【按】 更年期综合征是由卵巢功能减退，垂体功能亢进，自主神经功能紊乱，从而出现的临床综合征，常见症状为月经变化、面色潮红、心悸、失眠、乏力、抑郁、多虑、情绪不稳定，易激动，注意力难于集中等。张志坚自创妇更饮治疗更年期综合征（妇更饮组成：紫草、白薇、生地、炒白芍、炒当归、制香附、钩藤、淫羊藿、生甘草。功能：燮理阴阳）。治肾当用补，贵在燮理阴阳。该病以肾虚为本，治疗以益肾扶元、协调阴阳为原则。妇更饮中予生地、紫草养阴凉血以调阴，淫羊藿温阳，炒白芍、炒当归、制香附调养气血，煅龙骨、煅牡蛎镇心安神敛汗，本患者热多寒少，紫草量大，诸药合用共奏滋水温肾，燮理阴阳，通调气血，拨偏颇返于平衡的功用，以之治疗肾虚精气不足、阴阳俱弱的更年期综合征，确有一定疗效。然而病无常形，医无常方，要在辨证施治，"以平为期"，设若泥方不变，其弊滋多。

案 3　李某，女，49 岁。

初诊（2012 年 8 月 12 日）

主诉及病史：龄属更年，经闭半年，面时烘热，乍热汗出，汗出怯寒，烦躁易怒，口干欲饮，腰酸耳鸣。以往体健。

诊查：舌淡红，苔薄黄，两旁白涎，脉细。

辨证：肾气不充，阳虚气弱，阴阳失衡，虚阳浮越。

治法：燮理阴阳，益肾清敛。

方药：紫草 20 g，生地 15 g，牡丹皮 10 g，制香附 10 g，生白芍 10 g，钩藤 30 g（后下），煅龙骨 30 g（先煎），煅牡蛎 30 g（先煎），炙升麻 10 g，淫羊藿 10 g，碧玉散 15 g（包煎），桑寄生 15 g，北沙参 10 g，玄参 10 g，太子参 10 g。

10 剂，水煎服。

二诊

药进 3 剂即汗止，诸症悉平。

原方不更，续服 10 剂，以后改金水宝胶囊而服。

【按】 《内经》云："女子七七任脉虚，太冲脉衰少，天癸竭，地道不通。"天癸来源于肾，冲任两脉与肾息息相关，妇女将届经断之年，每每肾气渐虚，冲任脉衰，精血不足，阴阳失衡，濡润温煦失司，脏腑功能紊乱。此例患者以烘热易汗、畏寒为主症。故方以燮理阴阳、益肾清敛立法，意在阳得阴助，阴得阳升，而使化生无穷，源泉不竭。《素问·至真要大论》所谓："谨察阴阳所在而调之，以平为期。"从而使机体阴阳平衡，重新恢复"阴平阳秘"的状态。

四、痛 经

案1 孙某,女,32岁。

初诊(1963年4月6日)

主诉及病史:经前少腹胀痛3个月,掣引腰胁及乳房,经行不畅,纳食不香。脐下常有冷感,得温按稍减。大便泻结不定。

诊查:苔白微腻,脉象弦细。

辨证为:气郁血滞,络脉寒痹。

治法:疏肝行气,温经养血。

方药:台乌药6 g,细青皮2.4 g,制香附6 g,全当归6 g,炒白芍6 g,炮姜1.5 g,小茴香2.4 g,川楝子9 g(巴豆十五个同炒),花槟榔1.5 g,延胡索6 g。

二诊

迭进2剂,疼痛大减,便下甚畅,自觉少腹已转温暖。

为巩固疗效,按原方去槟榔及巴豆之制炒,加吴茱萸五分,嘱照服至经行为止。

续服2剂,月经来潮,腹痛亦愈。

嗣后追访,未见复发。

【按】 痛经原因不一,治法亦自各异。凡经期腹痛、腰腹胀、胀过于痛、痛处喜温熨、胸闷嗳气、月经量少、脉象沉弦、舌苔腻等症,而系由于肝郁寒凝气滞、经血失于流通所致,治宜温通,切忌滋腻。用天台乌药散为主方,易良姜为炮姜,伍以养血之品,效果尚称满意。天台乌药散为肝郁络痹、气滞寒凝变生诸证而设,以腹痛、不渴、脉弦(或沉涩)、苔白腻(或滑腻)为适应之标准。本方原系散剂,取用方便而经济,但收效稍缓;倘欲迅速见功,可改为汤剂使用。方中巴豆为必用之品,取其有温通缓下、推陈出新的功用。成人每方(汤剂)可用巴豆15~30个,除特殊体质外,绝不致引起大泻暴脱之险,但应注意以下两点:① 巴豆的制炒,必须恪遵原法,过黑焦枯,或未黑即去,都不中式。② 初服时不应畏巴豆之猛,而无原则地伍用参、芪等呆补之品,以免药性相互拮抗,走守牵制,而致留邪在络之弊。服药以后,多数有肠鸣和大便畅行的反应,但腹痛、气胀则往往随之减轻,复诊处方时,巴豆便可半减其制,或者删而不用。

案2 范某,女,28岁。

初诊(2013年1月6日)

主诉及病史:痛经10余年,3年前曾在某医院治疗,诊断为子宫内膜异位症,现痛经逐渐加重,小腹冷痛伴腰骶酸痛,四末不温,头面出汗,甚则欲解大便,每月行经需服止痛药方可缓解。

诊查:舌质紫暗,苔薄,脉弦紧。妇科检查:阴道后穹窿近直肠窝处可触及数个黄豆粒大小结节，右侧附件增厚。

辨证为：寒凝胞宫，气血瘀滞。

治法：温经散寒，理气化瘀。

方药：当归 15 g，制香附 10 g，延胡索 15 g，小茴香 5 g，肉桂 8 g（后下），乌药 10 g，木香 6 g，干姜 6 g，炙甘草 3 g，桃仁 10 g，红花 10 g，失笑散 15 g（包煎），制没药 10 g，炒白芍 20 g，制莪术 10 g，三棱 10 g，牛膝 10 g。

15 剂。

药后适值经行，腹痛明显减轻，腰痛与出汗缓解。

嘱患者经期停服中药。之后，每月经前 10 日，即开始服上方，连服 15 日。守方 6 个月经周期以巩固疗效，诸恙痊愈。妇科检查：阴道后穹窿结节已然消失。

嘱经期御寒，遂瘥。

【按】《傅青主女科》云："寒湿乃邪气也，妇人有冲任之脉，居于下焦……经水由二经而外出，而寒湿满二经而内乱，两相争而作疼痛。"患者病程长达 10 余年，久病入络。经行小腹冷痛伴腰骶酸痛，四末不温，气滞寒凝，宫冷可知；血瘀络脉，故舌质紫暗，脉象弦紧。妇检：穹窿有结节，附件增厚，当属络脉瘀结成癥。方选少腹逐瘀汤加减，取其温经散寒、活血化瘀、止痛消癥之功效。方中当归、白芍、桃仁、红花、失笑散，养血调经，活血化瘀；香附、延胡索、乌药、木香，理气止痛，解郁调经，且三棱、莪术还长于软坚散结，有助于异位内膜的化解和排出；合肉桂、小茴香、干姜温经逐寒，宣导血脉，暖和胞宫；佐牛膝引药下行，并能散瘀；加炙甘草调和诸药，补中缓急。诸药合用，共奏祛寒散瘀、通经止痛的功效。由于药证合拍，卒能治愈多年痛经。

五、风　癣

案 1　杨某，女，35 岁。

初诊（1979 年，8 月 25 日）

主诉及病史：全身出现环形红色皮疹 10 日。一旬前，厂内大修，车床喷漆，越二日，左胁及左内处起拇指红色皮疹披有白鳞屑，瘙痒明显，心情急躁，口干微苦，心烦少寐，小溲赤涩，先服用过中西药物，痒感不减。

诊查：斑疹遍布全体，上半身密，颜色鲜红，舌质偏红，苔薄黄腻，脉细弦数。

辨证：肝火湿热，外受风毒。

治法：清肝泻火，凉血透邪。

方药：龙胆草 10 g，黑栀子 10 g，黄芩 10 g，生甘草 5 g，生地 30 g，泽泻 10 g，粉牡丹皮 10 g，土茯苓 15 g，柴胡 10 g，玄参 10 g，当归 10 g，车前子 12 g（包煎），白鲜皮 15 g。

3 剂，水煎服。

二诊

痒感十去其八，皮疹开始消退，夜寐已宁，舌质淡红，脉象趋和。

守制化裁，原方去土茯苓、车前子，加白蒺藜 15 g、白芍 10 g，3 剂。

药后瘙痒全止，皮损退尽，遂瘥。

【按】 玫瑰糠疹类同于中医之"风癣"，本例病因病机为素体肝郁化火，阴伤血热，外感风毒湿邪，郁闭肌腠，故方选龙胆泻肝汤化裁。药用龙胆草清泻肝火，折其升腾之势。合黄芩、栀子清热燥湿；泽泻、车前子、土茯苓渗湿泻火以解毒；牡丹皮、玄参一散血中伏火，一除阴伤浮火；生甘草调药性而护胃；白鲜皮祛风湿而止痒；柴胡疏肝气以解郁；生地、当归养肝血而达邪。如是泻中寓补，凉里涵温，使肝火降、湿热清、气机畅，则疹痒自愈。

六、瘾 疹

案1 王某，女，23岁。

初诊(2018年7月20日)

主诉及病史：周身风疹团块1周余，因劳动汗出，风吹纳凉，全身起风块，痒感明显，影响睡眠，胃纳欠香，便秘。

诊查：舌质红，苔薄白，脉细。

辨证：暑热风邪外侵，血燥肌肤失养。

治法：凉血祛风，升降气机。

方药：蝉蜕 6 g，僵蚕 6 g，熟大黄 3 g，白鲜皮 20 g，地肤子 20 g，青蒿 10 g，荆芥 10 g，防风 10 g，黑栀子 10 g，牡丹皮 10 g，姜黄 5 g。

5 剂。

二诊

皮疹全部消退，继服 3 剂以为巩固。

【按】 本例急性荨麻疹，俗称风疹块，是一种过敏性皮肤病，相当于中医学的"瘾疹"，故方用荆芥、防风疏风解表，蝉蜕、僵蚕、姜黄、熟大黄(升降散)升降气机，祛风止痒，白鲜皮、地肤子能祛风除湿泄热，生地、牡丹皮凉血清火。妙在增一味青蒿芳香祛暑，可清营分邪热，用于治疗暑热天的风疹，大多获效。追访半个月，未再复发。

七、蛔 厥

案1 高某，女，11岁。

初诊(1996年5月4日)

主诉及病史：6日前突然上腹阵发绞痛，经当地医院诊断为胆道蛔虫症，用驱虫、抗感染等多种方法治疗，疼痛不减，辗转不安，口干且苦，泛恶欲吐，不思饮食，大便干结。

诊查：体温 38℃，苔薄黄腻，脉细微数。

辨证：肝胆湿热，郁火伤阴，蛔虫窜扰。

治法：疏肝利胆，养阴清化，以冀通降下行。

方药：柴胡 10 g，前胡 5 g，枳壳 10 g，乌梅 15 g，黄连 5 g，茵陈 10 g，白芍 10 g，生大黄 6 g，苦楝根皮 15 g，薤白头 6 g。

2 剂，水煎服。

二诊

药后腹痛大减，大便通畅，体温下降，腻苔开化，先后排出蛔虫 12 条。

原方去生大黄、前胡、薤白头，加谷芽 10 g、麦芽 10 g。

继服 3 剂，痛止思食，病告痊愈。

【按】 蛔厥一般以乌梅丸为主方，倘若表现为肝胆气滞，湿热蕴阻，此方就不合适。笔者用柴前连梅煎加减，也多应手。

八、恶　露

案 1　周某，女，38 岁。

初诊(2017 年 3 月 10 日)

主诉及病史：产后 2 个月恶露绵延不断，量少暗红，近来又添咳嗽、咳嗽不畅，纳食不香，鼻塞，头脑空痛，神疲乏力。

辨证：气血不足，新邪外袭。

治法：培补气血、轻疏外邪为主。

方药：冬桑叶 10 g，桔梗 10 g，连翘 10 g，炒荆芥 10 g，党参 10 g，炒白术 10 g，茯苓 10 g，炙甘草 3 g，当归 10 g，白芍 10 g，仙鹤草 15 g，炒蒲黄 10 g，红枣 5 枚。

5 剂。

二诊

服药 5 剂，外感症状解除，漏止 5 日而复下，血色鲜红，并排出丝状纤维若干，遂改法祛瘀生新，固摄冲任。处方：

生蒲黄、熟蒲黄各 10 g(包煎)，丹参 15 g，炒山楂炭 10 g，炒赤芍 10 g，当归尾 10 g，川牛膝 10 g，续断 10 g，杜仲 10 g，海螵蛸 10 g，党参 10 g，炒白术 10 g，制香附 10 g，阿胶珠 10 g(烊化)。

5 剂。

三诊

药进 2 剂下丝状组织物多量，血量亦稍多，续服 3 剂，秽下物方净，改投归脾汤调理，一旬之后康复如初。

【按】 产后月余时，曾在他处用过生化汤，补中益气汤加减治疗。目前又感外邪，虚中夹实之候，必须兼顾，故方以桑叶、桔梗、连翘、荆芥宣肺驱邪，党参、白术、茯苓、甘草、红枣健脾和胃，当归、白芍、仙鹤草、炒蒲黄养血止血，二诊时外邪虽解，漏红反多，是宫中残留瘀阻，源未澄清，漏下难塞，改法祛瘀生新，固摄冲任，残留物随瘀而下，淋漓遂止。最后予归脾汤调补固本。

九、狐惑病

案1 胡某，女，36岁。

初诊(1981年10月20日)

主诉及病史：口舌反复糜碎10余年。下肢红斑起伏半年。喉科按复发性口腔炎处理，病情不减，后经皮肤科检诊为白塞综合征。服药时虽有小效，停药后症状如故。症见口腔颊部溃疡散在，色白、大如米粒，疼痛不著，月经时行时停，下肢冷麻无力，晨起面浮，情绪抑郁，小腿外侧有结节性红斑多枚，稍隆起，纳食可而吞酸，口咽干而少饮。

诊查：舌淡红、苔腻微黄，脉细濡数。

辨证：湿热内蕴，脾虚失运，风毒留恋。

治法：健脾运湿，疏解风毒。

方药：党参12 g，苍术10 g，制半夏10 g，淡干姜5 g，黄连5 g，炙甘草10 g，黄芩10 g，蝉蜕10 g，僵蚕10 g，片姜黄10 g，凤凰衣10 g，鬼箭羽30 g，红枣5个。

另用苦参30 g、当归尾各30 g。

水煎洗外阴。

二诊

服药14剂，口疮、目赤消失，外阴溃疡小减，身热得退，腻苔化。唯便溏一日二行，且增腹痛。

效不更法，原方去蝉蜕、僵蚕、姜黄，加土茯苓15 g、炒薏苡仁30 g、煨木香10 g。

持续治疗二旬。

三诊

阴部溃疡愈合，余恙明显好转。

乃停服汤药，改进香砂六君子丸、逍遥丸，各服5 g，每日2次。

调治1个月，诸症次第消失而痊。

2年后追访，病未复发。

【按】 本例所现症状，乃脾虚升降失职，湿热与风毒交织为患。故用甘草泻心汤通上下、交阴阳，参入升降散宣窍化浊泄热，鬼箭羽以消皮肤风毒肿。其中凤凰衣一味，功能清上生肌敛疡，笔者常在辨证的基础上重用此药以治白塞综合征口舌溃疡，颇有效验。

案2 贺某，女，37岁。

初诊(1983年6月11日)

主诉及病史：咽室溃疡，缠绵一载。下肢红斑起伏半年。喉科按复发性口腔炎处理，病情不减，后经皮肤科检诊为白塞综合征。服药时虽有小效，停药后症状如故。症见口腔颊部溃疡散在，色白、大如米粒，疼痛不著，月经时行时停，下肢冷麻无力，晨起面浮，情绪抑郁，小腿外侧有结节性红斑多枚，稍隆起，纳食可而吞酸，口咽干而少饮。

诊查：舌红胖，苔薄腻，脉实弦。

辨证：营分有热，湿毒交结，阴阳俱显不足。

治法：理虚调阴阳，清营除湿毒。

方药：干百合 30 g，淮小麦 30 g，生地 30 g，淫羊藿 30 g，紫草 15 g，土茯苓 15 g，煅海螵蛸 15 g(先煎)，甘中黄 10 g，凤凰衣 10 g，炒黄柏 10 g，徐长卿 10 g，细辛 3 g。

7 剂，水煎服。

二诊

服上方后，下肢红斑结节隐消，吞酸、面浮等症均减轻，溃疡好转。

守方 14 剂。

三诊

下肢红斑结节隐消，吞酸、面浮等症均明显减轻，溃疡好转已愈过半，但舌尖偏红，心烦失眠。

再于原方增损，去黄柏、细辛、紫草，加川连 5 g、肉桂 1.5 g(后下)、白花蛇舌草 30 g。

守方出入，连服 2 个月。

四诊

口疮消弭，夜寐初宁，余恶基本解除。

遂改投知柏地黄丸、乌鸡白凤丸缓图收功。

随访 1 年，月经按时来潮，病情稳定。

【按】 患者年事未逾不惑，而症状颇类更年期综合征，故方用百合、小麦养心安神而调中，加土茯苓搜剔湿毒而入络，添紫草、甘中黄清脏腑热结，前者长于凉血，后者功专入胃。黄柏、细辛针对口舌生疮，主散浮热。其中生地、淫羊藿温凉同用，对阴阳俱弱之白塞综合征，尤属相宜。

十、行房无精

案 1　患者某，男，40 岁。

初诊(1981 年 8 月 8 日)

主诉及病史：婚后 3 年，并无生育，夫妻双方经多次生殖系统检查，未见异常。平素体格健壮，入房阳强不倒，射精不能。曾注射大量睾丸激素，并服滋肾、温阳、填精等中药，效果不佳，而转由我处治疗。患者行房虽不射精，睡中却有下遗，性情忧郁，寡言少欢，脘闷嗳气。

诊查：舌淡红，苔薄，脉象细弦。

辨证：肝郁精灵阻窒。

治法：肝郁以调气血，交心肾而启精灵。

方药：酒当归 10 g，炒白芍 30 g，炒白术 10 g，茯苓 10 g，炒牡丹皮 10 g，天花粉 6 g，制香附 10 g，石菖蒲 10 g，细辛 1 g，怀牛膝 10 g，生甘草 5 g。

20 剂，水煎服。

二诊

上方服 20 剂，房后射精较多，阴茎随即软倒，胸闷松，嗳气已，遗精未作，情绪开朗。

原方去细辛、石菖蒲、怀牛膝，加熟女贞子、枸杞子各 10 g。

继进 1 个月，症状完全消失。

1 年后追访，妻已怀孕 7 月有余。

【按】 本例功能性不射精，经用傅青主“开郁种玉汤”（归、芍、术、苓、牡丹皮、天花粉、香附）加味治疗，效果满意。本方具有疏肝解郁，调养气血，泄热润燥，开关启闭的功用。此方原为女科嫉妒不孕而设，今移治于肝郁所致的男子射精不能亦效，说明辨证施治的重要。另外，服用时间应以 30 剂为 1 个疗程。

参考文献

[1] 黄帝内经素问[M].北京：人民卫生出版社，2012.
[2] 费伯雄.医醇賸义[M].王鹏，王振国整理.北京：人民卫生出版社，2006.
[3] 朱震亨.丹溪心法[M].王英，竹剑平整理.北京：人民卫生出版社，2005.
[4] 李东垣.脾胃论[M].文魁，丁国华整理.北京：人民卫生出版社，2005.
[5] 吴谦.医宗金鉴[M].郑金生整理.北京：人民卫生出版社，2006.
[6] 叶天士.临证指南医案[M].苏礼整理.北京：人民卫生出版社，2006.